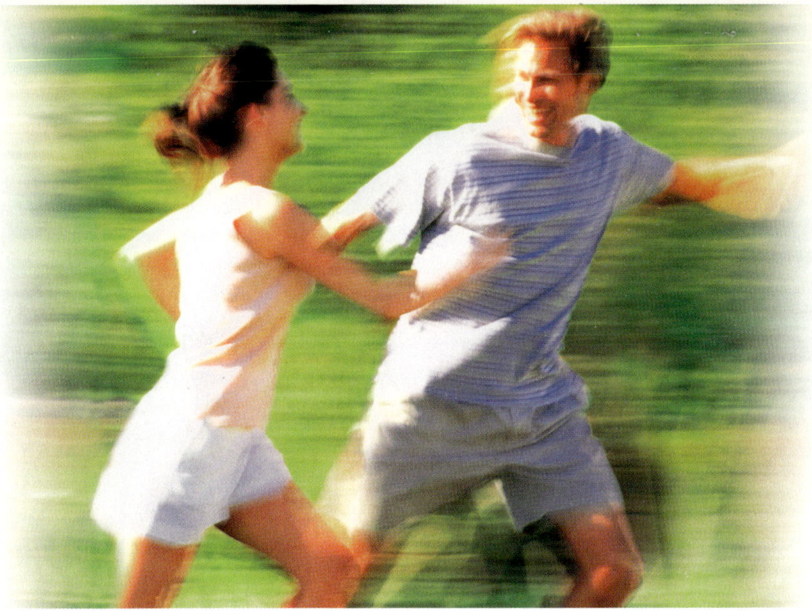

U. STRUNZ

Rester jeune

La clé du succès

Un programme performant

- Faites du jogging !
- Equilibrez votre alimentation !
- Gardez l'esprit jeune !

VIGOT

TABLE DES MATIÈRES

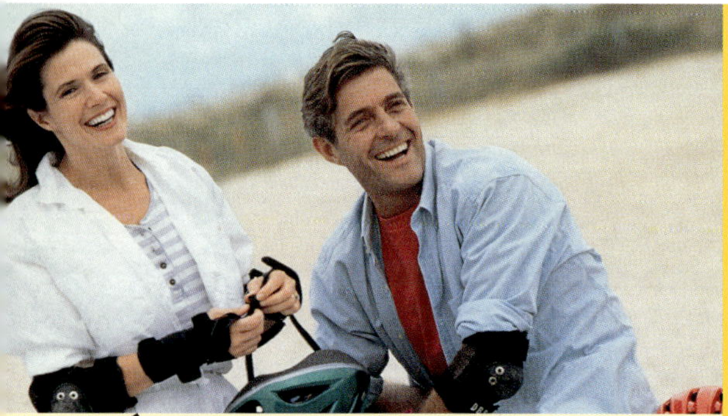

ÉTERNELLEMENT JEUNE 8

Le rêve d'immortalité 10

Jeune, oui mais jusqu'à quel point? 10
Pourquoi vieillissons-nous? 12
Les manifestations du vieillissement 14
Grossir, c'est vieillir plus vite 16
Combien pesez-vous? 18
Les calories grignotent la vie 20
Le stress raccourcit la vie 21

La médecine de la bonne humeur plutôt que celle de la menace 22

La médecine moderne réparatrice… 22

On a l'âge de son sang 24

Nos 70 milliards de cellules ont besoin de nutriments essentiels 24
Tableau : les valeurs sanguines positives 27
On a l'âge de ses artères 30
Tableau : les valeurs sanguines négatives 33

La puissance des hormones 34

Une substance indispensable à la jeunesse et au dynamisme 34

Le cerveau, notre usine à bonheur 40

Les adultes ont dans la tête de vastes réseaux d'informations 40

Tests : Quel est l'âge de votre cerveau ? 42

Embauchez plus de messagers! 44

Les muscles préservent la jeunesse 47

Il faut se muscler 47

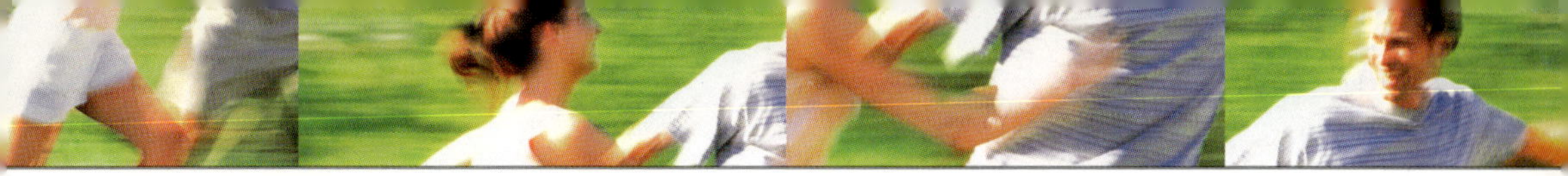

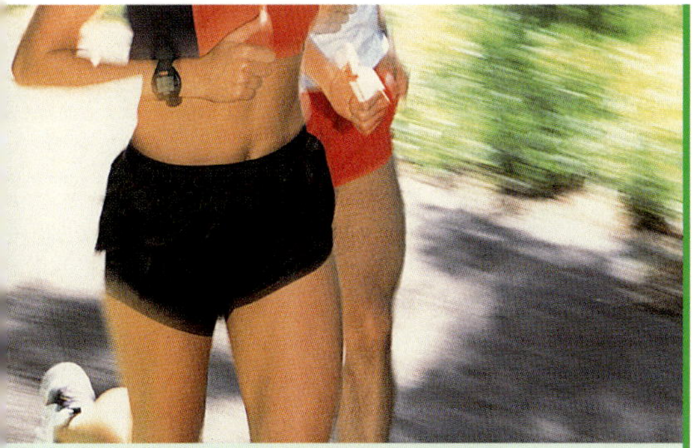

➤ FAITES DU JOGGING POUR RESTER JEUNE 52

Le jogging est un remède miracle 54

Une qualité de vie très économique 54
Courir coupe l'appétit 56
Le jogging est le seul régime valable 56
Le jogging renforce le cœur et les muscles 58
Le jogging « déstresse » 59
Le jogging renforce nos défenses immunitaire 59
Le jogging améliore la qualité du sommeil 59
Bien dans sa tête, bien dans son corps 59
Courir rend heureux 60
La course à pied est la meilleure des thérapies 62

Tests de condition physique pour les débutants 64

Test d'endurance : le test finnois de 2 km de marche a pied 66

Test de force : testez votre force 68

Test de mobilité : testez la souplesse de votre corps 69

Test de coordination : testez votre coordination musculaire 70

Interprétation des tests : votre résultat global 71

Introduction au jogging ultra-light 72

Comment passer le premier cap 74
Le bon équipement 74
Courez doucement 78
Ne courez pas quand... 81

Les meilleurs exercices de stretching avant et après la course 82

À vos marques, prêts, partez! 84
Marcher ou courir? 86
Remplissez votre journal de bord 87

Les 14 règles d'or du jogger : ce qu'il faut faire pour être un bon jogger... 88

et ce qu'il ne faut pas faire 89

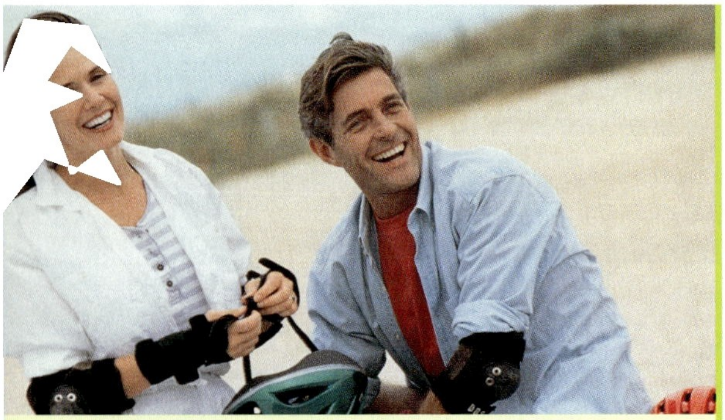

Des aliments pour rester jeune 90

Attention aux pièges de l'alimentation 92

La gastronomie de nos ancêtres 92
La graisse : ennemi n° 1 de notre corps et de notre tête 92

Les 14 règles d'or : divisez les graisses par deux 96

Évitez les pièges à insuline 98
Les protéines sont vitales 101

Les vitamines indispensables à la santé 105

La nature est plus astucieuse que la science 105
Les nutriments essentiels purifient la nature 109
La vitamine C : un précieux antidote 110
La vitamine E protège le cœur et le cerveau 112
Du sélénium pour la légèreté de l'être 113
Les propriétés du bêta carotène 114
La coenzyme Q10 : une pseudo-vitamine 115

Les 15 règles d'or pour préserver le maximum de nutriments essentiels 116

Les protections naturelles du cœur 118

L'alimentation des battants 121

Les cocktails des supers hormones 121
L'hormone maîtresse 122

Mangez vital 124

Une mauvaise alimentation fatigue 124
Un stimulant naturel 126
Fabriquez votre propre Viagra® 128

Les 11 règles d'or : l'art de préserver son système immunitaire 131

Mangez vital 132

La beauté se mange 132
Un dopage autorisé 134
Aperçu des principaux nutriments essentiels 136

Éternellement mince 140

La solution, c'est la combustion vitale des graisses 141
Exploitez l'énergie des brûleurs de graisse 144

Une semaine de cuisine méditerranéenne 148

Premier jour 148
Deuxième jour 150
Troisième jour 152
Quatrième jour 154
Cinquième jour 156
Sixième jour 158
Septième jour 160

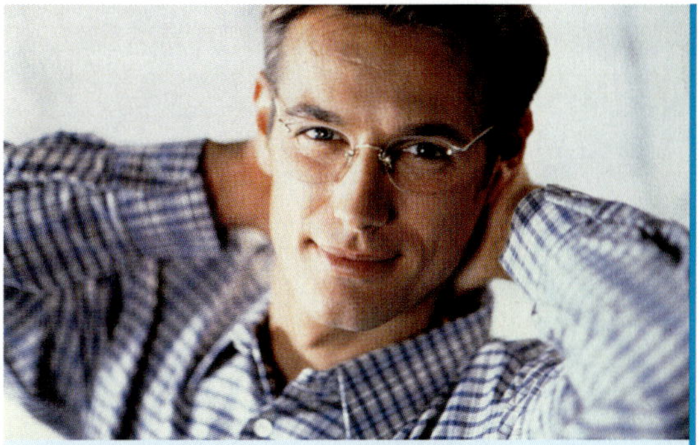

➤ **GARDEZ L'ESPRIT JEUNE !** 162

La force de la pensée 164

Allez dans le sens du vent 164

Test : Avez-vous une vie stressée ? 166

Le réflexe Formule 1 pour l'esprit 168
Le réflexe Formule 1 pour le corps 171
Retrouvez le sourire 172

La méthode de méditation la plus simple 174

Apprenez à lâcher du lest 174

Comment nager en plein bonheur 178

Le chemin vers le subconscient 178
Les rêves deviennent réalité 180

Index 188

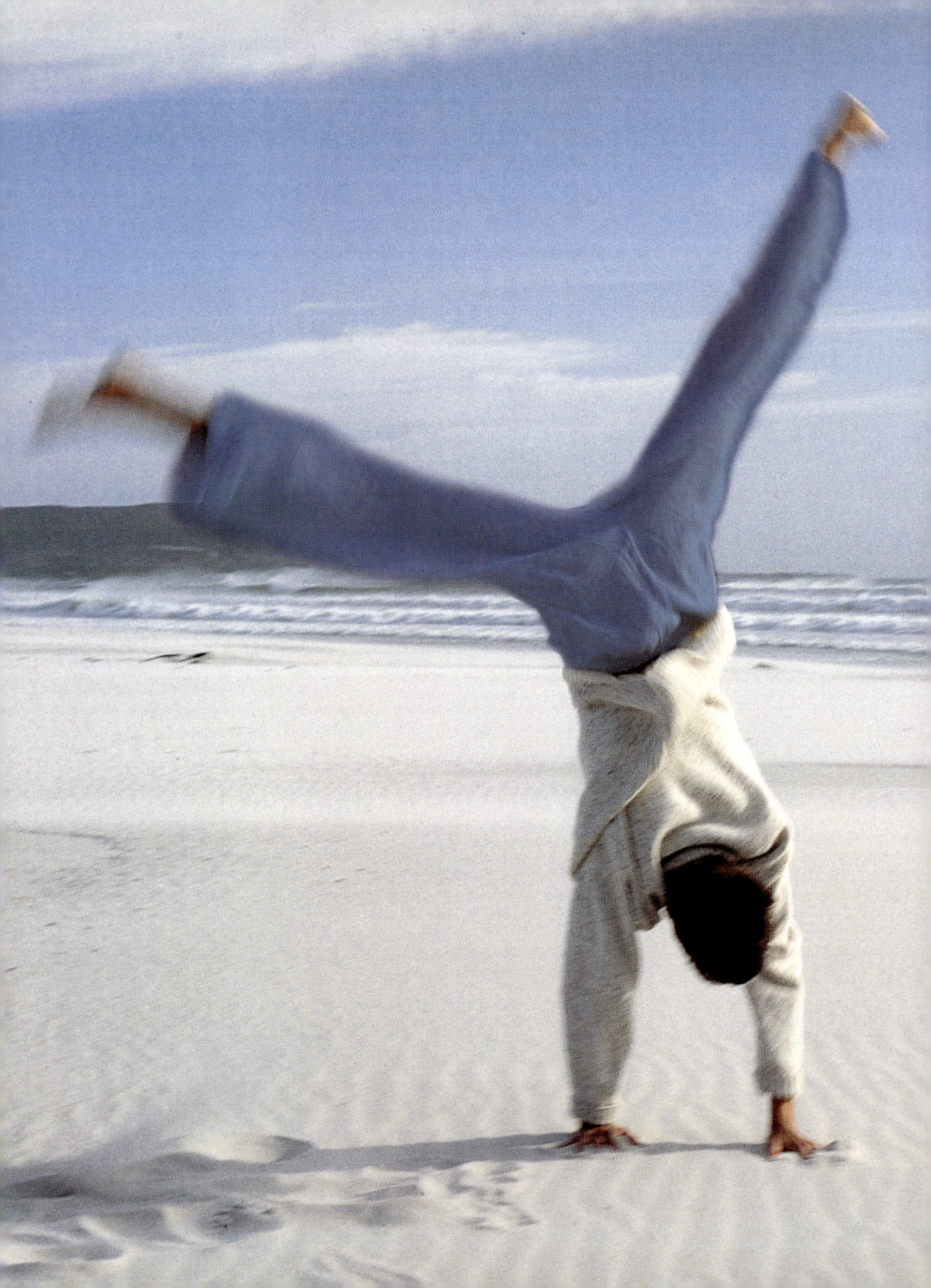

Préface

Doit-on vraiment croire les scientifiques qui prétendent que nous sommes sur le chemin de l'immortalité? Dans le laboratoire des généticiens, champignons, nématodes et même certaines cellules humaines vivent un instant d'éternité. Tout cela n'est-il pas un peu dérisoire? Lequel d'entre nous souhaite-t-il vraiment vivre mille ans et en passer 950 dans une chaise roulante? Personnellement, je suis assez satisfait du sort que nous réserve l'évolution des espèces : une durée de vie de 4 ans pour les rats, de 180 ans pour les tortues géantes, de 4 000 ans pour les séquoias et de 120 ans pour moi. Avant toute chose, je souhaite pouvoir encore lacer mes chaussures moi-même à 120 ans, et dépenser avec suffisamment d'enthousiasme l'argent gagné durement.

Rester jeune tout simplement

Rester jeune, c'est vraiment tout simple. La recette de base rend la vie encore plus précieuse : augmentez la dose d'activité physique et ajoutez une portion supplémentaire de substance vitale, sans oublier les techniques mentales faciles qui aident à évacuer le stress. Vous verrez, ça marche ! C'est ce que nous prouvent les septuagénaires qui participent au triathlon annuel d'Hawaï, ainsi que John Glenn, l'Américain âgé de 77 ans qui a suivi une formation astreignante d'astronaute pour être ensuite propulsé dans l'espace. C'est également ce que nous démontrent certains de nos amis qui paraissent tellement plus jeunes que leur âge. Vous pensez peut-être que cela est lié aux gènes? Eh bien non ! Les chercheurs le disent : le secret de l'éternelle jeunesse est dans la tête. L'attitude mentale conserve beaucoup mieux que le patrimoine génétique. Le plaisir de vivre et la résistance au stress sont les véritables élixirs de jeunesse, et vous êtes parfaitement apte à les (ré)apprendre.

La médecine de la bonne humeur plutôt que celle de la menace

Les médecins nous mettent en garde : le tabagisme, l'exposition solaire prolongée, une mauvaise alimentation et le manque d'activité physique accélèrent le vieillissement. Moi, je préfère la médecine de la bonne humeur à la médecine de la prévention. Bien sûr, je tiens compte de tout le reste. Sauf que je ne suis pas guidé par la peur de la maladie, mais par la joie de vivre : bonheur, satisfaction, vitalité, créativité et énergie. Prenez tranquillement le pas sur les années qui défilent, et surtout, commencez suffisamment tôt, car les cellules vieillissent dès l'âge de 30 ans. Vous avez choisi d'inverser le processus? Alors ne rêvez plus au bonheur et à la sérénité. Vivez-les !

Aujourd'hui, votre nouvelle vie commence

Il vous suffit de mettre en œuvre trois techniques :

➤ ***Courez pour rester jeune !***
Grâce aux exercices ultra-faciles indiqués dès la page 52, vous pouvez décupler vos fonctions corporelles.

➤ ***Mangez convenablement pour rester jeune !***
Une bonne alimentation apporte un supercarburant à votre corps (à partir de la page 90).

➤ ***Gardez l'esprit jeune !***
Les techniques mentales vous apporteront détente et maîtrise. Vous dégagerez alors une belle sérénité. Elles vous sont proposées dès la page 162.

Ces trois aspects sont étroitement liés. Chacun d'entre eux vous fera progresser. L'association des trois vous fera faire des bonds en avant ! À vous de jouer maintenant. Découvrez le secret de la jeunesse éternelle.

Votre dévoué

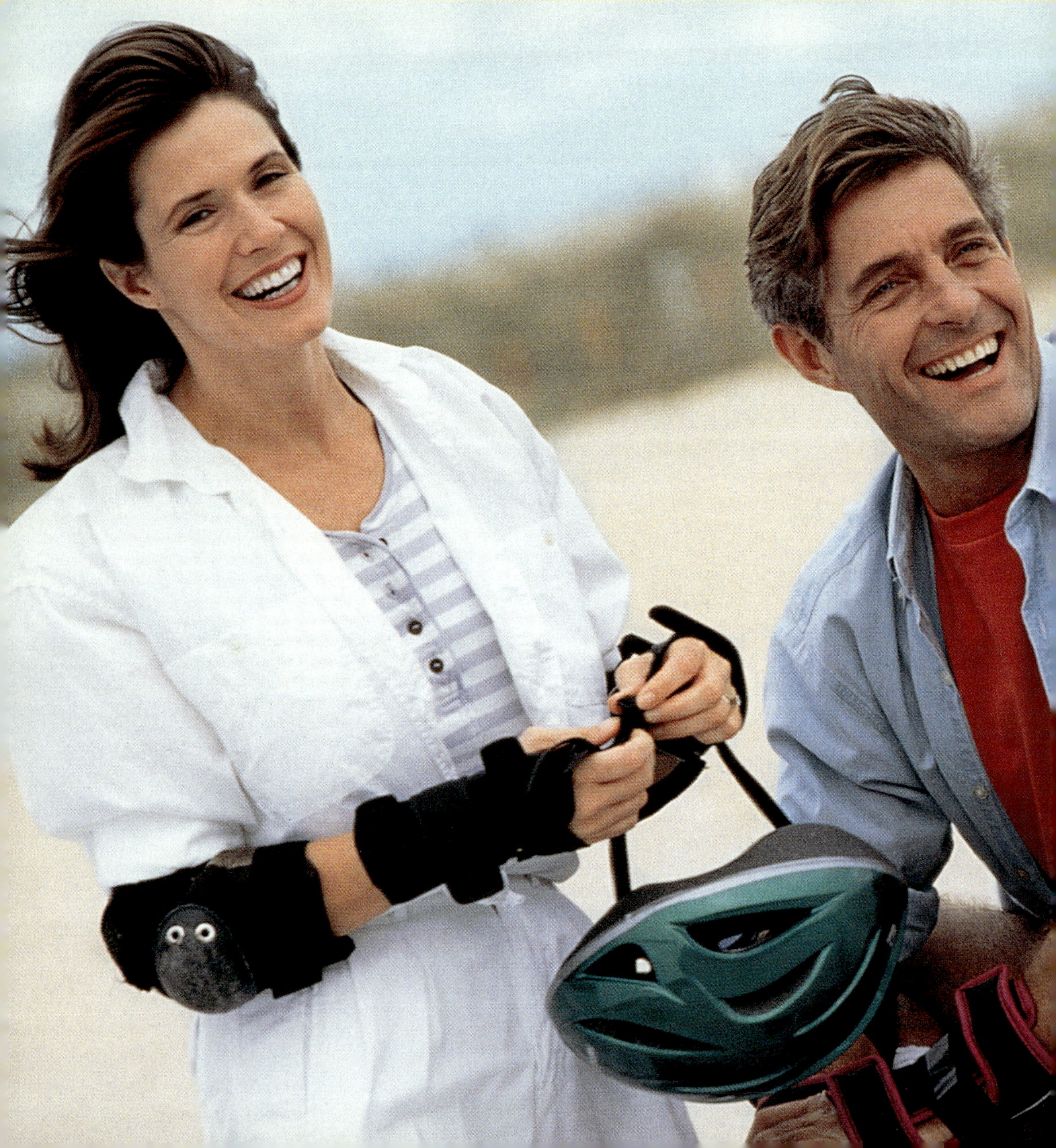

ÉTERNELLEMENT *JEUNE*

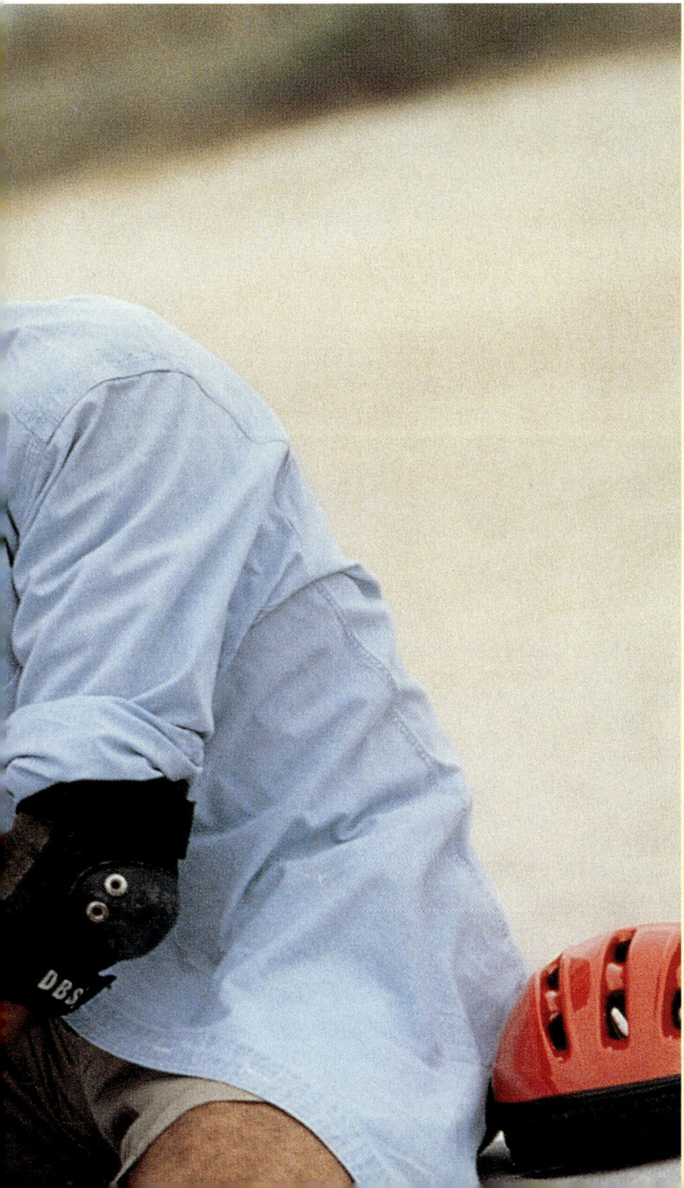

À PARTIR DE 30 ANS, nous commençons à vieillir. Pourtant, il existe des moyens de lutter contre ce processus. Pendant que les scientifiques rêvent de trouver le secret de l'immortalité, soyez – quant à vous – réaliste et sachez conserver votre bien le plus précieux : votre jeunesse. Laissez couler la joie de vivre dans vos veines, entraînez votre matière grise à la fabrication du bonheur et forgez-vous une armure de muscles contre le vieillissement !

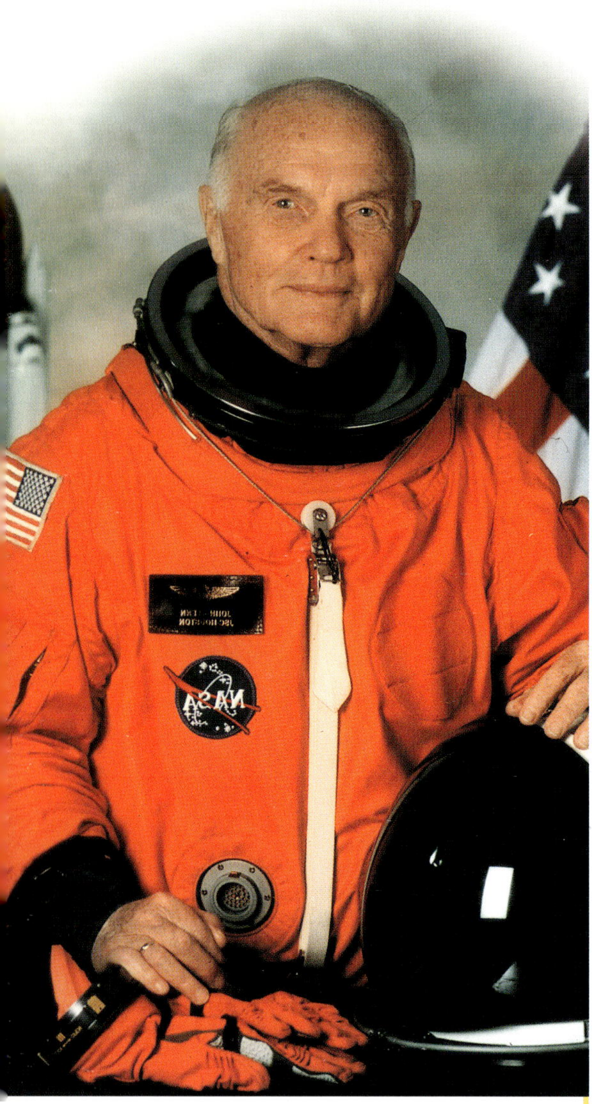

Sur son passe figure : John Glenn, 77 ans. L'homme en paraît 66, et son cœur est celui d'une personne de 33 ans.

Jeune, oui mais jusqu'à quel point ?

En 1962, le premier citoyen américain, John Glenn fit trois fois le tour de la terre dans la navette « Friendship 7 ». En 1998, il enfila sa combinaison orange pesant 40 kg et s'envola une nouvelle fois dans l'espace pour une durée de 9 jours, afin de servir, comme il le dit lui-même « de cobaye » à la science. L'objectif de la mission était d'évaluer le vieillissement d'un corps âgé en apesanteur. Le résultat : il vieillit dans l'espace à une vitesse vertigineuse. Hors de l'attraction terrestre, l'astronaute ne fait pas travailler son ossature.

Une forme olympique

En médecine, l'une des règles d'or est : « La fonction crée l'organe » : si l'on ne l'utilise pas, on le perd. En apesanteur, un astronaute ne fait pas travailler son ossature. Le corps perd donc en stabilité et le squelette en sels minéraux, et au bout d'un an dans l'espace, un jeune astronaute costaud aurait l'ossature d'une femme de 70 ans atteinte d'ostéoporose. John Glenn ne s'est envolé que quelques jours. À peine avait-il touché le sol, qu'il s'est remis à bouger les membres, et quelques semaines plus tard, ils étaient aussi fermes qu'avant son départ. Ce que le corps humain a d'extraordinaire, c'est sa capacité d'adaptation à ce que nous exigeons de lui. Non sollicités, les os se fragilisent et lorsque nous les faisons travailler, ils sont forts et en pleine santé. Ceci vaut également pour nos muscles, nos articulations et notre cerveau.
John Glenn est jeune de 77 printemps, vif d'esprit, en pleine forme physique et très actif socialement. Avec une belle aisance, il s'est prêté à l'entraînement rude suivi par des astronautes qui avaient l'âge de ses neveux. Les médecins de la NASA lui ont diagnostiqué une condition physique supérieure à celle de la plupart des quinquagé-

naires. Il combine les formules les plus enviables : la qualité de vie et l'expérience de vie, et il fait preuve d'une grande fraîcheur, malgré les années accumulées. John Glenn possède exactement ce que nous souhaiterions tous avoir : l'éternelle jeunesse.

Le prix de la jeunesse

L'éternelle jeunesse est un rêve aussi vieux que l'humanité, car le vieillissement a toujours été considéré comme un drame pour le corps et l'âme. C'est la raison pour laquelle le docteur Faust a conclu un pacte avec le diable, les Japonais avalent du cartilage de requin et les Chinois ingurgitent des testicules de tigre. C'est pour cette même raison que les Américains dépensent 40 000 dollars par an pour une cure hormonale et les Français 20 millions d'euros en chirurgie esthétique (tendance à la hausse).

> **INFO**
>
> *Quand commençons-nous à être vieux?*
>
> GRÂCE AUX PROGRÈS DE LA MÉDECINE, l'âge moyen est en continuelle augmentation dans nos États industrialisés. Ces cent dernières années, les antibiotiques et les techniques médicales modernes ont permis de doubler notre espérance de vie. En France, l'espérance de vie de la femme est de 80 ans et celle de l'homme de 73 ans. En 2020, nous devrions pouvoir espérer vivre 90 ans. Vingt-cinq pour cent des individus nés entre 1946 et 1964 pourront devenir centenaires, tandis que ceux qui naissent aujourd'hui atteindront peut-être les 120 ans. Ceci à la condition de se comporter raisonnablement avec son corps, de lui faire faire suffisamment d'activité physique et de réduire l'apport en graisses. À condition également de faire fonctionner sa tête en la nourrissant quotidiennement d'une portion de joie de vivre et de beaucoup de vitamines.

Les vers vivent déjà un instant d'éternité

Pour lutter contre le vieillissement, nous serions prêts à tout. Les scientifiques y travaillent d'arrache-pied et – que qu'on le veuille ou pas – nous sommes en route pour l'éternité. Les chercheurs en génétique refusent de s'accommoder du fait que notre corps est une habitation temporelle. Ils s'engagent dans une course contre la montre afin de toujours plus repousser le déclin de l'homme. Pourtant, on peut affirmer à juste titre que la fontaine de jouvence existe déjà. Mais jusqu'à présent, seuls les mouches, les champignons et les nématodes sont autorisés à s'y abreuver. Les chercheurs travaillent effectivement avec ardeur sur le patrimoine génétique de ces animaux pour tenter d'allonger leur existence. Au Canada, ils sont même parvenus à faire vivre un nématode 50 jours. Hors du laboratoire, celui-ci ne subsiste normalement pas plus de 9 jours. Les mouches des laboratoires californiens sont capables de manger, pondre et voler, deux fois plus longtemps que leurs congénères à l'état sauvage : soit 150 jours. Un chercheur allemand a entrepris de lutter contre le vieillissement d'un champignon ayant une durée de vie de 25 jours, et 12 ans plus tard, le champignon était encore bel et bien là. Mais le scientifique dut déménager et il renvoya l'objet de ses recherches au pays de ses ancêtres.
Les chercheurs du monde entier sont toujours plus nombreux à croire que ce qui est vrai pour les vers et les mouches devrait également l'être pour les humains. En effet, les mécanismes cellulaires responsables du vieillissement semblent être identiques chez tous les êtres vivants..

Pourquoi vieillissons-nous ?

Deux théories expliquant le vieillissement du corps sont actuellement débattues par les scientifiques : la théorie déterministe et la théorie de l'usure.

La théorie déterministe

Chaque être vivant est rythmé par son horloge interne. Une cellule comporte un nombre limité de possibilités de renouvellement et peut se diviser de 50 à 150 fois. La division affaiblit la cellule et c'est ainsi qu'elle finit par mourir. Ainsi, 600 milliards de cellules meurent-elles chaque jour tandis qu'un corps jeune et en bonne santé en produit autant.

Le corps travaille à chaque seconde, mais il perd cependant de sa force en vieillissant

Grâce aux substances de l'alimentation, l'organisme produit 10 millions de cellules nouvelles par seconde. La muqueuse de l'estomac est complètement renouvelée au bout de 5 jours. Le tissu graisseux est modifié toutes les 3 semaines. Tous les mois, nous respirons avec un nouvel épithélium nasal. Les globules rouges vivent 3 mois, alors qu'une cellule cutanée vit 15 jours au grand maximum. La nature est bien faite! Si les cellules ne se renouvelaient pas continuellement, nous perdrions brutalement notre peau à cause de l'abrasion permanente.

Avec l'âge, ce processus de renouvellement des cellules n'est toutefois plus aussi performant. Le corps se voûte et devient plus fragile, les organes perdent de leur tonicité, la peau se régénère plus lentement, les muscles se raccourcissent, les os deviennent cassants, l'esprit paresseux, et le système immunitaire s'affaiblit. Le vieillissement est un processus biologique comparable à celui d'une pile qui se décharge, et la lumière de la vie se fait progressivement plus discrète. L'évolution des espèces en a décidé ainsi depuis des millions d'années. Aujourd'hui, les scientifiques du monde entier luttent contre ce processus et tentent de retarder l'horloge biologique.

Chaque cellule est mortelle

Leonard Hayflick, le découvreur du processus de vieillissement, comprit au début des

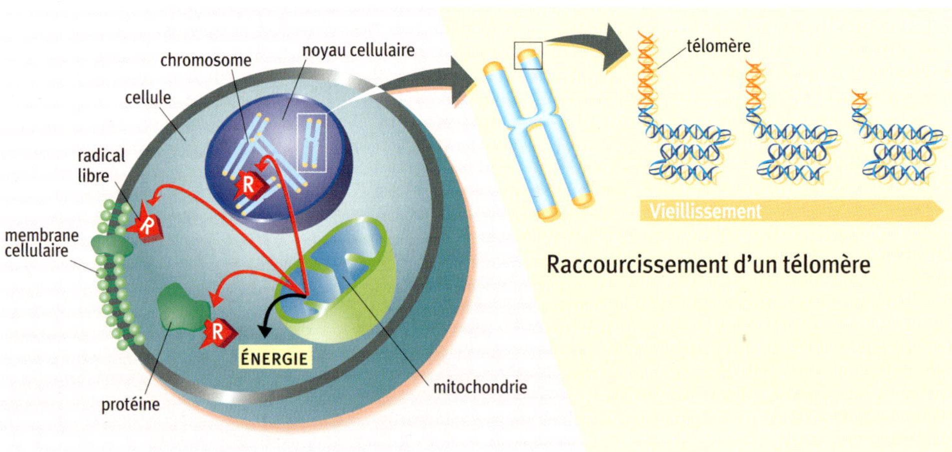

Schéma du processus de vieillissement (Théorie de la programmation) : la terminaison des chromosomes est rythmée par l'horloge biologique : les télomères. Chaque division cellulaire raccourcit un peu les télomères. Lorsque ces derniers sont consumés, la cellule meurt. L'enzyme télomérase pourrait freiner ce processus.

années soixante que les cellules sont individuellement mortelles, et avec elles, l'homme. Il mit en culture du tissu conjonctif fœtal et eut la révélation de la mystérieuse horloge biologique. Les cellules se divisèrent une centaine fois avant de vieillir, absorbant à chaque fois moins de liquide, puis déclinèrent. Il fit la même tentative avec les cellules d'un homme de 70 ans, et il constata que le vieillissement cellulaire commençait beaucoup plus tôt. Dès qu'on arrivait à 20 ou 30 divisions cellulaires, la reproduction arrivait à son terme. On savait dès lors que la responsable du vieillissement était une horloge. C'est elle qui rythme nos 70 milliards de cellules corporelles. Il suffit simplement d'en prendre connaissance.

L'enzyme de la longévité : la télomérase

En 1984, les premiers chercheurs américains découvrent l'enzyme de la longévité, la télomérase. Grâce à cette enzyme, les cellules oublient le nombre de leurs divisions et remontent continuellement le temps biologique. Celle-ci rythme l'extrémité des chromosomes, porteuse des informations génétiques, et sur laquelle se trouvent ce qu'on appelle les télomères qui servent de protection, exactement comme sur un lacet de chaussure. Chaque division cellulaire raccourcit les télomères, qui lorsqu'ils sont entièrement consumés, entraînent la mort de la cellule. Or, la télomérase est apte à réparer constamment les télomères, et donc, à freiner le processus du vieillissement. Dans le cas de la progéria, maladie héréditaire très rare, une perturbation génétique arrête l'activité de la télomérase. Les enfants vieillissent alors à une vitesse folle et à 12 ans, ce sont déjà des vieillards et ils ont un corps de centenaire.

En ayant recours à une thérapie génétique permettant d'activer l'enzyme de la télomérase, les chercheurs souhaitent, à l'avenir, freiner le vieillissement et, pourquoi pas, inverser complètement le processus. Les perspectives d'avenir n'exigeraient donc de nous qu'une seule cure de jouvence tous les dix ans pour pouvoir gagner une décennie. Certains chercheurs croient vraiment que les préparations génétiques pourraient prolonger la vie des individus de plusieurs centaines d'années.

Les premiers pas vers l'immortalité sont faits. En 1997, des chercheurs américains ont infiltré avec succès le gène de la télomérase dans la rétine et des cellules cutanées. Mais jusqu'à présent, l'enzyme de la longévité ne prolonge la vie que de cellules individuelles. Pour freiner le vieillissement de l'être humain dans sa globalité, elle n'est apparemment pas encore prête…

La théorie de l'usure

Cette théorie se base sur l'hypothèse que l'homme se consume lui-même, car la vie c'est de l'énergie. Nous devons brûler de l'énergie pour vivre, et nous mourons justement parce que nous brûlons de l'énergie. La production d'énergie dans le corps génère des déchets nocifs qui, au fil du temps, détruisent cellules et patrimoine génétique, et figurez-vous que la plus agressive de ces substances est l'oxygène. Il se produit en fait la chose suivante : dans les chaudières de nos cellules que sont les mitochondries, les substances nutritives sont brûlées et transformées en énergie, mais pour cela, les chaudrons cellulaires ont besoin d'oxygène. En se consumant avec l'aide de l'oxygène, le pain et le rôti libèrent des radicaux libres qui sont comparables à une certaine quantité d'oxygène « revenue à l'état sauvage ». Ces radicaux s'emparent de la couche qui protège nos cellules, se précipitent sur les chromosomes et provoquent des dégâts sur nos gènes.

Les cellules doivent faire face à des millions d'attaques

Tout ce qui empoisonne l'environnement, de même que les rayons ultra-violets, la fumée de cigarette, le stress et le sport en excès, bombarde également nos cellules de radicaux libres. Chaque noyau cellulaire est attaqué quotidiennement par un minimum de 10 000 radicaux libres et le stress multiplie la dose par dix. Une mauvaise alimentation et un mode de vie malsain sont à l'origine de près de 40 millions d'agressions sur nos cellules. Chaque agression peut endommager nos gènes et modifier le patrimoine héréditaire. Le cancer, l'arthrite, la maladie d'Alzheimer et les pathologies cardiaques ne sont rien d'autre que les conséquences de ces phénomènes.

Les dégâts sont réparables

Des chercheurs américains ont envoyé un étudiant faire une marche à pied de 20 minutes à une heure de pointe dans un tunnel à 8 voies, long de 1,6 km. Ils ont effectué sur le jeune homme des prélèvements de tissus avant et après son exposition aux gaz d'échappement. Après l'expérience, l'étudiant avait vieilli de 15 mois. On lui a ensuite fait absorber des protéines et vitamines, et on l'a laissé dormir tout son saoul. Le jour suivant, les cellules et les gènes agressés s'étaient régénérés. Cette expérience prouve bien que notre corps dispose de mécanismes capables de lutter contre les radicaux libres et de réparer les dommages. Pour cela, il a besoin de substances biologiques provenant de l'alimentation – en quantités plus importantes lorsqu'on vieillit – car ces mécanismes s'altèrent avec l'âge.

➤ **INFO**

Les gènes à l'œuvre

NOS 70 MILLIARDS de cellules corporelles comprennent 126 milliards de kilomètres de substance ADN (acide désoxyribonucléique) qui sert de support à 125 000 gènes ; 80 000 d'entre eux œuvrent quotidiennement pour notre santé, notre apparence, nos sensations et notre caractère. Un mode de vie perturbé provoque des déficiences génétiques. Les gènes mutants ou modifiés ne peuvent plus remplir leur tâche. Nous nous sentons alors abattus, fatigués, malades et de mauvaise humeur.

Les manifestations du vieillissement

Le processus de vieillissement modifie nos capacités et notre corps, certes, mais nous pouvons lutter contre !

Le cerveau

Les capacités de concentration et l'élocution se maintiennent. La mémoire et l'attention diminuent à partir de 25 ans si l'on ne les fait pas travailler ; 50 000 cellules cérébrales meurent chaque jour, mais le passage de l'influx nerveux maintient la vivacité d'esprit. Il est également possible d'en produire quotidiennement de nouvelles, même à l'âge de 120 ans !

Les cheveux

Le nombre des racines de cheveux diminue. Chez les hommes, ce phénomène commence à 20 ans. Les cheveux qui subsistent poussent plus lentement. La production de pigments stagne et les cheveux grisonnent.

La vue

À partir de 50 ans, il devient difficile de lire de près, et la vision nocturne s'affaiblit. Chaque année, 230 000 personnes de plus de 65 ans se font opérer de la cataracte.

L'ouïe

À partir de 50 ans, le rétrécissement des conduits auditifs atténue la perception des sons aigus. À 30 ans, on entend encore chanter les grillons et gazouiller les oiseaux (15 000 hertz), mais à 70 ans, on ne perçoit plus que 5 000 hertz (ce qui correspond aux aboiements d'un chien).

La peau

La peau se dessèche peu à peu. Les glandes sébacées ralentissent leur production de graisse. Le tissu conjonctif ne parvient plus à emmagasiner l'eau. La peau se plisse et devient flasque. Des taches de vieillesse apparaissent.

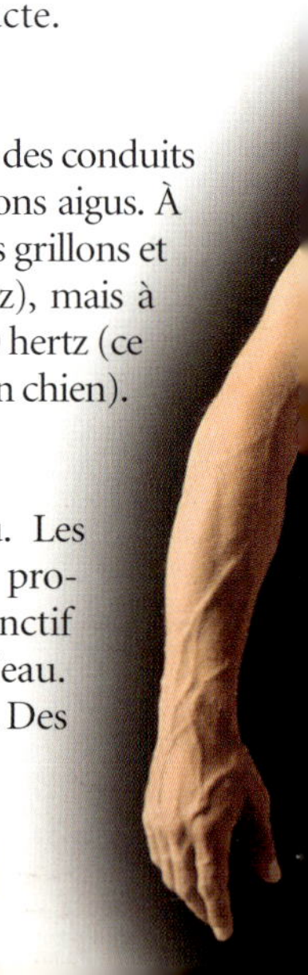

Le cœur

Le tabac, le cholestérol, l'hypertension, de même que le manque d'activité physique et de vitamines obstruent les vaisseaux sanguins (artériosclérose). Cela peut aller jusqu'à provoquer l'infarctus. En France, les maladies cardio-vasculaires sont l'une des premières causes de mortalité.

Les poumons

La « capacité vitale », c'est-à-dire la quantité d'air que l'on peut inspirer (jusqu'à 5,5 litres) diminue à partir de 40 ans. Les poumons perdent en élasticité. L'organisme s'alimente plus difficilement en oxygène et perd en résistance physique et mentale. Les individus qui ne font pas d'exercice ont, à 70 ans, des capacités diminuées de moitié par rapport à celles d'une personne de 20 ans.

Le système immunitaire

Certaines cellules immunitaires sont produites en moindre quantité avec l'âge. L'action des phagocytes est moins efficace. Les maladies infectieuses se multiplient. Les cellules cancéreuses se développent alors plus facilement.

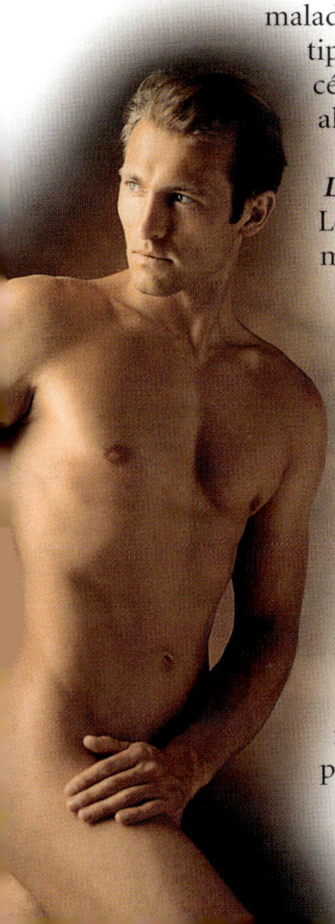

Les hormones femelles

Lorsque les ovaires commencent à suspendre leur production hormonale, les femmes entrent dans la période de la ménopause. Celle-ci est variable d'une femme à l'autre. Chez certaines, elle commence à 35 ans et chez d'autres à 55 ans. Dans certains cas, elle peut durer 5 mois et dans d'autres 5 ans. La ménopause peut passer inaperçue, comme elle peut également générer des bouffées de chaleur, de l'ostéoporose (déminéralisation osseuse), de l'insomnie, des douleurs articulaires ou de la dépression.

Les hormones mâles

Le changement hormonal chez les hommes se manifeste avec l'andropause. Le niveau de testostérone (hormone mâle) diminue progressivement d'1 % par an. À partir de 45 ans, les hommes peuvent souffrir de sueurs, vertiges et manque de concentration. La libido est moins active et des signes d'ostéoporose peuvent apparaître.

L'impuissance

Environ 5 % des hommes de 40 ans souffrent d'impuissance, et chez 33 % des plus de 65 ans, le Viagra® constitue le dernier espoir. Les causes : calcification des vaisseaux sanguins et perturbations psychologiques.

Les os

À partir de 40 ans, les os deviennent poreux. Leur poids diminue de 15 %. Les principales victimes de l'ostéoporose sont les femmes, mais il arrive également que certains hommes en souffrent. Le sport est la meilleure thérapie !

Les articulations

Autrefois, les problèmes articulaires apparaissaient vers 50 ans. Aujourd'hui, on peut en souffrir à 18 ans déjà. Les causes : la surcharge pondérale et le grand manque d'activité physique.

Les muscles

Les muscles constituent environ 45 % du poids du corps. À partir de 30 ans, nous perdons à peu près 3 kg de masse musculaire tous les 10 ans.

Les tissus adipeux

La masse graisseuse double son poids. Ce phénomène provoque de l'hypertension, du diabète, des problèmes orthopédiques et de stérilité, d'arthrose, de goutte, de calculs biliaires et d'infarctus.

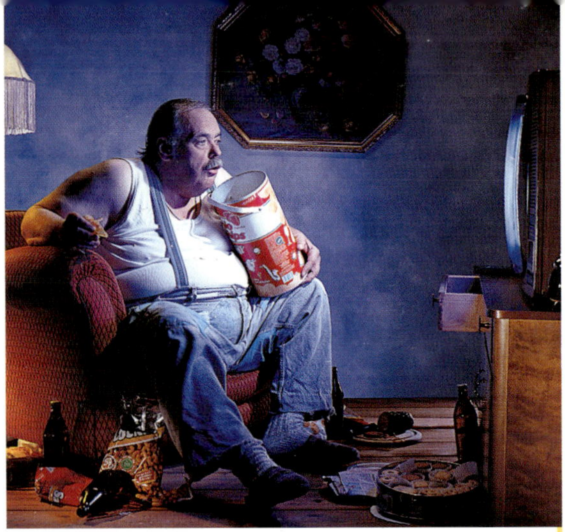

La surcharge pondérale laisse le champ libre à la maladie et raccourcit la vie. Les kilos associés au manque d'activité peuvent provoquer du diabète, endommager les articulations et obstruer les artères.

Grossir, c'est vieillir plus vite

L'Organisation Mondiale de la Santé (OMS) nous met en garde : l'obésité est une maladie chronique qui devient quasiment endémique sur toute la surface du globe ; elle prolifère sur nos ventres, nos cuisses et nos hanches. Près d'un Français sur deux a des kilos superflus et rentre dans la catégorie « surcharge pondérale ». Or, le surpoids, le tabac et le manque d'activité physique comptent parmi les principaux facteurs qui accélèrent le vieillissement.

Pourquoi grossissons-nous ?

Il y a bien longtemps, l'Homo sapiens courait derrière le mammouth. Son seul souci était de savoir comment il pouvait se faire un peu de graisse dans le but de survivre. À peine avait-il avalé son rôti, qu'il s'affalait sans rien faire pour ne pas risquer de perdre un gramme de cette énergie précieuse. Aujourd'hui, les scientifiques et les médecins du monde entier se demandent comment réduire l'absorption de graisses pour éviter le déclin de l'humanité.
Les kilos superflus rattrapent chaque année 300 000 Américains et coûtent plusieurs millions d'euros à la sécurité sociale en France. Alors que l'industrie alimentaire s'efforce de remplacer le sucre des aliments par des bulles et de l'eau, le monde pèse de plus en plus lourd. L'Homo sapiens pèse aujourd'hui 11,5 kg de plus qu'il y a cent ans. Depuis 1960, le nombre des obèses a doublé. Une personne sur deux est trop enrobée, et d'après l'avis des experts, nous serons tous dans le même sac en 2 250.

Nos gènes ont la mémoire longue

Nous sommes encore soumis à notre réflexe ancestral d'économie d'énergie qui nous incite à bouger le moins possible et à manger autant que nous le pouvons. De plus, les conditions actuelles nous facilitent la tâche. Résultat : la nourriture des fast-foods est tout droit envoyée à moindre coût dans nos cellules graisseuses.

Les cellules adipeuses sont insatiables et pingres

Les cellules stockent avidement les molécules de graisse et aspirent intégralement toutes celles qui passent à leur portée sans en laisser une miette. Et l'offre est copieuse ! Notre pain quotidien dégouline de graisse et nous en absorbons 142 g par jour en moyenne. On la trouve dans les saucisses, le rôti, le chocolat, les tartes, les sauces etc. La moitié seulement est vraiment digeste.

L'indolence atrophie les muscles

Tout le temps passé sur notre chaise, au bureau, au volant de la voiture et devant la télévision affaiblit considérablement notre musculature, qui est pourtant le seul organe capable de détruire les graisses. Les calories ont donc le champ libre pour venir se nicher dans les cellules adipeuses et les dilater pour la 200e fois.

Le secret de l'élimination des cellules adipeuses
Notre organisme consumerait beaucoup plus de cellules graisseuses si notre alimentation contenait suffisamment de nutriments essentiels. La vitamine C active la combustion des graisses. La vitamine B6, le magnésium, l'iode, le chrome et le sélénium sont importants pour garder la ligne (référez-vous à la page 105). Or, notre alimentation s'est appauvrie. Des milliards de cellules adipeuses se remplissent donc et restent clos.

Il suffit d'un kilo supplémentaire

Le revenu annuel des cadres dirigeants américains chute de 2 000 dollars à chaque kilo supplémentaire. Une étude révèle en effet qu'un chef d'entreprise se doit d'être dynamique et mince. Les poignées d'amour ne sont d'ailleurs pas uniquement exclues du lieu de travail : une enquête menée parmi des étudiants américains a révélé que ceux-ci préféreraient épouser une malade mentale ou une aveugle plutôt qu'une femme trop enrobée. Les gros subissent une discrimination sociale inexorable et s'isolent de ce fait progressivement; ils sont atteints de nombreux maux.

De l'activité physique plutôt qu'une pilule miracle

L'être humain brûle aujourd'hui 700 calories de moins qu'autrefois, ce qui correspond à un repas entier, dont il ne se prive pas, d'ailleurs. Il préfère, s'il le peut, s'allonger sur sa couche en mangeant des chocolats puis, avaler rapidement une pilule minceur pour retrouver sa ligne. Mais en dépit de toutes les promesses publicitaires, cette pilule miracle n'existe pas; et dans les laboratoires, elle n'est encore qu'à l'état de pure spéculation. Contre l'invasion des kilos, il faut avant tout rester actif, et c'est ce que les personnes qui sont parvenues à perdre du poids finissent par comprendre.

➤ INFO

Quand les kilos s'accumulent

◆ **La moitié** des personnes souffrant de surcharge pondérale est sujette à l'hypertension.
◆ **8 diabétiques sur 10** (type II) sont trop gros. Celui qui prend 20 kg en 8 ans multiplie par 12 le risque de devenir diabétique. Celui qui maigrit dans le même laps de temps, fait chuter le risque du diabète de 87 %.
◆ **Les individus gros souffrent souvent d'apnée du sommeil.** Lors de ronflements importants, la respiration est suspendue pendant une à deux minutes. Ce phénomène retentit sur le cœur. Les personnes concernées s'assoupissent fréquemment pendant la journée et parfois même au volant.
◆ **Les autres symptômes** accompagnant le surpoids sont : perturbation du métabolisme des graisses (trop de cholestérol), stérilité, problèmes orthopédiques et problèmes de coagulation sanguine.
◆ **Le surpoids** favorise les pathologiques articulaires douloureuses comme l'arthrose et la goutte.
◆ **Les femmes trop grosses** souffrent souvent des suites de calculs biliaires.
◆ **Les individus trop enrobés** sont plus exposés que les autres au cancer.
◆ **La société américaine du cœur** prétend même que le risque d'infarctus augmente de 50 à 70 % lorsque l'IMC est entre 25 et 28. (Voir IMC page 18).
◆ **En conclusion,** une bonne nouvelle : il faut être vraiment très gros pour être exposé à une mort précoce. Une enquête a été menée en Allemagne auprès de 6 200 personnes souffrant de surpoids sur une période de 14 ans. Il en résulte que lorsque l'IMC atteint 32, il n'y a pas de risque particulier de mortalité précoce, tandis que les individus ayant un IMC entre 25 et 28 vivent plus longtemps !

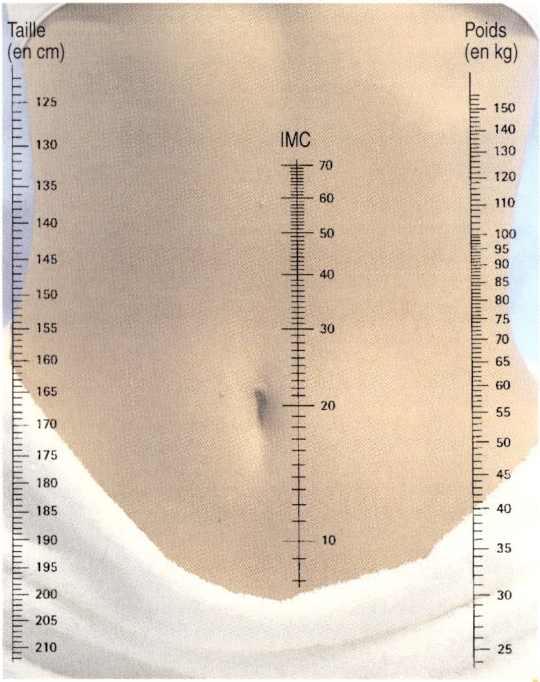

Il n'y a plus de poids idéal ! Calculez plutôt votre IMC comme décrit ci-contre.

Combien pesez-vous ?

Le poids idéal (taille moins 100, moins 10 %) en tant que référence n'existe plus, parce qu'il ne prend pas en compte la structure du corps. Les médecins comptent aujourd'hui en IMC. Voici comment le calculer :

$$\text{IMC} = \frac{\text{Poids du corps (kg)}}{\text{Taille du corps (m)}^2}$$

➤ INFO

Ce que vous indique votre IMC

- **En dessous de 19 :** légèrement trop maigre
- **Entre 19 et 25 :** idéal
- **Entre 25 et 30 :** léger surpoids
- **Au-dessus de 31 :** surpoids important

Si votre IMC est nettement au-dessus de 25, référez-vous à la page 140 pour comprendre comment le réduire.

Calculez votre IMC* : Indice de Masse Corporelle

Posez une règle sur l'illustration ci-contre. L'échelle de droite indique votre poids et celle de gauche votre taille. La règle du milieu vous donne votre propre IMC.
Vous pouvez également calculer votre IMC d'après la règle expliquée ci-contre. Si vous mesurez 1,70 m et que vous pesez 65 kg, votre IMC sera le suivant :

$$\frac{65}{(1{,}7 \times 1{,}7)} = 22{,}5$$

Faites-vous partie des individus à risque ?

Les petits bourrelets n'ont jamais fait mourir personne, mais tout dépend de leur localisation. En plus de l'IMC, la répartition des graisses est également importante à connaître (le RTH)*. Nombreuses sont les femmes qui appartiennent au type gynoïde*. La graisse se dépose sur les hanches, les fesses et le haut des cuisses. La nature a conçu ces formes généreuses pour protéger la femme et l'enfant. Chez les hommes, c'est plutôt le type androïde* qui est répandu. Il stocke ses réserves d'énergie tout autour du ventre. Les individus de type androïde sont nettement trop enrobés et ils mettent leur santé en danger. Cette « mauvaise » graisse accentue les risques d'artériosclérose, d'infarctus et d'attaque cérébrale.

La formule est la suivante :

$$\text{RTH} = \frac{\text{Tour de taille}}{\text{Tour de hanches}}$$

Idéalement, le RTH de la femme ne doit pas excéder 0,85 tandis que celui de l'homme doit être inférieur à 1,0.

Le muscle pèse plus lourd que la graisse

Ni le poids indiqué par la balance, ni même la formule moderne de l'IMC ne renseignent précisément sur l'état de santé réel du corps. En effet, une personne apparemment mince peut souffrir de surpoids, tandis que quelqu'un d'un peu rond naturellement peut être tout à fait équilibré. Cela s'explique par le fait que la graisse est plus légère que le muscle. On peut donc être mince, mais tout en graisse ou plus enrobé et tout en muscle. Certaines balances modernes permettent de déceler la graisse. À l'aide d'un courant basse tension absolument sans danger, elles mesurent la résistance des cellules et donc le pourcentage exact de graisse.

Plutôt dynamique et gros que mince et tout mou

Enfin une bonne nouvelle ! Le célèbre Cooper Institut for Aerobics Research de Dallas a examiné 25 000 personnes de poids différent. Il résulte de cette étude qu'un corps peut être sain quelles que soient sa forme et sa taille. L'essentiel est qu'il s'active physiquement. Il est donc préférable d'être un peu rond et dynamique que maigre et indolent.

➤ INFO

Pourcentage de graisse conseillé

LA BALANCE NORMALE vous indique uniquement votre poids. Nous vous conseillons donc une balance capable de vous donner le pourcentage de graisse de votre corps. Attention : le pourcentage de graisse ne devrait pas descendre au-dessous de 12 % chez les femmes, tandis que les hommes ont besoin d'une couche protectrice de 7 %. Ne soyez pas étonné des résultats si vous comparez ceux d'hommes et de femmes. Celles-ci sont naturellement dotées d'un pourcentage de graisse de 10 % supérieur à celui des hommes.

HOMMES

Âge	Excellent	Bon	Moyen	Mauvais
20–24	10,8	14,9	19,0	23,3
25–29	12,8	16,5	20,3	24,3
30–34	14,5	18,0	21,5	25,2
35–39	16,1	19,3	22,6	26,1
40–44	17,5	20,5	23,6	26,9
45–49	18,6	21,5	24,5	27,6
50–59	19,8	22,7	25,6	28,7
60 +	20,2	23,2	26,2	29,3

FEMMES

Âge	Excellent	Bon	Moyen	Mauvais
20–24	18,9	22,1	25,0	29,6
25–29	18,9	22,0	25,4	29,8
30–34	19,7	22,7	26,4	30,5
35–39	21,0	24,0	27,7	31,5
40–44	22,6	25,6	29,3	32,8
45–49	24,3	27,3	30,9	34,1
50–59	26,6	29,7	33,1	36,2
60 +	27,4	30,7	34,0	37,3

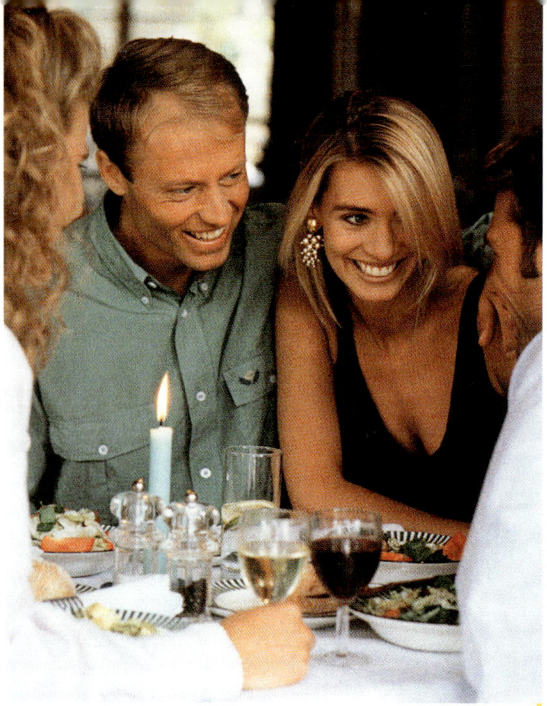

Manger en société, que ce soit le matin, le midi ou le soir, c'est un peu de notre qualité de vie.

Les calories grignotent la vie

Ceux qui consomment des calories avec modération gagnent quelques années de vie. C'est d'ailleurs le meilleur moyen de se préserver prouvé scientifiquement. Aux États-Unis, les obsessionnels de l'immortalité s'imposent depuis plusieurs années un régime de 1 500 calories par jour et avalent quotidiennement toute une série de vitamines en pilules.

Le secret des centenaires

Déjà dans les années trente, les scientifiques parvenaient à prolonger de moitié la vie des rats de laboratoire en les mettant au régime. De nombreuses études ont suivi, parvenant toutes au même constat : manger avec modération préserve. L'explication est simple : plus l'absorption de calories est faible, moins le corps a besoin de dépenser d'énergie pour les brûler, réduisant ainsi la production de substances nocives. Le professeur Rajindar Sohal a fait quelques tentatives sur le long terme avec des primates. Il gava l'un deux, qui se mit à grossir et à vieillir prématurément. D'où la thèse de Sohal : l'oxygène qui sert à transformer les aliments dans le corps est un poison à haute dose et il accélère le vieillissement. Plus les hommes et les singes absorbent de nourriture, plus leurs cellules brûlent d'oxygène et plus ils vieillissent rapidement.
Le professeur Sohal appliqua sa théorie à 75 singes et il constata que le régime maintenait les singes en bonne santé. Seuls les primates obèses souffraient de diabète et d'arthrite.

Trop manger fait vieillir

Mais peut-on transposer ces expériences aux êtres humains ? Évidemment ! Les études menées auprès de centenaires prouvent qu'il s'agit le plus souvent d'individus nerveux de faible poids qui sont restés physiquement et mentalement actifs jusqu'à un âge avancé, et qui ne se sont pas gavés de calories ! Le rôti était réservé au dimanche, tandis que légumes, céréales et fruits composaient les menus de la semaine.
Les Chinois savaient déjà il y a 3 000 ans qu'il faut « laisser le repas du soir à ses ennemis ». Pourtant, le repas du soir est souvent un plaisir et un agréable moyen de se retrouver. Qu'il soit dégusté aux chandelles, en musique ou bien en compagnie des enfants, il s'agit souvent d'un vrai moment de joie. Divisez donc la quantité de graisses par deux. Évitez les calories dès que vous le pouvez, et cela toute la journée (quelques astuces pages 96/97).

> **Test**

Quel est votre niveau de stress ?

Mettez une croix dans la case correspondant aux événements vécus pendant ces 12 derniers mois, puis additionnez les points. Si l'un de ces événements est récurrent, multipliez les points qui lui sont attribués.

Événement	Points
Décès du conjoint	100 ❑
Séparation	73 ❑
Décès d'un membre de la famille	63 ❑
Emprisonnement	63 ❑
Blessure ou maladie	53 ❑
Mariage	50 ❑
Démission sans préavis	47 ❑
Réconciliation avec le conjoint	45 ❑
Départ en retraite	45 ❑
Maladie d'un membre de la famille	44 ❑
Grossesse	40 ❑
Harcèlement au travail	39 ❑
Problèmes sexuels	39 ❑
Nouveau début professionnel	38 ❑
Développement ou déclin professionnel	36 ❑
Dispute de couple	36 ❑
Déménagement d'un enfant	29 ❑
Dispute avec les beaux-parents	29 ❑
Succès exceptionnel	28 ❑
Début ou fin d'année scolaire	26 ❑
Modification des habitudes	24 ❑
Changement de lieu d'habitation	20 ❑
Modification des conditions de travail	20 ❑
Changement d'école	20 ❑
Prise en charge d'un crédit important	17 ❑
Modification des habitudes de sommeil	15 ❑
Nouvelles habitudes alimentaires	15 ❑
Vacances	15 ❑
Période de Noël	12 ❑
Petit problème juridique	11 ❑
Votre niveau de stress (total)	

Le stress raccourcit la vie

Le stress rend malade et réduit considérablement l'espérance de vie. L'hormone du stress, que l'on appelle adrénaline, entaille les vaisseaux sanguins et favorise l'infarctus et les attaques. Les défenses doivent combattre le stress, ce qui les affaiblit. Les individus soumis au stress pendant une période prolongée tombent malades beaucoup plus souvent et beaucoup plus facilement. Mais il y a stress et stress. L'animosité, l'état d'alerte permanent, les colères et l'impatience sont particulièrement nuisibles à la santé. De même, une personne constamment sous pression ou bien contrainte de toujours prendre sur elle, n'est pas en bonne posture. Heureusement, certains d'entre nous résistent mieux au stress, et d'autres parviennent à se protéger en pratiquant le yoga ou le training autogène, excellentes armures contre cette maladie du siècle.

Votre niveau de stress

> **Plus de 300 points :** Prenez garde ! 80 % de ceux dont le résultat dépasse 300 vont très vite tomber malades. Apprenez à vous détendre à partir de la page 164.

> **Entre 200 et 299 points :** Vous avez une chance sur deux de tomber malade suite au stress. Vous devriez également entreprendre des exercices de détente (à partir de la page 164).

> **Entre 150 et 199 points :** une personne sur trois risque d'avoir des problèmes de santé. Vous pouvez les éviter en apprenant à vous détendre (page 164 et suite).

> **Entre 0 et 150 points :** Félicitations ! Votre niveau de stress est « normal ».

La médecine de la bonne humeur plutôt que celle de la menace

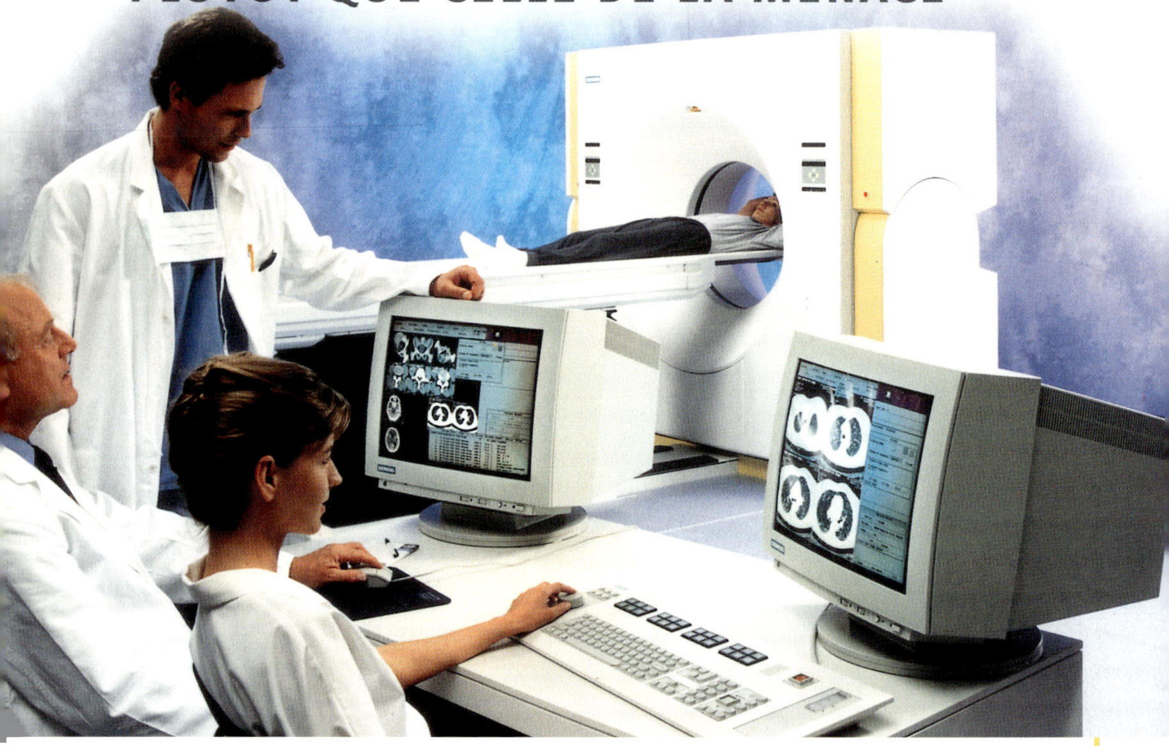

Nombreux sont les individus qui prennent soin de leur automobile mieux que de leur propre corps. N'attendez pas d'avoir des douleurs pour prendre rendez-vous chez le médecin, et faites régulièrement un check-up.

La médecine moderne réparatrice...

... nous permet de vieillir, mais pas de rester jeune. Aujourd'hui, nous pouvons atteindre l'âge de 120 ans. Cela signifie-t-il pour autant que nous puissions vivre 120 années heureuses et en bonne santé physique et mentale? Tout dépend. Les octogénaires en pleine forme grâce à leurs chaussures de tennis, leurs cocktails vitaminés, leurs hormones en comprimés et leurs carottes bio ne sont pourtant plus des phénomènes isolés. Dans nos pays industrialisés, nous ne mourons effectivement plus de maladies infectieuses. Le choléra, la peste et la dysenterie sont éradiqués. En revanche, nous sommes plus souvent terrassés par l'infarctus, l'attaque cérébrale et le cancer. Et cela par notre faute à 70 %. Les gènes ne sont responsables que de 30 % de ces maladies.

Nos organes pardonnent beaucoup

La vie nous fait cadeau d'une panoplie organique complète, dont nous pouvons gaspiller 70 % du potentiel. Lorsque nous en faisons

trop, nous manquons simplement de légèreté, d'assiduité et de capacité d'enthousiasme.
C'est seulement lorsque nos organes perdent 30 % de leurs capacités, à force d'alcool, de nicotine, de graisses, de carences en vitamines, de pollution, de stress et de manque de sommeil, que nous commençons à le percevoir. L'épuisement et les douleurs nous conduisent alors chez le médecin. Il faut que nos os se rompent pour que nous nous souvenions que le calcium préserve l'ossature. Il faut attendre le pontage pour se rappeler les propos du médecin de famille : fumez moins et faites plus de sport! Lorsque nous avons épuisé 30 % de nos capacités organiques, nous nous précipitons chez le médecin pour qu'il répare les dégâts et nous remette sur pied à coups de médicaments, d'opérations et de régimes. Nous atteignons les 40, 45 et 50 ans avec beaucoup d'efforts, et nous sommes déjà morts lorsque nous pourrions enfin dépenser notre argent gagné si péniblement.

Retrouvez votre jeunesse !

Au moment où vous lisez ce livre, vous possédez sans doute encore 70, 80 ou 90 % de vos fonctions organiques. Vous êtes donc en pleine possession de votre jeunesse, et vous pouvez la préserver en ayant recours à la médecine préventive. Cela ne vous suffit pas? Eh bien vous pouvez également récupérer votre potentiel à 100 %, voire à 130 %, en le maximisant! Il vous suffit simplement d'entraîner votre corps. Dans le cas du coureur de Formule 1, le véhicule n'est pas le seul à suivre un entraînement. Le conducteur aussi, et tous les jours, et il s'agit d'un entraînement d'un type bien particulier.

Faites quelque chose pour vous

Pour ces individus, on ne se contente pas d'un examen pour vérifier le taux de cholestérol et de sucre, les fonctions biliaires et les autres menaces organiques. Chez les coureurs de Formule 1 et les autres sportifs professionnels, on évalue également les valeurs positives. Le médecin demande régulièrement une analyse d'hémoglobine, de protéines, de substances minérales et de vitamines. Si l'on constate des carences, aussi légères soient-elles, elles sont immédiatement comblées. Car c'est seulement lorsque nos 70 milliards de cellules sont alimentées à volonté de nutriments essentiels que l'âme retrouve sa sérénité et que l'exercice physique et mental est possible. Si rien qu'une seule des 40 substances sanguines venait à manquer, le physique et le mental s'en ressentiraient au quotidien. Dès que le corps enregistre un manque, il appuie sur le frein biologique : il réagit par l'épuisement, les crampes musculaires, la nervosité, l'insomnie etc. Les carences en substances vitales peuvent faire perdre au corps jusqu'à 80 % de ses capacités maximales.

Le processus s'inverse-t-il à partir de 30 ans ?

Cela signifierait que les capacités physiques et mentales atteindraient leur maximum entre 25 et 30 ans. Ensuite, elles se mettraient à décliner d'1,5 % par an. En 10 ans, nous en aurions perdu 15 %. Oubliez tout cela! À 70 ans, vous pouvez être aussi dynamique et vif qu'un jeune de 25 ans! Cela est vrai, même si vous en prenez conscience à 45 ans seulement.

L'exercice physique vous rend votre jeunesse

Vous devez, jour après jour, accomplir de meilleures performances. Prenez rendez-vous avec votre médecin et demandez-lui un bilan de vos valeurs positives, c'est-à-dire de vos nutriments essentiels, protéines et hormones. Puis, traitez les carences! Donnez à votre corps ce dont il a besoin pour vous rendre heureux.

On a l'âge de son sang

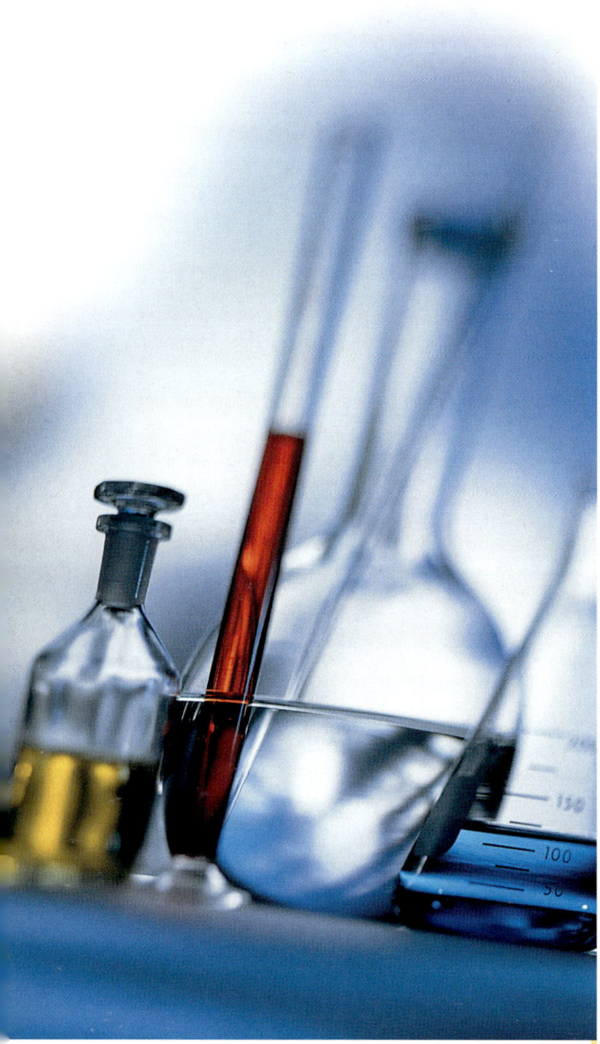

Avez-vous déjà demandé à votre médecin de faire un bilan sanguin ? Certainement. Mais l'avez-vous interprété en terme de « jeunesse » et de « capacités » ?

Nos 70 milliards de cellules ont besoin de nutriments essentiels

Pourquoi des quantités d'individus se fatiguent-ils et se tourmentent-ils toute leur vie, alors que d'autres s'en sortent apparemment très bien ? Tout dépend de la représentation que chacun se fait du monde. Certains voient la coupe à moitié vide, tandis que pour les autres, elle est à moitié pleine. Pourquoi cela ? parce que tout est inscrit dans le sang.
Il est normal d'être mince, normal d'être en forme, normal d'être éveillé, normal d'être heureux et d'être stimulé. L'énergie vitale est normale. Cette notion de normalité présuppose le bon fonctionnement d'une cellule qui concentre à elle seule 40 nutriments essentiels connus. Seulement, les cellules normales sont devenues chose rare. Pourquoi ? parce que le corps ne s'active plus suffisamment au quotidien et ne respecte donc plus sa programmation génétique. De la même façon, il n'est plus alimenté normalement en nutriments essentiels. Ces derniers sont en effet devenus plus difficiles à trouver dans le sol, les plantes et dans notre alimentation, et sont donc apportés en quantités trop modestes à nos cellules. Ce manque, nous pouvons le mesurer dans notre sang. En le comblant, il nous est possible de normaliser les fonctions de chacune de nos 70 milliards de cellules. La vie devient soudainement facile. Nous devenons minces, dynamiques, heureux et énergiques : jeunes en somme !

Les protéines : le paramètre le plus important

Le corps, graisse mise à part, est constitué d'eau et de protéines. Nos os et nos articulations, nos enzymes, nos hormones, nos muscles et notre sang en sont pétris. À lui seul, notre système immunitaire pèse 1,5 kg de protéines pures qui composent la base de

Mon conseil

Un bilan sanguin régulier

EN RÉALITÉ, il n'est pas convenable de généraliser les prescriptions en vitamines et sels minéraux. Chaque individu a des besoins propres. Un sportif de compétition très musclé a besoin d'une quantité de magnésium trois fois supérieure à celle qui est adaptée à un employé de bureau.
Les individus souffrant d'embonpoint consomment plus de vitamine C par kilo. Ceux dont le taux de cholestérol est élevé protègent leur cœur en absorbant deux fois plus de vitamine E. Il n'existe qu'un seul moyen de calculer vos besoins propres : l'analyse sanguine du cholestérol et de la glycémie, ainsi que des valeurs positives : vitamines, protéines, sels minéraux et hormones. C'est ainsi que vous saurez si vous avez des carences (référez-vous au tableau pages 27-29), et c'est en les comblant que vous aurez de nouveau le vent en poupe. Malheureusement, la sécurité sociale rembourse uniquement les « valeurs de base », et pour les « valeurs de confort », vous en serez de votre poche. Cela en vaut pourtant la peine. Discutez-en avec votre médecin.

notre alimentation et constituent le véritable pilier de notre existence.
Par l'intermédiaire de l'alimentation, nous devons subvenir aux besoins quotidiens de notre corps en protéines afin de lui permettre de produire des hormones, d'entretenir notre système immunitaire, de développer nos muscles et de réparer nos cellules. Il est important de veiller à l'absorption des protéines non produites par notre corps (voir tableau page 102). Nous traiterons tout au long de cet ouvrage de ces acides aminés vitaux et des petits miracles qu'ils accomplissent dans notre organisme.

Pas de protéines, pas le moral…

En général, le niveau protéique est plutôt bas chez une grande partie de la population. Les répercussions sont nombreuses : fragilisation des os, relâchement musculaire, diminution des globules rouges transportant l'oxygène, affaiblissement du système immunitaire, humeur instable. Les individus, dont le taux protéique est élevé – soit supérieur à 8 g/dl – sont des gagnants dans la vie. On ne parvient jamais à les démoraliser. Élevez donc votre taux de protéines et découvrez comment procéder à partir de la page 101.

Quel est votre taux protéique ?

Les protéines président à votre bien-être. Lorsque votre taux est insuffisant, vous ne pouvez être en grande forme. S'il est de :

- 8 g/dl, vous vous sentez très bien et actif,
- 7 g/dl, vous vous sentez bien,
- 6 g/dl, vous êtes fatigué, abattu et sans énergie.

Votre médecin vous indiquera votre taux.

Avec le magnésium, on a le vent en poupe

À peine le médecin parvient-il à combler notre carence en magnésium, que nous sentons aussitôt la fatigue et la nervosité disparaître. À nous le bonheur de vivre, et l'irrésistible envie de nous activer ! Nous sommes tout prêts à vivre pleinement la journée suivante. Le magnésium, essentiel à notre résistance, préside à notre capacité de rendement physique et moral, au bon fonctionnement de nos nerfs et de nos muscles. Grâce à lui, nos vaisseaux sanguins sont dilatés et nos cellules oxygénées. Il stimule la circulation sanguine et lutte ainsi contre les mains froides et contre l'impuissance. Il empêche les migraines et les crampes musculaires. L'énergie de chacun est proportionnelle à son taux de magnésium : plus il est élevé, plus nous parvenons à fournir d'efforts, car il agit comme un véritable élixir de jeunesse.

> **INFO**

Les unités de mesure et leurs abréviations

LA CONCENTRATION des différentes substances sanguines est extrêmement variable. Les protéines, par exemple, se calculent en grammes, et les oligo-éléments en microgrammes. Le tableau ci-dessous résume les unités de mesure et leurs abréviations.

g	gramme
mg	milligramme (0,001 g)
µg	microgramme (0,001 mg)
ng	Nanogramm (0,001 µg)
pg	picogramme (0,001 ng)
l	litre
dl	décilitre (0,1 l)
ml	millilitre (0,001 l)
µl	microlitre (0,001 ml)
U	Unités (mesure de l'activité des enzymes)
mol	mol (mesure de la quantité de substances)
mmol	millimol (0,001 mol)
µmol	micromol (0,001 mmol)

Si votre taux est suffisant, le cerveau est bien irrigué, permettant ainsi un bon sommeil profond, phase pendant laquelle le corps se régénère.
Si votre organisme est carencé, il se pourrait que vous soyez irritable et que vous ayez des difficultés de concentration. Les efforts vous coûtent. Vous êtes constamment fatigué et vous avez du mal à trouver le sommeil.

Votre taux de magnésium est-il suffisant?
Nous avons en moyenne un taux de magnésium de seulement 0,76 mmol/l dans le sang. Or, un taux de 0,9 mmol/l nous donnerait des ailes. La page 36 donne la liste des aliments riches en magnésium et les quantités qui vous sont nécessaires. Mais sachez une chose : l'alimentation n'en apporte pas suffisamment. Absorbez-en en comprimés de 400 mg par jour.

L'hémoglobine, le véhicule de la jeunesse

Un important tournoi de football doit avoir lieu à la montagne. Toute l'équipe se rend sur le lieu de l'entraînement situé dans les hauteurs. L'air en altitude et l'oxygène en moindre quantité sollicitent la production d'hémoglobine, pigment respiratoire. Un taux d'hémoglobine plus élevé permet de fournir davantage d'efforts, car l'hémoglobine est chargée de transporter l'oxygène des poumons vers les organes. Des cellules bien alimentées intensifient le travail des muscles, du cerveau et du cœur, et nous nous sentons alors en pleine forme. Peu importe le type d'efforts à fournir, sur le terrain de football ou bien à son poste de travail: l'hémoglobine apporte du carburant aux cellules.

Comment se porte votre hémoglobine?
Le taux d'hémoglobine dans le sang devrait être normalement le plus élevé possible afin de pouvoir fournir les efforts nécessaires tout en se sentant bien dans sa peau : pour les hommes, supérieur à 16 g/dl et pour les femmes, supérieur à 14 g/dl.

Quelques jours de vacances passés à la montagne favorisent la production de l'hémoglobine.

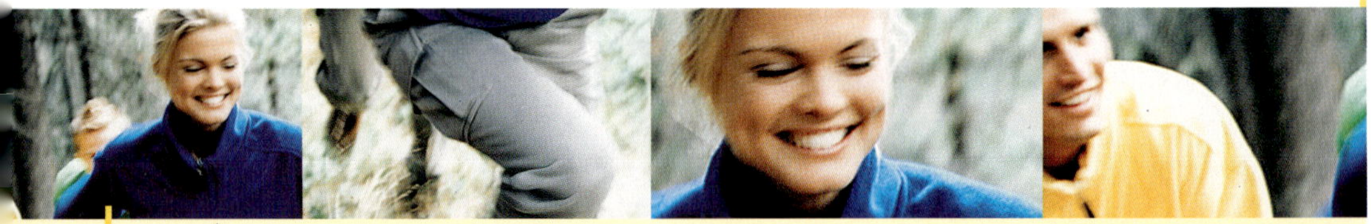

Un dopage autorisé :
protéines, fer plus air de la montagne

L'EPO, l'un des systèmes de dopage des coureurs cyclistes, contribue à élever le taux d'hémoglobine. Mais vous n'en avez pas besoin, car l'alimentation est un moyen beaucoup plus naturel. Le fer associé aux protéines est un dopage autorisé. L'hémoglobine est effectivement composée de ces deux substances. Les vitamines B6, B12, l'acide folique et le zinc (à partir de la page 105) et quelques jours de vacances à la montagne favorisent sa production.

Faites faire le bilan de vos valeurs positives

Qu'en est-il de vos protéines, hormones, minéraux, vitamines et acides aminés, tous des paramètres sanguins qui influencent considérablement votre bien-être et vos capacités à l'effort? Le tableau ci-dessous vous indique les valeurs positives les plus importantes à faire calculer par votre médecin lors d'un bilan sanguin.

Les valeurs sanguines positives

PARAMÈTRES	MON CONSEIL	VOTRE TAUX	SIGNIFICATION
Hémoglobine	Hommes : 16–18 g/dl Femmes : 14–16 g/dl		Une Carence en hémoglobine est signe d'anémie. Elle survient le plus souvent lors de carences en fer, en vitamine B12 ou en acides aminés.
Érythrocytes	Hommes : › 5,5 Mio/µl Femmes : › 5,0 Mio/µl		Les globules rouges permettent de mesurer l'aptitude du sang au transport de l'oxygène. Les végétariens sont souvent carencés et ont donc un manque de fer. L'entraînement physique et un séjour en altitude en élèvent le taux.
Protéines	8–8,5 g/dl		Mesure de l'alimentation du corps en protéines. Les protéines sont un composant important des enzymes et hormones. Elles sont inhérentes à notre bien-être et à notre énergie. À savoir : plus on en a, mieux on se porte.
Magnésium	0,9–1,1 mmol/l		Ce minéral optimise l'alimentation des cellules en oxygène et dilate les vaisseaux. Elle combat la migraine, l'angine de poitrine et l'insomnie.
Calcium	2,5–2,7 mmol/l		Important pour les fonctions nerveuses et musculaires, la coagulation sanguine, et indispensable à la production osseuse.
Potassium	4,5–5,5 mmol/l		Le potassium fait baisser la tension artérielle et favorise la détente. Il renforce la contraction musculaire et particulièrement celle du cœur. Les carences génèrent des faiblesses musculaires et de l'apathie.

Paramètres	Mon conseil	Votre taux	Signification
Fer	Hommes : 1,1–1,5 mg/l Femmes : 1,0–1,43 mg/l		Important pour la formation des globules rouges, la respiration cellulaire et la production énergétique des cellules. Essentiel pour les efforts de longue haleine – sport et travail au bureau.
Zinc	1,2–1,7 mg/l		Préside à la production des protéines organiques. Renforce le système immunitaire et la production hormonale, régule l'énergie. Arme efficace contre les maladies dermatologiques (eczéma, névrodermite). Favorise la pousse des cheveux et des ongles.
Lithium	0,002–0,2 mg/l		Stabilisateur du système nerveux.
Cuivre	Hommes : 0,9–1,4 mg/l Femmes : 1,0–1,5 mg/l		Favorise la respiration cellulaire et la production du sang. Le cuivre active un enzyme vital qui préside à la durée de vie de chaque parcelle cellulaire.
Phosphore	125–155 mg/l		Essentiel à la production et à la réserve d'énergie des cellules. Une forte carence provoque fatigue, coups de barre et difficultés de concentration. Associé au calcium, le phosphore permet la production des substances osseuses.
Silicium	0,05–0,20 mg/l		Composant du tissu conjonctif. Indispensable à la formation des dents, à la stabilité osseuse, au cartilage et aux ongles.
Manganèse	0,02–0,20 mg/l		Composant essentiel des enzymes antioxydants (protecteurs) des cellules. Maintient la jeunesse cellulaire en protégeant les télomères (terminaisons des chromosomes, voir page 12). Lutte contre l'impuissance.
Chrome	0,1–0,2 mg/l		Favorise la combustion des graisses et lutte contre le diabète type II.
Vitamine E	ca. 30 µg/ml		Lutte contre le cancer. Protège contre l'artériosclérose et la maladie d'Alzheimer.
Sélénium	150–200 µg/l		Oligo-élément indispensable à la dynamique interne. Antioxydant qui protège les cellules et réduit les risques cancéreux.
Acide folique	15–25 ng/ml		La vitamine B est indispensable à la formation du tissu organique et du sang. Elle lutte contre l'artériosclérose.
Hormones thyroïdiennes	T3 : 2,0–4,2 pg/ml T4 : 0,8–1,75 ng/dl TSH : 0,5–2,0 µ U/ml		Ces trois hormones thyroïdiennes régulent l'énergie interne et déclenchent la combustion des graisses. Elles sont dépendantes de l'apport en iode.

Paramètres	Mon conseil	Votre taux	Signification
Testostérone	Hommes : 20-29 ans : 19-47 pg/ml 30-39 ans : 18-39 pg/ml 40-49 ans : 16-33 pg/ml 50-59 ans : 13-31 pg/ml 60-69 ans : 11-26 pg/ml › 70 ans : 9-25 pg/ml Femmes : 0,46-3,17 pg/ml		L'hormone sexuelle mâle, préside au dynamisme et à la virilité. Le taux doit être élevé. 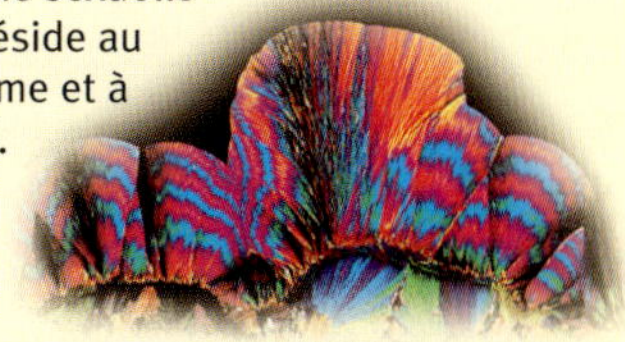
Méthionine	25–33 µmol/l		Importante pour la formation des protéines. Indispensable à la combustion des graisses et la production hormonale.
Taurine	54–94 µmol/l		Multiplie par 4 la combustion des graisses. Assainit le foie en cas d'intoxication (alcool), enraye les effets secondaires désagréables de la caféine et ralentit le pouls.
Leucine			Essentielle à la résistance physique.
Isoleucine	111–149 µmol/l 58–80 µmol/l		Essentielle à la résistance musculaire et à l'équilibre du système nerveux.
Valine			Indispensable à la formation d'un système immunitaire performant.
Lysine	207–277 µmol/l 139–201 µmol/l		Stimule l'hormone de croissance qui est notre fontaine de jouvence biologique, de même que la combustion des graisses. Elle active les défenses.
Phénylalanine	51–61 µmol/l		Composant de base des hormones de la bonne humeur, comme la noradrénaline, l'ACTH et l'endorphine. Indispensable au sentiment de bien-être.
Histidine	60–114 µmol/l		Elle participe à la formation d'hémoglobine. Plus notre taux est élevé, plus nous sommes actifs physiquement et mentalement. Régule la régénération cellulaire.
Thréonine	120–188 µmol/l		Essentielle à la dilatation des vaisseaux sanguins, à l'irrigation sanguine du corps, du cœur et du cerveau. Les carences s'expriment presque toujours par de la fatigue et parfois même par des troubles cardiaques.
Tryptophane	37–56 µmol/l		Composant essentiel de la sérotonine. Il régule le stress. Les carences sont cause de dépression pouvant aller jusqu'à la psychose. Composant important de la mélatonine, notre hormone de jouvence.

On a l'âge de ses artères

Si nous voulons vivre longtemps et rester en bonne santé, nous devons faire en sorte de ne pas nous exposer au risque d'artériosclérose, d'infarctus ou d'accident vasculaire cérébral.
L'activité physique et mentale est toujours inhérente à la circulation sanguine et à l'apport d'oxygène dans le sang. Pourquoi une conduite d'eau s'entartre-t-elle ? Parce que le calcaire y stagne.

Nos artères réagissent comme une conduite d'eau

Pourquoi une artère souple s'entartre-t-elle dans un corps de 40 ans ? Cela résulte principalement d'un sang trop chargé en graisses. Celles-ci stagnent massivement dans les parois internes des vaisseaux sanguins et des artères. Elles aimantent les déchets organiques qui circulent dans le sang, et le calcaire qui se dépose par-dessus donne aux artères la rigidité du plâtre. Ce processus de calcification des artères, qui ralentit le flot sanguin et provoque infarctus du myocarde et attaques cérébrales, porte le nom médical d'artériosclérose. Dans notre civilisation de fast-food, nombreux sont les individus de 40 ans dont les artères sont déjà encombrées, calcifiées et usées.

➤ Si la carotide est concernée, le cerveau est plus difficilement alimenté en oxygène. Dans certains cas, l'oxygène ne lui parvient plus qu'à hauteur de 30 %. La chirurgie est alors le dernier recours, et l'on nettoie souvent des caillots gros comme des crevettes, coincés dans l'artère, afin de protéger le cerveau d'une attaque programmée.

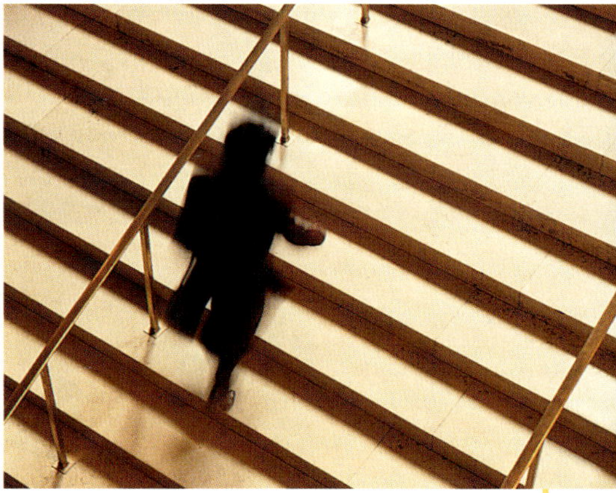

Lorsque les vaisseaux et les artères sont sains, rien de plus facile que de monter les escaliers quatre à quatre.

➤ Si les vaisseaux coronaires sont concernés, il devient difficile de monter quelques marches d'escalier sans manquer rapidement d'air. C'est ce que les médecins appellent l'angine de poitrine, et dans les cas les plus sérieux, on parle d'infarctus du myocarde.

➤ Si les artères rénales ou bien celles qui circulent dans les jambes sont touchées, les membres inférieurs deviennent très douloureux et perdent de leur mobilité. Les jambes ne sont plus suffisamment alimentées en oxygène et sont incapables de parcourir plus de 300 m.

La santé de nos artères dépend de notre activité physique et de notre alimentation.

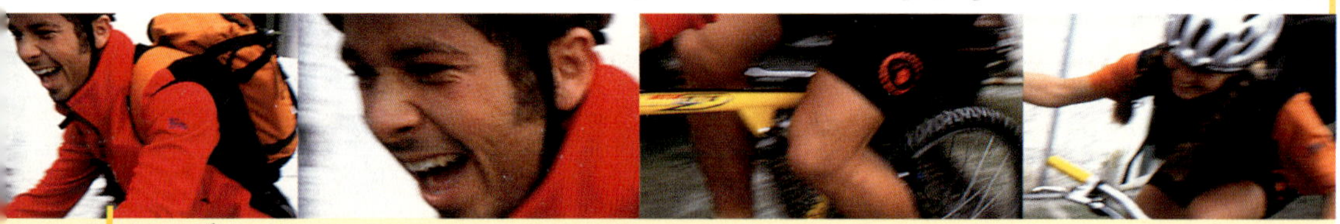

➤ INFO

La calcification artérielle

La graisse n'est pas la seule cause de l'artériosclérose. Les gènes, le manque d'activité physique, l'incapacité à gérer le stress, le cholestérol, la nicotine, une substance protéique du nom d'homocystéine, l'hypertension et les carences en vitamines sont également des facteurs favorables au développement de cette maladie. Comment éviter les risques ? C'est ce que vous découvrirez à partir de la page 92.

Vous souhaitez rester jeune ?

Alors ne prenez aucun risque. Veillez à ce que votre bilan sanguin n'indique pas des résultats nuisibles à votre santé.

Trop de cholestérol est mauvais pour le cœur

Lorsque le taux de cholestérol est supérieur à 150 mg/dl, il est possible qu'il encombre les vaisseaux sanguins, et il ne le faut surtout pas ! Car ce processus peut mener à l'infarctus, l'attaque cérébrale et la démence sénile. Le corps produit lui-même environ deux tiers du cholestérol. C'est ce qui explique que les régimes soient d'une efficacité toute relative.

Les triglycérides épaississent le sang et le foie

Lorsque nous mangeons le soir du pâté de foie, notre taux de triglycérides est élevé le lendemain matin. C'est ainsi que nous mesurons les molécules de graisse dans le sang. Un taux élevé et constant de graisses (plus de 200 mg/dl) peut générer de l'artériosclérose, et même provoquer un accident cardio-vasculaire. Au bout de trois jours de régime sans graisse, le taux chute. Cela fait également du bien au foie et aux hanches.

La lipoprotéine Alpha 1 bouche les artères

Il s'agit ici de graisses dans le sang causées par une protéine sclérosante (Lipo = graisse) qui s'accroche fermement aux parois artérielles et peut être à l'origine d'une artériosclérose. Nos gènes conditionnent notre taux de lipoprotéines. Il est donc difficile de lutter contre, si ce n'est en évitant les autres facteurs à risque.

L'homocystéine est plus dangereuse que le cholestérol

Il s'agit d'un nouveau facteur à risque. Les médecins en font rarement calculer le taux, mais il est en fait plus dangereux que le cholestérol et raccourcit la vie. L'homocystéine est un acide aminé sulfureux qui abîme considérablement les vaisseaux sanguins et peut provoquer de l'artériosclérose, voire un infarctus. Une personne sur deux a un taux élevé d'homocystéine. Elle est immédiatement neutralisée par l'acide folique, dont notre corps est malheureusement trop souvent carencé. Référez-vous à la page 119.

➤ INFO

Le cholestérol est à la fois « bon » et « mauvais »

Il existe deux sortes de cholestérol : le « bon » que l'on appelle HDL (High Density Lipoprotein) et le « mauvais » que l'on appelle LDL (Low Density Lipoprotein). Le HDL transporte le cholestérol à l'extérieur des vaisseaux sanguins. Son taux élevé protège donc contre l'infarctus, et l'activité physique peut même aider à le faire grimper ! En revanche, le LDL est cause d'artériosclérose et d'infarctus.

Dans le sang, le sucre grignote nerfs et vaisseaux

Le diabète existe sous deux formes : le diabète juvénile (type I) et le diabète dû à l'âge (type II). Le second est une maladie caractéristique de notre civilisation qui apparaît à partir de 45 ans. Dans ce cas précis, un taux élevé de glycémie dans le sang porte atteinte aux vaisseaux sanguins les plus petits, notamment dans les reins et à l'arrière de l'œil. Au fil des années, la Santé publique a constamment augmenté le taux « normal » de sucre dans le sang. Il est donc grand temps de réfléchir aux conséquences de telles mesures, car les taux soit disant « normaux » sont le reflet du diabète qui se développe à vive allure dans nos pays civilisés. En réalité, le taux de sucre dans le sang ne devrait pas être supérieur à 10 mg/dl ! Il peut éventuellement être corrigé dans le cas de perte de poids. Pour en savoir plus, reportez-vous à la page 98.

L'acide urique agresse les articulations

Aussi longtemps que l'acide urique circule de manière fluide dans le sang, tout se passe bien. Mais lorsque le taux est supérieur à 5,5 mg/dl, l'acide urique se transforme en petits cristaux. Ces cristaux fins et pointus viennent se loger dans les articulations, donnant ainsi naissance à ce qu'on appelle la goutte. Ils altèrent les parois internes des vaisseaux, détruisent le film naturel qui les protège, de telle sorte qu'ils finissent par se durcir.

Les Gamma GT témoignent de la saturation du foie

Le taux de Gamma GT informe sur la fonction du foie. Chez les travailleurs intellectuels, il ne devrait pas dépasser les 10 unités par litre. Ce taux augmente lorsque le foie se bat; ce qui signifie qu'il est trop sollicité par l'alcool, les médicaments, les graisses ou par un virus.

Les leucocytes : les combattants du système immunitaire

Les leucocytes sont les globules blancs qui agissent pour faire régner l'ordre. Ils reconnaissent les intrus que sont, par exemple, les bactéries et les virus, et ils les combattent. Un taux élevé de leucocytes témoigne d'une lutte dans l'organisme. Une appendicite fait passer le nombre des globules blancs de 4 000 à 15 000 par microlitre de sang. Après un triathlon astreignant, ils peuvent même s'élever à 30 000. Cela prouve une chose : le sport de compétition est comme une petite mort. La page 131 vous informera sur la manière dont vous pouvez renforcer votre système immunitaire.

L'hypertension grignote la vie

Une tension basse est un signe de santé et prédispose à la longévité. En revanche, lorsque la tension est élevée, le cours tranquille du sang se transforme en un véritable flot débordant. Or cette accélération du flux n'est pas du tout adaptée aux petits vaisseaux sanguins et les altère dans leur mécanisme. Si les cellules des parois internes des vaisseaux sont détruites, elles laissent alors libre cours au cholestérol et aux graisses, ce qui peut provoquer une artériosclérose, un infarctus ou bien une attaque cérébrale.

Il n'est pas indispensable de vous précipiter sur les médicaments contre l'hypertension. Chaque kilo que vous entendez perdre réduira votre tension raisonnablement.

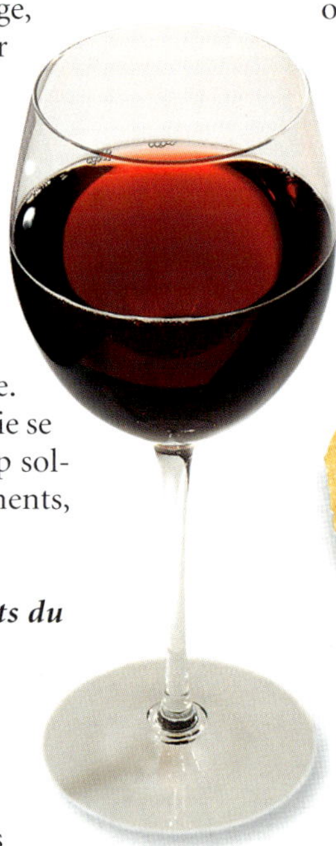

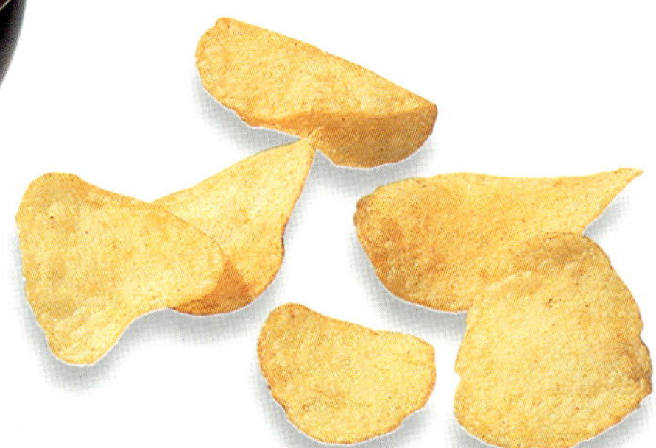

L'alcool et les graisses en trop grandes quantités font souffrir le foie. Les gammas GT en sont la preuve.

Les valeurs sanguines négatives

Difficile de comprendre un bilan sanguin sans être soi-même médecin. Ce tableau vous permettra de mieux comprendre la signification des taux indiqués et les conséquences pour votre santé.

Paramètres	Mon conseil	Votre taux	Signification
Leucocytes	4000–9000/µl		Les globules blancs témoignent de l'état du système immunitaire. Ils font barrage aux infections et au stress.
Taux de sucre	60–100 mg/dl		Le cerveau travaille uniquement avec du sucre. En trop grande quantité sur le long terme, il peut provoquer de l'artériosclérose ou bien un infarctus.
Cholestérol total	‹ 150 mg/dl		Structure de base de nombreuses hormones. Participe à la fabrication de toute cellule. Son augmentation constitue un risque d'artériosclérose et d'infarctus. Règle d'or : moins on en a, mieux on se porte.
HDL	Hommes : › 50 mg/dl Femmes : › 60 mg/dl		Ce « bon » cholestérol protège de l'infarctus. Plus vous en avez, mieux c'est.
LDL	‹ 130 mg/dl		Ce « mauvais » cholestérol est cause d'artériosclérose, d'infarctus et d'attaque cérébrale. Moins vous en avez, mieux vous vous porterez.
Homocystéine	‹ 10 µmol/l		Plus dangereuse que le cholestérol. Cause d'artériosclérose, d'infarctus et d'attaque cérébrale. Risque de malformation du fœtus pendant la grossesse. L'acide folique lutte contre.
Triglycérides	‹ 100 mg/dl		Le taux de ces graisses sanguines augmente souvent dans le cas de régime inadapté. Des astuces simples aident à le réduire (voir pages 96/97).
Gamma GT	‹ 10 U/l		Leur taux augmente rapidement lorsque le foie est saturé (il suffit de 3 ou 4 bières). Il devrait toujours rester dans la norme.
Acide urique	‹ 5,00 mg/dl		Cause de la goutte. Lorsque le taux augmente, risque de crises de goutte et de maladies rénales. Le jogging aide à le réduire.
Lipoprotéine Alpha 1	‹ 35 mg/dl		L'une des causes génétiques de l'artériosclérose. Si le taux est trop élevé, arrêtez le tabac et supprimez les facteurs déclenchants.
Créatine	Hommes : ‹ 1,2 mg/dl Femmes : ‹ 0,9 mg/dl		Montre si les reins travaillent au mieux. Un taux élevé indique que les reins sont perturbés.
Cortisol (le matin)	‹ 100 ng/ml		Principale hormone du stress. Il suffit d'une légère augmentation du taux pour détruire le système immunitaire, les vaisseaux sanguins et les os.
Plomb	‹ 0,05 mg/l		Métal lourd nuisible aux nerfs et aux os.
Cadmium	‹ 0,02 mg/l		Empoisonne les nerfs. On le trouve dans le tabac.

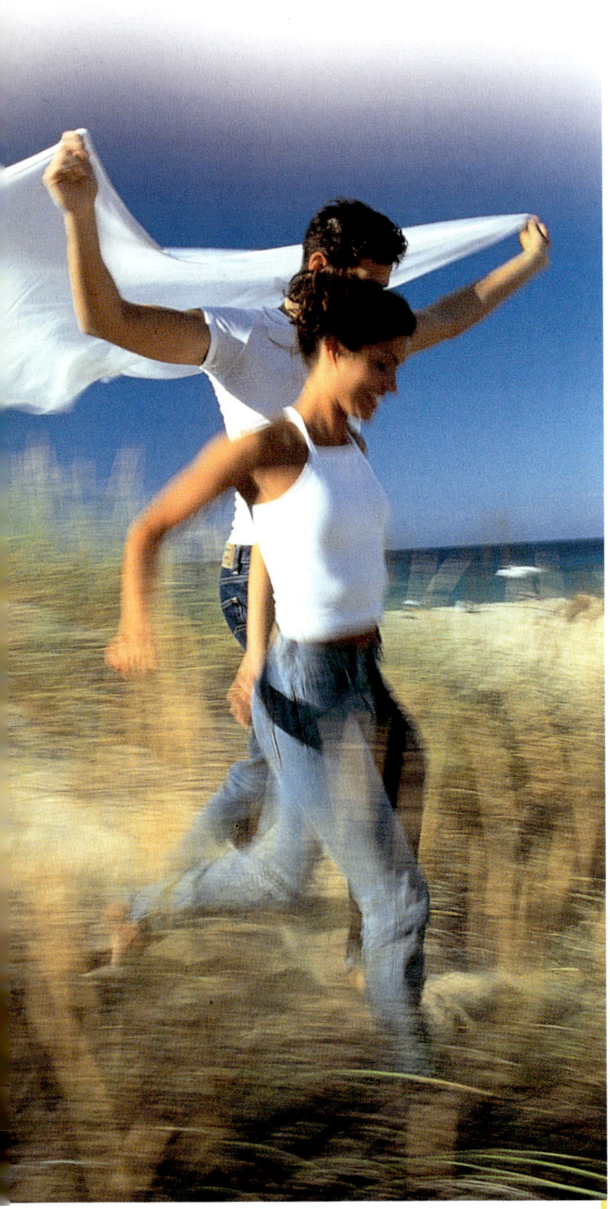

Les hormones participent à la créativité et à l'effort. Elles nous rendent heureux et optimistes, et préservent notre jeunesse.

Une substance indispensable à la jeunesse et au dynamisme

Votre capital hormonal indique si vous serez épuisé par dix heures de travail ou si vous pourrez réaliser une performance pendant 18 heures d'affilée sans en souffrir. Les hormones président à l'euphorie. Ce sont les armes qu'a notre corps pour lutter contre le vieillissement.
Dans le corps, les hormones s'organisent comme un véritable système de communication sans fil. Il s'agit d'une substance qui permet aux ovaires d'expliquer aux os ce qu'ils doivent faire, de même pour l'épiphyse au système immunitaire et pour les testicules aux muscles. C'est ainsi que les œstrogènes maintiennent l'équilibre osseux, que la mélatonine renforce le système immunitaire et que la testostérone participe à la naissance des muscles et à la destruction des graisses.

Notre taux hormonal baisse avec l'âge

En vieillissant, notre corps produit moins d'hormones. D'où la conclusion des médecins que si l'on parvient tout simplement à maintenir le taux hormonal des personnes qui prennent de l'âge, on devrait pouvoir les faire rajeunir.

Éternellement jeune avec l'hormone de croissance STH

En 1990, le professeur Rudman, médecin américain, est devenu soudain mondialement célèbre. Pendant six mois, il a fait des injections sous-cutanées de somatotrophine ou STH (hormone de croissance) à une douzaine de personnes âgées de 65 ans. Cette hormone humaine n'a rien de particulier. Nous l'avons tous dans notre organisme, mais son taux baisse avec les années. À 65 ans, nous n'en avons plus du tout.

Nous perdons 20 ans d'un coup

Qu'a donc révélé l'expérience du professeur Rudman? que les patients ont tous rajeuni de 20 à 30 ans. La masse musculaire a pris de l'ampleur, les graisses ont fondu, la peau s'est raffermie et tonifiée et le système immunitaire a repris du poil de la bête. Les rides ont disparu, les organes internes se sont développés, les os se sont densifiés, et le durcissement des artères atténué. La libido et les capacités de concentration se sont renforcées, la pousse des cheveux a repris plus activement et le moral de tous ces individus s'est considérablement amélioré. Il ne s'agit pas d'une plaisanterie, comme en témoignent les titres du Time Magazine, de Newsweek et de Paris Match. Aujourd'hui, cette cure de jouvence connaît un immense succès aux États-Unis.

Et les effets secondaires…

En Europe, les médecins ne se précipitent pas sur cette thérapie de substitution à base d'hormones, car le traitement est complexe et coûteux. Il faut préalablement déterminer quelles sont les hormones défaillantes et à quel taux. Le médecin doit injecter uniquement la dose nécessaire pour éviter les effets secondaires sur la santé et… sur le porte-monnaie. Il faut savoir qu'une injection de STH coûte la modique somme de 65 euros et qu'il faut en compter deux par jour, sachant que les effets souhaités n'apparaissent qu'au bout de quelques mois. Mais attention, il suffit de suspendre les injections pour que le corps reprenne son rythme naturel. Les muscles fondent, les organes diminuent et la graisse se réinstalle. Qu'en est-il des effets secondaires sur la santé? Ce qui d'un côté favorise la croissance cellulaire de la peau et des muscles pourrait de l'autre contribuer au développement des cellules cancéreuses… Lorsque la dose injectée est trop élevée, les pauvres cobayes ne parviennent même plus à enfiler leurs chaussures. L'hormone STH en trop grande quantité est cause d'acromégalie, maladie provoquant un épaississement des traits du visage et des extrémités, ce qui n'est pas le cas si vous produisez cette hormone vous-même. Reportez-vous à la page 60.

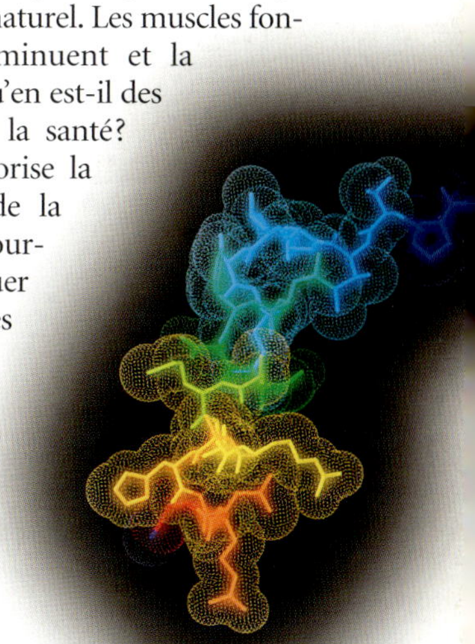

L'hormone de croissance STH, devenue hormone de jouvence a défrayé la chronique.

Mon conseil

Uniquement sur prescription médicale!

LES COCKTAILS D'HORMONES ont un succès incroyable aux États-Unis. On peut même les acheter en supermarché. En Europe, commencent à s'ouvrir des cliniques anti-âge et des instituts de « life-extension ». Pourtant, nombreux sont les médecins qui restent sur leurs gardes. Les hormones n'ont pas bonne réputation. Les femmes ont trop longtemps fait les frais des fortes doses d'œstrogènes, de gestagène et de progestérone. La cortisone a même été injectée en quantités énormes. Les effets secondaires ont déclenché une méfiance par rapport à l'utilisation de ces substances soit disant naturelles, parce que propres à l'organisme. Une thérapie hormonale est l'affaire des spécialistes et des endocrinologues. Ceux-ci doivent découvrir l'hormone qui vous manque et à quel taux, afin de n'injecter que cette dose précise. Ils doivent procéder à des bilans sanguins constants. C'est seulement à ces conditions que la thérapie hormonale de substitution peut réussir.

La mélatonine, hormone à remonter le temps

La nuit, dans l'obscurité, l'épiphyse produit de la mélatonine. Cette hormone veille sur notre sommeil et protège les cellules de l'organisme. En 1995, une série de publications déclencha un véritable engouement pour la mélatonine. Pourquoi?

La mélatonine contrôle les rythmes de vie

Par l'intermédiaire des hormones (la mélatonine étant la plus importante), l'épiphyse envoie des signaux. Elle contrôle toutes les horloges biologiques de l'organisme, les moments d'éveil, de fatigue, d'appétit sexuel, de faim et de vivacité intellectuelle. Lorsqu'il fait sombre, cet organe de la taille d'un petit pois, envoie de la mélatonine dans le sang, et nous baillons : notre corps nous dit qu'il est l'heure d'aller dormir. En hiver, les nuits sont plus longues et l'épiphyse distribue plus longtemps de la mélatonine. Elle permet à notre corps de s'adapter aux saisons et de nous recaler intérieurement.

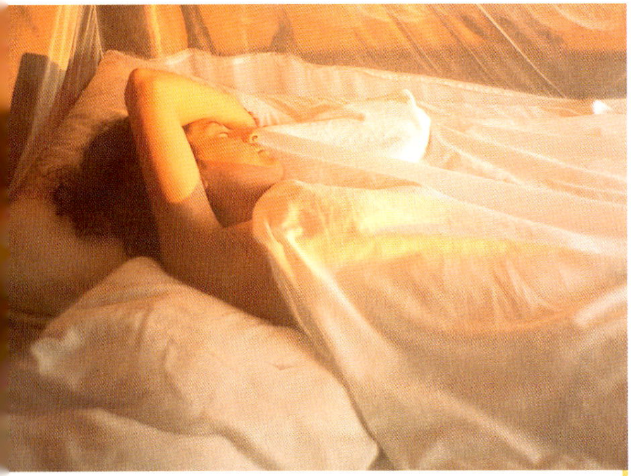

La mélatonine régule notre horloge biologique : nous nous sentons fatigués quand la nuit approche.

➤ INFO

La mélatonine rajeunit les souris

DES CHERCHEURS AMÉRICAINS ont alimenté des rats toutes les nuits avec de la mélatonine. Ils sont parvenus à prolonger la durée de vie de ces rongeurs de 20 %. Ils ont ensuite implanté l'épiphyse de jeunes souris sur des congénères très âgés qui ont soudainement recouvré leur pleine jeunesse : leur pelage s'est mis à briller, leur système immunitaire a été renforcé et leur libido s'est davantage exprimée. Ces chercheurs ont découvert l'une des raisons des résultats de cette expérience hormonale : la mélatonine provoque les mêmes effets que la vitamine C et E, mais en plus exagérés. Elle s'empare des substances qui nuisent aux cellules. Elle renforce ainsi le système immunitaire et prévient le cancer.

La quantité de mélatonine dans le sang indique notre âge. Puis vient le moment où l'horloge interne de l'épiphyse sonne l'heure de mourir. Plus nous vieillissons, moins nous avons de mélatonine dans le sang. Dès l'âge de 6 ans sa production diminue, et à 45 ans il ne nous en reste que 50 %. D'après les spécialistes, l'absorption de mélatonine pourrait nous faire rajeunir. Cela marche pour les ongles.

La mélatonine aide à bien dormir

L'expérience décrite dans l'encadré ci-dessus pourrait évidemment être reconduite, mais les chercheurs se demandent si, ce qui est vrai pour les rats, l'est également pour l'être humain.

Il est prouvé, en tout cas, que la mélatonine régule la tension artérielle, améliore le sommeil et facilite la vie des grands voyageurs parce qu'elle atténue les effets du décalage horaire.

Les Américains absorbent la mélatonine comme on suce des bonbons
Nous saurons dans 20 ans seulement si la mélatonine prolonge effectivement l'espérance de vie humaine : les chercheurs américains pourront seulement alors tirer les conclusions des études en cours. Aux États-Unis, on avale la mélatonine comme des bonbons. Pour quelques dollars, il est possible de se procurer des pilules de mélatonine dans les supermarchés. Non sans mise en garde toutefois, car la notice indique qu'il s'agit d'une hormone avec d'éventuels effets secondaires. Dans le cas de l'expérience sur les rats, elle augmente le risque de cancer des organes génitaux. En outre, si elle est absorbée à la mauvaise heure, elle provoque de la somnolence. S'ajoute à cela le fait que le corps s'accoutume à cette pilule, et la dose de départ ne suffit donc plus au bout de six mois.

La DHEA améliore la mémoire et prévient le cancer

Pour la modique somme de 8 euros, il est possible de se procurer dans les magasins américains de produits naturels un paquet de pilules. Celles-ci sont destinées à donner bon moral, développer la mémoire, la vitalité, renforcer le système immunitaire et les muscles, de même que faire fondre les graisses. Il s'agit en réalité de l'hormone à la mode que l'on appelle DHEA (déhydroépiandrostérone). Présentée comme un complément alimentaire, les Américains la consomment comme des cacahuètes. En France, la situation est tout autre; elle n'est prescrite qu'au vu du taux sérique, et encore, jamais avant 55 ans.

En vaut-elle vraiment la peine?
Les résultats des nombreuses expériences menées sur les rats sont prometteuses. De gros rongeurs sont devenus minces et musclés et les plus vieux ont rajeuni. Leur pelage s'est mis à briller soudainement et les animaux respiraient vitalité et santé. Les souris, très exposées au cancer de la mamelle, ne sont pas forcément mortes du cancer. En outre, le système immunitaire des souris âgées était capable de lutter brillamment contre bactéries et virus. Certains des cobayes se sont même comportés très intelligemment dans l'eau.

➤ INFO

Plus on vieillit, moins on en a

LA DHEA DISPARAÎT, elle aussi, avec l'âge. Dès 8 ans, les capsules surrénales commencent à produire l'hormone de jeunesse. À partir de 30 ans, le taux de DHEA commence à baisser pour ne plus être que d'1/5e à 70 ans.

La DHEA protège les nerfs contre le stress
La DHEA est particulièrement efficace contre le stress. De nombreuses études ont montré qu'elle augmente la masse musculaire et améliore le moral des hommes et des femmes. Les personnes testées ont témoigné d'un sommeil plus profond et d'une plus grande résistance au stress. La DHEA combat avec succès le cortisol, hormone du stress, et préserve les capacités de la mémoire. La raison à cela est qu'elle inhibe la destruction de la couche protectrice des nerfs.

La DHEA sauve la vie des cellules cérébrales
Des expériences ont également été menées à l'Institut Max-Planck à Munich. Il en a résulté que la DHEA empêche le stress de tuer les cellules cérébrales. Sous la pression du stress, le corps produit du cortisol. Cette hormone du stress favorise particulièrement la mort des cellules dans le cerveau. Des individus d'un certain âge ont même noté que la prise de DHEA leur permettait de beaucoup mieux se contrôler.

Des incertitudes subsistent
En réalité, on sait encore très peu de choses à propos de cette hormone et l'on ignore sur quels organes elle agit exactement. Les tests sont encore trop récents. Qu'adviendra-t-il d'une personne de 50 ans ayant maintenu son taux de DHEA artificiellement depuis l'âge de 30 ans, comme le recommandent actuellement les spécialistes américains?
Lors des expériences menées sur les animaux, des rats traités à la DHEA ont développé un cancer du foie. Certaines femmes ont vu qu'il leur poussait de la barbe. Tout cela pour le prix de 55 euros par mois.

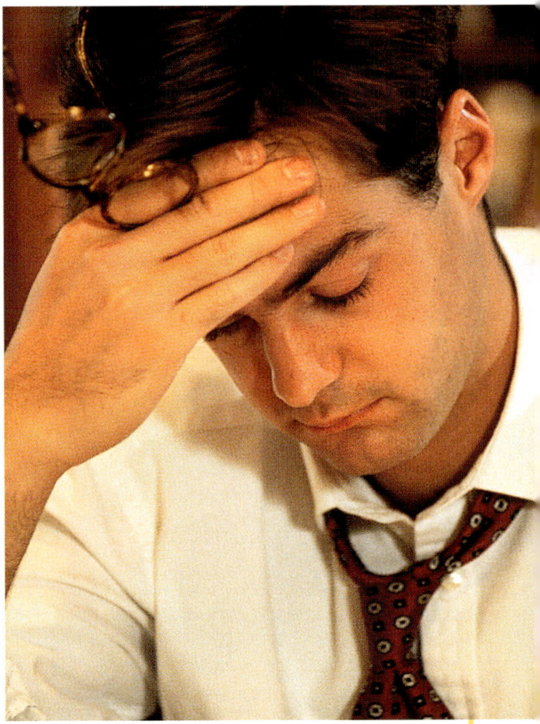

Le manque de tonus et la fatigue sont souvent des signes de carence en testostérone. Les hommes ne sont pas seuls concernés!

La testostérone, hormone du tonus

La testostérone régule le tonus et les pulsions chez l'homme comme chez la femme, mais celles-ci en sont dix fois moins pourvues.
Le problème est que le stress détruit la testostérone dans le sang. On se sent alors abattu et fatigué et les hommes peuvent avoir des problèmes d'impuissance. La consommation régulière d'alcool peut également faire baisser considérablement le taux de testostérone. En outre, les hommes passent par la période de l'andropause. Les testicules produisent moins de cette hormone sexuelle à partir de 45 ans, et son taux diminue. L'homme perd un peu de sa virilité, de sa force de réalisation, de son élan et de sa libido et il peut, lui aussi, souffrir d'insomnies et de vertiges. Un patch de testostérone peut l'aider à recouvrer sa virilité. On se sent mieux, la barbe pousse plus drue. Le dynamisme, l'appétit sexuel et la force musculaire reviennent alors.

Comment faire sans patch?
Vous pouvez produire vous-même de la testostérone le plus naturellement du monde sans avoir recours à une thérapie hormonale ou même à un patch. Un apport suffisant en protéines et en zinc stimule la production de cette hormone très prisée. Le chapitre « Des aliments pour rester jeune! » vous donnera les explications nécessaires à partir de la page 91. Le bonheur favorise également la production de testostérone. Si une équipe remporte un match, son taux augmente rapidement chez les joueurs. Le chapitre « Gardez l'esprit jeune » vous donnera quelques techniques de contrôle, à partir de la page 163.

Les œstrogènes protègent le cœur, mais en trop grande quantité ils sont cancérigènes

En moyenne, les femmes atteignent l'âge de 80 ans et les hommes, 73 ans. L'explication est simple : les hormones sexuelles de la femme, que l'on appelle œstrogènes, protègent de l'ostéoporose (décalcification osseuse), de l'infarctus et de la maladie d'Alzheimer. Les œstrogènes dilatent également les vaisseaux, préservent leur souplesse et leurs parois. Ils ne se calcifient pas et sont protégés de l'artériosclérose, et par conséquent, de l'infarctus. Cette protection disparaît malheureusement souvent après la ménopause.

Des endocrinologues prescrivent certaines de ces hormones aux hommes pour protéger leur cœur. Il s'agit de l'œstradiol, un œstrogène naturel peu dosé.

Les œstrogènes produisent aussi des cellules adipeuses

Les œstrogènes ont leur revers : à dose trop élevée, ils favorisent le cancer du sein. Les Chinoises sont beaucoup moins touchées par ce fléau féminin que les Américaines (à hauteur de 80 %), ce qui s'explique par le fait que les ovaires ne sont pas les seuls producteurs d'œstrogènes. Les cellules graisseuses en font également partie. Les cellules adipeuses chez une femme (et leur degré de saturation) sont proportionnelles au taux d'œstrogènes contenu dans le sang. Vous trouverez à partir de la page 140 des indications vous permettant de perdre ces graisses dangereuses.

Le cortisol, une hormone tueuse

Le cortisol est la cause de la mort subite des saumons après le frai. La forte production de cortisol après la période du frai détruit le système immunitaire de cette espèce, et tous les saumons meurent en l'espace de 14 jours.

En général, le cortisol, qui est la principale hormone du stress, est indispensable à la survie. Si un danger est en vue, les capsules surrénales libèrent une certaine quantité de cortisol pour nous préparer à la lutte ou bien à la retraite. Lorsque nous tombons malades ou que nous nous blessons, la production de cortisol augmente pour permettre au corps de lutter contre l'infection.

Le cortisol détruit les protéines

Le stress laisse libre cours au cortisol dont le taux augmente continuellement. Cette hormone du stress se met alors à grignoter les protéines et les détruit. Elle affaiblit le système immunitaire et nous met dans la situation caractéristique du virus que l'on attrape juste la semaine précédant un examen important.

En outre, le cortisol bloque la réflexion. Il altère des pans entiers de notre cerveau, et cela est visible au microscope ! Les individus qui produisent du cortisol pendant une période prolongée font courir un risque de destruction aux cellules de leur cerveau. De nombreux chefs d'entreprise ou personnes soumises à d'importantes responsabilités sont exposés à ce risque. Comment évacuer le stress ? C'est ce que vous découvrirez à partir de la page 164.

Mon conseil

Produisez vos hormones vous-même !

DHEA, MÉLATONINE, hormone de croissance, testostérone : voilà de quoi constituer un cocktail de jouvence fort coûteux ! Tant que nous ne connaîtrons pas précisément les effets secondaires possibles de ces traitements, il est préférable de vous charger vous-même de votre production hormonale. Trois ingrédients sont nécessaires à cela : l'activité physique, l'alimentation et la réflexion.
Les chapitres suivants regorgent d'astuces.

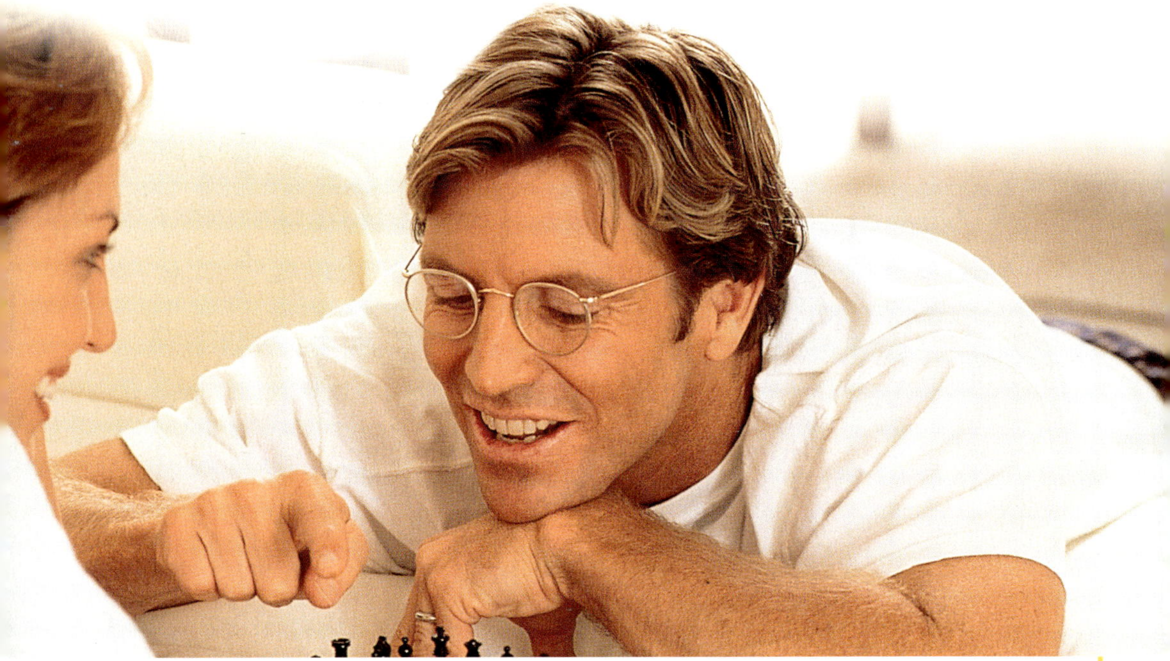

Cinquante mille cellules cérébrales meurent chaque jour, mais heureusement, nos réserves peuvent nous faire tenir 550 ans! Les cellules nerveuses doivent cependant être stimulées. L'absence d'entraînement et les carences en substances vitales font vieillir l'esprit.

Les adultes ont dans la tête de vastes réseaux d'informations

Le cerveau d'un nourrisson pèse 500 g et celui d'un adulte 1 500 g. Pourtant, les cellules cérébrales ne se multiplient pas. Elles ne se divisent pas non plus. Elles ne peuvent que dépérir. Cela n'empêche pas le cerveau d'un adulte de peser trois fois plus lourd que celui d'un bébé. L'explication est la suivante : le cerveau adulte contient 1 kg de dendrites (ramifications des cellules nerveuses), sans lesquelles nous serions incapables de résoudre une équation, d'avoir le sens de la répartie et de formuler une phrase. L'observation d'une cellule au microscope ne révèle rien, mais si l'on verse dessus une goutte de noradrénaline, de toutes petites brindilles s'échappent alors des cellules cérébrales. C'est à l'aide de ces brindilles que la cellule cherche à établir un contact avec sa voisine afin d'échanger des informations. C'est ainsi que se constitue au fil des ans un véritable réseau de données qui s'étend jusque dans les parties les plus reculées de notre cerveau. Cette expansion ne s'arrête jamais, à moins que l'on ne laisse le cerveau mourir de faim. Des chercheurs californiens ont maintenu des rats dans un environnement fait d'excitations et les ont alimentés de « stimuli ». Les rongeurs développèrent alors des turbo-cerveaux, ce qui prouve qu'une stimulation permanente augmente le taux de noradrénaline, et que sous l'influence des hormones positives du stress, toujours plus de connexions se créent à l'intérieur du cerveau.

L'aventure est le pilier de l'intelligence

Chez les enfants, le réseau de neurones est d'une densité impressionnante : ils posent des questions pertinentes et donnent souvent des réponses très intelligentes. Leur capacité d'imagination est importante lorsqu'elle est sollicitée. Les expériences et les aventures en tout genre constituent effectivement la base de leurs réseaux nerveux qui s'étendent indéfiniment. Un livre lu à haute voix, un instrument que l'on apprend, un zoo que l'on visite, tout cela participe chez l'enfant à l'expansion de ses réseaux de neurones, mais dès que la routine et la paresse prennent le pas, les connexions nerveuses s'étiolent.

Gardez l'esprit jeune !

Aussitôt que la télévision remplace les livres, la vie sociale et les voyages, le cerveau vieillit d'autant. Nous perdons la mémoire, devenons taciturnes et indolents. Ce processus d'expansion des connexions peut aussi bien se développer indéfiniment jusqu'à l'âge de 120 ans que s'inverser radicalement. Les dendrites continuent en effet de se créer, même à un âge avancé, si nous entretenons notre cerveau. Les chercheurs et psychologues ont également fait le constat que les personnes très investies dans une vie sociale et intellectuelle sont rarement dépressives ou atteintes de la maladie d'Alzheimer. Les flux de communication entre les cellules sont fonction du nombre de petites brindilles qui s'en échappent. Plus il y en a et plus nous développons notre intelligence. Les individus dotés d'une grande mémoire, capables d'enregistrer des séries de chiffres compliqués sont pourvus d'un réseau de neurones particulièrement étendu. Les pages suivantes vous permettront de tester le potentiel de votre cerveau.

➤ **INFO**

Le cerveau : une usine miracle

CENT MILLIARDS de neurones œuvrent dans notre tête. Question complexité et activité, elles valent largement tous les ordinateurs du monde ! Les quatre segments du cerveau se répartissent les tâches suivantes :

♦ **Le télencéphale :** Il s'occupe du suivi des informations que les organes des sens lui envoient. Il enregistre les souvenirs et les fait ressurgir dans le cadre des réflexions et projets.

♦ **Le diencéphale :** l'**hypothalamus** contrôle le système neurovégétatif, régule la dilatation et le rétrécissement des vaisseaux sanguins, les mouvements intestinaux, le rythme cardiaque et la respiration. L'**hypophyse** émet des hormones et fait en sorte que le corps prépare le cocktail hormonal adapté à chaque situation. Lorsque nous sommes amoureux, il ordonne aux reins d'envoyer plus d'adrénaline. Le **thalamus**, porte ouverte sur le cerveau, traite les informations qui arrivent, et les transforme en sensations (voir, entendre, sentir et pressentir).

♦ **Le cervelet :** Nous devons au cervelet le fait de ne pas avoir à réfléchir pour connaître l'endroit où se trouve le frein. Il coordonne tous les mouvements musculaires.

♦ **Le cortex cérébral :** Cette partie du cerveau assure notre survie. Elle gère les instincts et les réflexes comme celui d'avaler lorsque nous mangeons, de fermer les yeux quand nous sommes fatigués et de respirer en dormant.

QUEL EST L'ÂGE DE VOTRE CERVEAU ?

Vous avez envie de vous creuser un peu les méninges? alors vous pourrez tester ci-dessous vos cellules grises pour voir dans quel état elles sont, et, le cas échéant, les entraîner.

➤ 1. Construction de mots

Imprégnez-vous du mot ORGANISATION puis cachez-le. Ensuite représentez-vous le dans votre esprit et construisez de nouveaux mots :

A/avec les 3e 4e, 5e et 9e lettres

B/avec les 3e, 2e, 8e, 6e, et 12e lettres

C/avec les 9e, 2e, 4e, 6e et 5e lettres

D/avec les 2e, 4e, 9e, 11e et 5e lettres

➤ 2. Logique

Le mot entre parenthèses est construit selon une règle fixe. Laquelle? Trouvez les mots manquants.

PARCOURS (OURSON) ONGULÉ

APAISEMENT ( ) ALPHABET

DÉBRANCHER ( ) IRRÉPROCHABLE

PEUPLEMENT ( ) HÉBERGER

➤ 3. Association

Trouvez les lettres qui manquent pour construire des mots existants

DIAM
FLAM
ÉLÉPH
CROISS
→ ANT

VR
F
B
QU
→ . . .

B
M
C
F
→ . . .

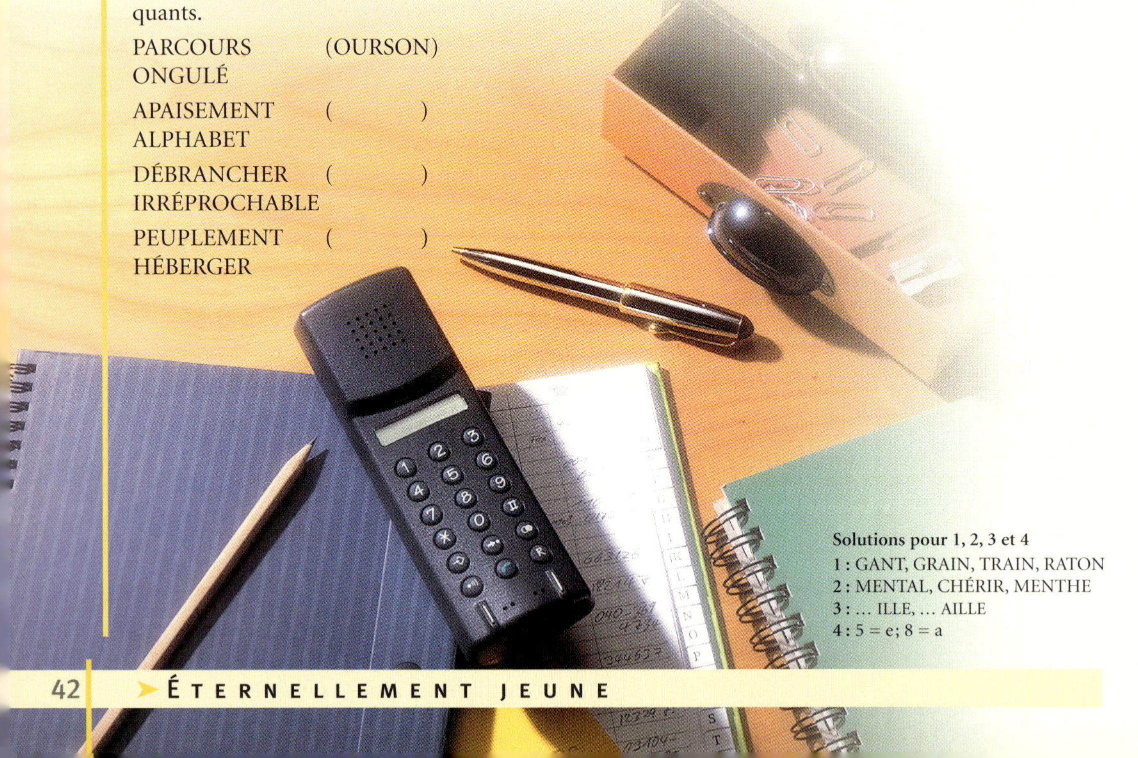

Solutions pour 1, 2, 3 et 4
1 : GANT, GRAIN, TRAIN, RATON
2 : MENTAL, CHÉRIR, MENTHE
3 : ... ILLE, ... AILLE
4 : 5 = e; 8 = a

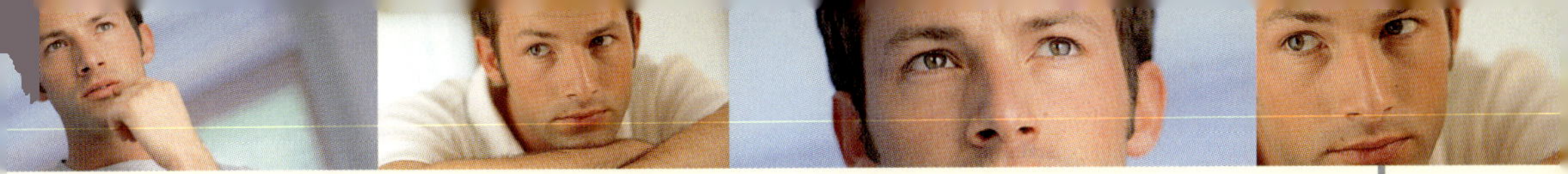

Les exercices de concentration et de mémoire préservent la jeunesse de notre cerveau.

➤ 4. Lecture concentrée

Dans cette phrase de Saint-Exupéry, certaines lettres ont été remplacées par des chiffres. Pouvez-vous la déchiffrer?

L5s pr5mi5rs r5mous d5 l'or8g5 loint8in 8tt8qu8i5nt l'8vion. Douc5m5nt soul5vé5s, l5s m8ss5s mét8lliqu5s p5s8ient contr5 l8 ch8ir mêm5 du r8dio, puis s5mbl8i5nt s'év8nouir, s5 fondr5, 5t d8ns l8 nuit, p5nd8nt qu5lqu5s s5cond5s, il flott8 s5ul. 8lors il s5 cr8mponn8 d5s d5ux m8ins 8ux long5rons d5 f5r.

➤ 5. Attention

Imprégnez-vous des syllabes suivantes pendant 10 secondes :

BIL, KOR, ZAM, VES,
puis cachez-les avec la main.

Maintenant, comptez mentalement en commençant à 51 et en retirant 3 à chaque fois, jusqu'à ce que vous arriviez à zéro. Retrouvez ensuite parmi les syllabes ci-dessous, celles que vous venez d'apprendre et entourez-les :

TUK, KOR, TIB, LIB, VES, SEC, MAS, RIK, BIL, HOR, ZAM, TID, POR

➤ 6. Moyen mnemotechnique

Écrivez dix mots composés sur une feuille de papier (par exemple : safari-photo, belle-mère, rince-bouteilles, lave-vaisselle…).
Apprenez ces binômes par cœur, pendant 5 minutes, dans l'ordre où vous les avez écrits. La plupart des individus n'arrivent à se souvenir que de 5 à 7 d'entre eux. Faites le test avec vos amis. Mais vous, vous allez y parvenir. Pourquoi? grâce à un truc : construisez une histoire autour de ces mots…
« Je pars en safari-photo avec ma belle-mère, qui a une tête de rince-bouteilles sortant du lave-vaisselle… »

➤ 7. Pour se souvenir des chiffres

Souhaitez-vous parvenir à mémoriser facilement un numéro de téléphone ou un code secret? Rien de plus simple, en attribuant à chaque chiffre l'un des symboles ci-dessous indiqués. Le cerveau est effectivement beaucoup plus apte à mémoriser les images que les chiffres. Agencez les images dans votre tête de sorte qu'elles racontent une histoire.

Exemple : le code secret de votre carte bleue est 5162 et l'histoire qui lui correspond se déroule de la manière suivante : hier, j'ai serré la main d'un guichetier de la banque. Il m'a offert une bougie que j'ai portée à l'éléphant dans son zoo. Puis sur le chemin du retour, j'ai aperçu un cygne.

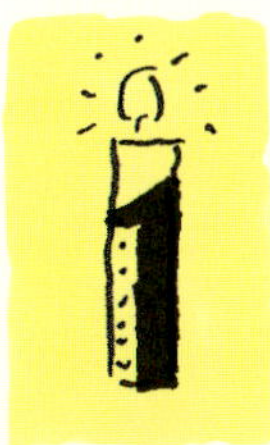

1 Bougie

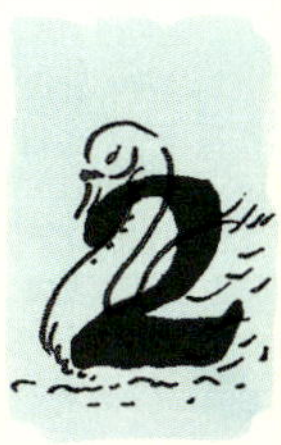

2 Cygne

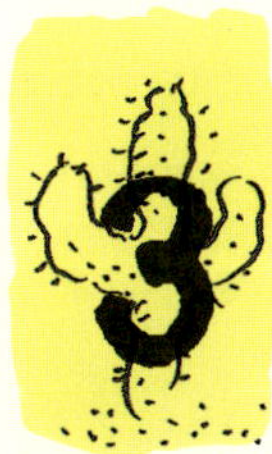

3 Cactus

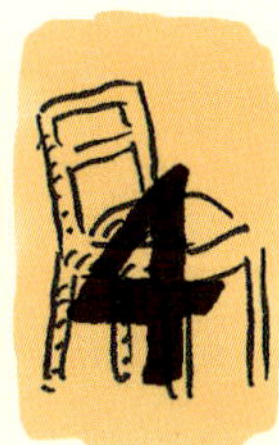

4 Chaise

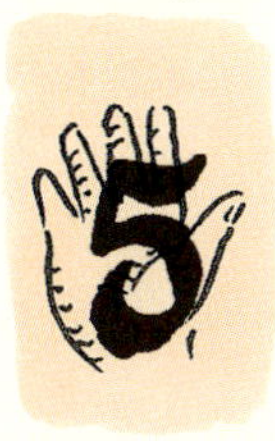

5 Main

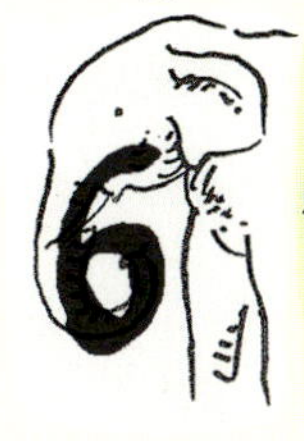

6 Éléphant

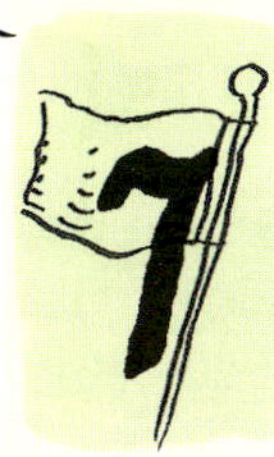

7 Drapeau

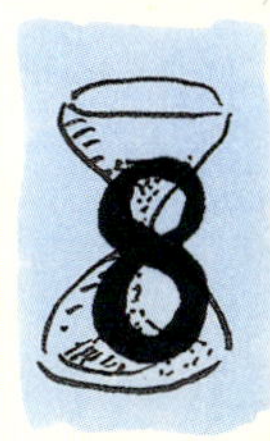

8 Sablier

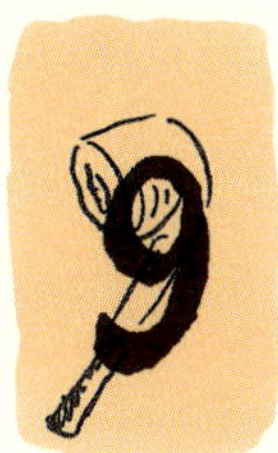

9 Pipe

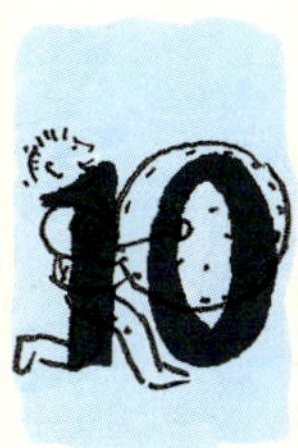

10 Tambour

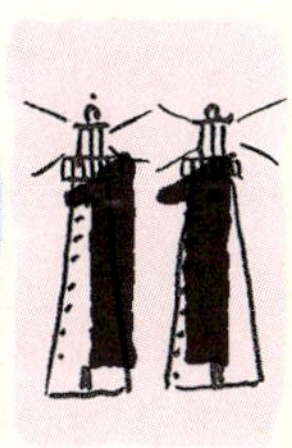

11 Phares

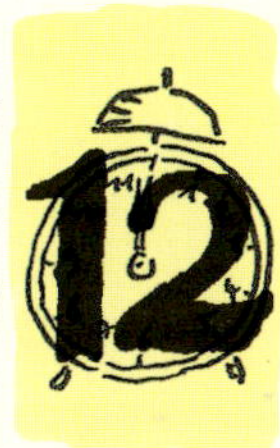

12 Heure

Embauchez plus de messagers !

Dans notre réseau nerveux, il ne se passe rien en soi. La pensée a besoin de messagers pour envoyer ses signaux. L'information doit passer d'une cellule à l'autre et il nous faut, pour cela, des « messagers » cérébraux ayant pour mission de transporter nos réflexions d'un neurone à un autre en traversant les ponts que sont les synapses. On appelle ces messagers des neurotransmetteurs. Nous en connaissons 200. Chaque modification de leur nombre peut s'exprimer sous une forme pathologique : perturbation, oubli, contrainte, agression et dépression. Ceux qui nous intéressent ici sont les neurotransmetteurs de la jeunesse, de la créativité et du bonheur : l'acétylcholine, la noradrénaline, la sérotonine et la dopamine.

➤ INFO

Les protéines : alimentation du cerveau

NOTRE CERVEAU vit d'un apport suffisant en acides aminés destinés à donner naissance à des messagers permettant de connecter les neurones entre eux. Les acides aminés les plus favorables à l'activité cérébrale sont la méthionine, la phénylalanine, la tyrosine, la lysine et le tryptophane. On les trouve dans le poisson, la viande, la volaille, le lait, les produits laitiers, le fromage, le soja et les légumes secs. Référez-vous à la page 101 pour tout savoir sur les protéines.

➤ INFO

Les messagers

LES NEUROTRANSMETTEURS sont les messagers chimiques qui conduisent les informations arrivant des dendrites (ramifications nerveuses) pour aller à la cellule nerveuse suivante, en passant par un pont que l'on appelle synapse.

Le sucre suffit-il au cerveau ?

Le sucre nous vient immédiatement à l'esprit lorsque nous pensons à la manière d'alimenter notre mémoire et nos neurones. Notre cerveau a effectivement besoin de glucose pour transmettre les influx énergétiques. Mais pour la multiplication des neurotransmetteurs destinés à élargir le réseau, afin de laisser libre cours à la pensée au bien-être et à l'intelligence, le cerveau doit être nourri en vitamines, minéraux et surtout en acides aminés et protéines.

Les protéines de notre alimentation sont composées de 20 acides aminés différents et parmi ceux-ci, 8 sont dits essentiels. Or notre corps est inapte à les produire (référez-vous au tableau de la page 102).

L'acétylcholine freine la perte de mémoire

Le plus connu des messagers est l'acétylcholine. Il est indispensable à l'apprentissage et à la mémoire. Il accentue la prise de conscience et il est considéré comme le neurotransmetteur de la raison. Une carence s'exprime souvent par le fait de chercher constamment ses clés, d'être incapable de mémoriser les noms et d'oublier numéros de téléphone et rendez-vous. Les faiblesses de mémorisation sont caractéristiques d'une carence en acétylcholine.

Nos capacités d'apprentissage, de mémorisation, de logique et de rapidité de décision dépendent du taux d'acétylcholine de notre cerveau. Si certaines régions cérébrales n'en contiennent pas suffisamment, nous souffrons de la maladie d'Alzheimer. Les études le prouvent : un apport de choline (précurseur de l'acétylcholine) peut freiner l'évolution de cette maladie dépistée à son premier stade. C'est pourquoi les spécialistes s'intéressent de près à cette substance vitale qu'est la choline.
Une personne saine peut également profiter de ces découvertes. Lorsque nous sollicitons notre cerveau, que nous nous évadons du quotidien par la littérature, la culture ou le voyage, et que notre alimentation est adaptée, nous contribuons à augmenter notre taux de choline. Cette substance se trouve surtout dans les œufs, le soja, le chou-fleur, le foie et les noix. Elle développe la concentration et le potentiel de l'influx nerveux.

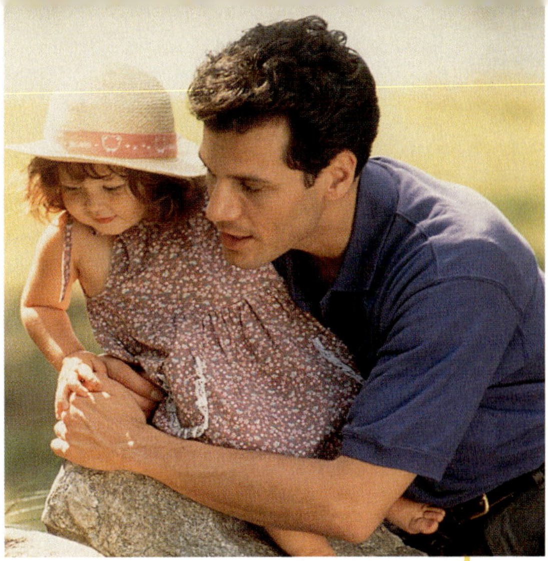

Les stimulations sont excellentes pour la production d'acétylcholine présidant largement à notre potentiel cérébral. Plus les enfants sont stimulés, plus ils développent leur intelligence.

Mon conseil

Entraîner son cerveau

ACCORDEZ à votre cerveau 10 à 20 minutes quotidiennes de jogging : apprenez quelques lignes d'un quotidien par cœur, dites des mots longs à l'envers, faites des devinettes et des multiplications sans calculette. L'entraînement physique est également très bon pour la tête. Tous les sports destinés à faire travailler les muscles et l'endurance freinent le vieillissement de vos neurones. La marche, la danse, le vélo sont adaptés à la perfection.

La noradrénaline active la réflexion

Les deux hormones du stress que sont la noradrénaline et l'adrénaline influencent positivement nos neurones. L'adrénaline nous permet de réagir face aux dangers.
Les capsules surrénales émettent de l'adrénaline lorsque nous sommes dans des situations de stress, de lutte ou de fuite. Dans les cas d'urgence, grâce à l'adrénaline nous sommes en possession de tous nos moyens, mais elle induit un soupçon de pessimisme. La noradrénaline est un précurseur de l'adrénaline. C'est un messager positif ayant des effets excitants sur le cerveau.
Notre réseau cérébral peut prendre une ampleur incomparable si notre taux de noradrénaline est suffisant. Cette hormone, également appelée hormone de l'euphorie, permet de faire surgir des pensées et de préserver notre optimisme. Elle développe notre énergie intellectuelle. La noradrénaline accélère le rythme cardiaque et nous rend plus vigilants. Elle nous permet d'accomplir des tâches difficiles, tout en préservant notre légèreté.

Sérotonine rime avec joie de vivre

Si les molécules de sérotonine sont nombreuses à s'ébattre dans nos synapses, nous sommes très joyeux, et en cas de carence, nous souffrons de dépression, d'insomnie, de fringales et d'agressivité, voire de douleurs chroniques. Les chercheurs ont découvert d'énormes carences en sérotonine chez des dépressifs décédés.
Vous avez déjà sans doute connu vous-même des situations de manque en sérotonine. Vous êtes assis au bureau énervé et abattu et vous êtes pris d'une envie subite de chocolat. Cédez alors sans état d'âme à votre besoin du moment, car les sucreries augmentent le taux de sérotonine. Il serait évidemment préférable de manger une banane qui en contient aussi beaucoup. Vous pouvez également faire une balade ou bien du sport. La lumière et l'activité stimulent bien la production de cette hormone du bonheur.

Dopamine et imagination font bon ménage

La messagère cérébrale qu'est la dopamine promène les doigts du pianiste sur son instrument, coordonne les mouvements gracieux de la danseuse et fait naître les idées de l'artiste. Celui qui, complètement investi dans son travail et presque dans un état de transe, met en place un réseau de réflexions pour faire surgir des idées incroyables, n'a pas à se plaindre de son niveau de dopamine!
Il vous est certainement déjà arrivé de griffonner des dessins sur votre sous-main alors que vous étiez en pleine réflexion. Eh bien, la dopamine était au bout de votre stylo!
Cette substance, vous pouvez la produire vous-même: n'attendez plus qu'une idée, une inspiration ou bien une solution survienne. Mettez-vous plutôt face au clavier, dansez, dessinez ou bien courez et vous verrez, ça viendra tout seul! La page 52 et suivantes vous donneront des informations complémentaires.

➤ **INFO**

Toujours plus...

LES ACIDES AMINÉS ci-dessous indiqués sont contenus dans tous les aliments riches en protéines comme le poisson, la volaille, la viande, les légumes secs, les noix, le soja, le lait, le fromage et les autres produits laitiers. Ils existent également sous forme de compléments alimentaires chez votre pharmacien.

♦ **La glutamine :** possède les propriétés d'un neurotransmetteur. Elle favorise l'éveil du cerveau, nous aide à apprendre et à nous souvenir.

♦ **La glycine :** cet acide aminé possède l'action d'un neurotransmetteur et nous apaise.

♦ **La taurine :** le lait maternel en contient beaucoup. Elle est nécessaire au développement du cerveau et renforce les nerfs.

♦ **La carnitine :** protège nos très fragiles neurones de la pensée. En éprouvette, elle est capable de réparer des cellules endommagées par la maladie d'Alzheimer.

♦ **La cystéine :** est l'un des composants de la gluthation, l'arme la plus efficace de notre organisme contre les radicaux libres. Ceux-ci ont malheureusement la faculté de détruire les structures nerveuses délicates de notre cerveau et apparaissent surtout lorsque nous sommes soumis au stress.

Les muscles préservent la jeunesse

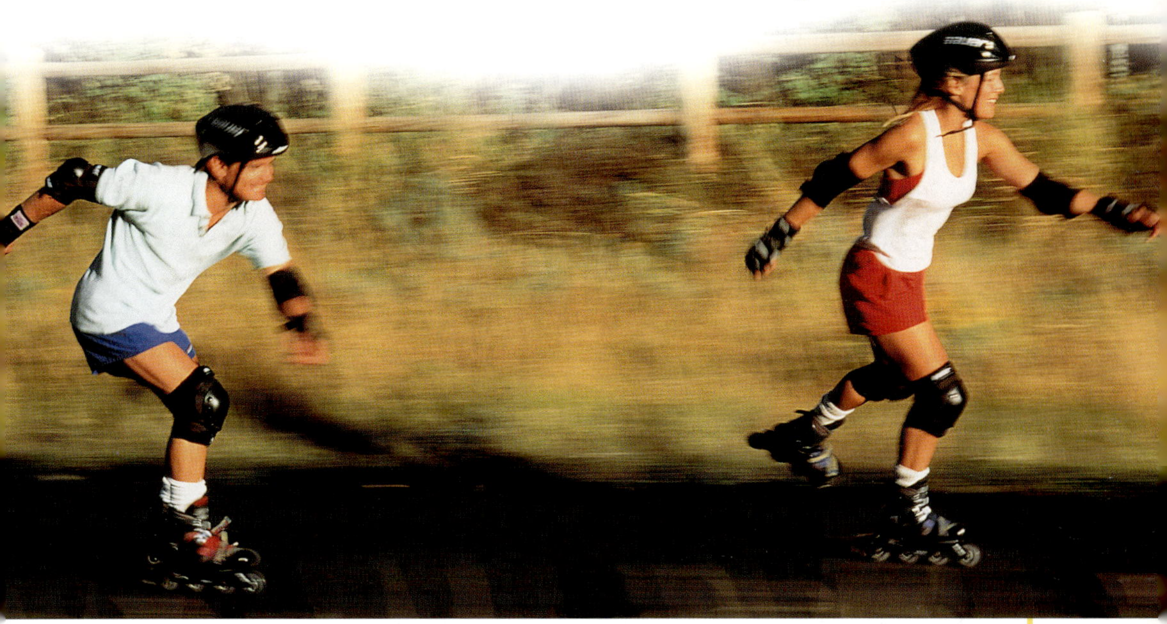

Faites remonter le temps à votre organisme et protégez vos muscles avec une armure contre le vieillissement ! Les spécialistes l'ont déjà prouvé : les muscles se développent à tous les âges… si on les sollicite.

Il faut se muscler !

Le sport réduit considérablement les risques de mort prématurée. Le Cooper Institute for Aerobics Research a mené une étude auprès de 10 000 hommes. Il en a résulté que le groupe des sujets ne pratiquant pas d'activités physiques était trois fois plus touché par les risques de mortalité précoce.

Combien de temps faut-il s'entraîner pour avoir une durée de vie raisonnable ? 15 minutes de jogging de temps à autre ne suffisent pas. En revanche, les coureurs de marathon qui parcourent 120 km par semaine affaiblissent leur système immunitaire et perdent plus rapidement la mémoire. Un entraînement à « 1 500 calories » garantit une espérance de vie plus importante : c'est que prétendent les chercheurs.

➤ **Info**

L'entraînement à 1 500 calories prolonge notre vie

Cela correspond par semaine à :

- 1 heure de ski de fond ou
- 1 heure de football ou
- 2 heures de jogging ou
- 2 heures de natation ou
- 3 heures de badminton ou
- 3 heures de tennis ou
- 4 heures de tennis de table ou
- 4 heures de danse ou
- 4,5 heures de marche rapide ou
- 5,5 heures de golf ou
- 9 heures de vélo à petite vitesse

Il nous faut dépenser un minimum de 1 500 calories et un maximum de 3 000 calories par semaine pendant l'entraînement. Une perte de plus de 3 500 calories par semaine tend à réduire l'espérance de vie.

Sans activité, pas de muscle

Il y a fort longtemps, l'homme chassait le mammouth et arrachait des racines. Il devait s'activer s'il ne voulait pas mourir de faim. Aujourd'hui, il se contente des quelques pas qui l'emmènent du congélateur au four micro-ondes. Notre activité est réduite de 2/3 comparée à celle que nous pratiquions il y a seulement cent ans. Chacun de nos muscles a besoin de 300 sollicitations quotidiennes pour pouvoir se développer, et d'un minimum de 200 s'il veut rester en forme. Le corps entier est dépendant des muscles. L'Institut du Métabolisme de Cologne a mené une expérience auprès de 9 médecins du sport auxquels on a demandé de rester couchés au lit pendant 9 jours. Leurs organes ont perdu 21 % de leur capacité, et leur cœur 10 % : tout cela en l'espace de 9 jours !

La chaise est une béquille

Nous restons assis des décennies entières. Pourtant, ce n'est pas à cette fin que l'être humain a été créé. Nous sommes enfin parvenus au bout de plusieurs millions d'années à nous mettre debout, à lever la tête, redresser les hanches et tendre les genoux pour pouvoir parcourir le monde, complètement redressés. Or, depuis 150 ans, la position assise sur la chaise oblige notre corps à former deux angles qui ne lui sont pas naturels. Elle immobilise le squelette et les muscles, réduit la respiration, empêche les pieds d'avoir un appui solide sur le sol. Les muscles du dos et des jambes se ramollissent, le bassin perd en stabilité et les disques vertébraux sont moins bien alimentés. La musculature s'atrophie; nous avons donc moins de force et sommes toujours contraints de nous asseoir de nouveau. La chaise est devenue une véritable béquille. Les hémorroïdes font partie des effets secondaires, de même que les mauvaises inclinaisons de la colonne vertébrale, les maux de tête, les tensions et les perspectives de hernie discale.

La musculature, une machine à remonter le temps

La position assise atrophie les 500 muscles de notre corps. La graisse prend alors le pas. Elle s'amasse kilo après kilo dans notre corps, nous privant de mobilité et réduisant nos capacités de réflexion. Chaque gramme de muscle en moins ramollit la peau, fragi-

Mon conseil

Assis et actif à la fois

CHANGEZ de chaise de temps à autre. Utilisez un ballon de gymnastique et des sièges orthopédiques. Le pupitre en hauteur est actuellement en vogue. Essayez-le. Restez debout pendant de courts moments. Vous verrez, ces instants se prolongeront d'eux-mêmes. Faites des pauses et quittez votre table de travail. La marche favorise la réflexion.

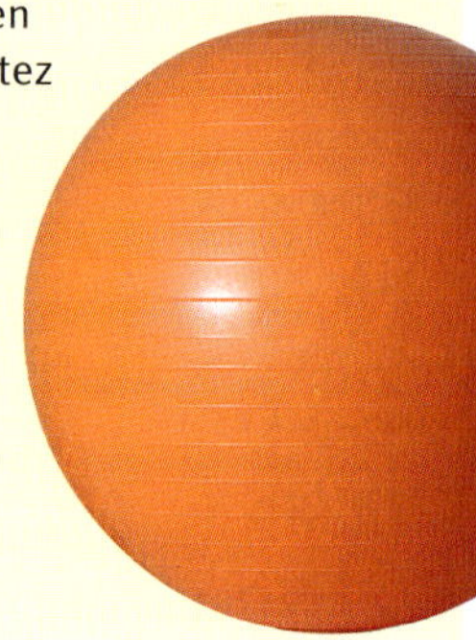

➤ INFO

Vos muscles vous protègent

LA PRATIQUE RÉGULIÈRE du sport fait chuter le risque :

- **de cancer de l'intestin** de 17 %,
- **de cancer du sein** de 37 à 72 %,
- **d'infarctus et d'attaque cérébrale** de 40 à 60 %,
- **d'hypertension artérielle** de 50 %.

lise les os, affaiblit le système immunitaire et ralentit notre esprit.
Mettons-y un frein ! Fabriquez-vous une armure de muscle contre le vieillissement. En outre, le muscle est le seul de nos organes capable de nous faire remonter le temps. Si vous prenez le taureau par les cornes dès maintenant, vous pourrez gagner plusieurs années. Il n'est jamais trop tard pour bien faire !

Les muscles se développent encore à 70 ans
On peut faire travailler les muscles, même à un âge avancé. C'est ce qu'a démontré le professeur allemand Dirk Pette. D'après lui, la réduction de la masse musculaire est essentiellement liée au manque d'activité physique, à la surcharge pondérale et aux problèmes articulaires, mais absolument pas au muscle lui-même. Il a donc sollicité les muscles de rats en ayant recours à l'électricité. La masse musculaire s'est alors développée, aussi bien chez les rongeurs âgés que chez les plus jeunes. Ceci prouve bien qu'un octogénaire peut gagner en masse musculaire s'il s'entraîne. Autrefois, l'on prétendait que le muscle s'affaiblissait parce que les radicaux libres toujours plus nombreux détruisaient les chaudières cellulaires que sont les mitochondries. Or, nous savons aujourd'hui que l'entraînement physique participe à la production des mitochondries qui fournissent de l'énergie, et cela même chez les personnes très âgées. L'énergie est donc synonyme de jeunesse.

➤ **INFO**

Ce que nous devons à nos muscles

♦ **Une allure jeune** : un corps bien musclé est un corps jeune.
♦ **Une silhouette mince** : chaque gramme de muscle supplémentaire brûle nos graisses.
♦ **Une solide ossature** : une bonne musculature protège les os de l'usure, des faux mouvements, des douleurs articulaires, des problèmes de dos, et préserve de l'ostéoporose. Chaque contraction musculaire permet d'envoyer du calcium dans les os.
♦ **Des défenses au garde-à-vous** : les muscles en activité stimulent le système immunitaire, détruisant ainsi bactéries, virus et cellules cancéreuses.
♦ **Des poumons résistants** : les cellules sont mieux alimentées en oxygène, constituant un excellent dopage du corps et de l'esprit.
♦ **Un sang épuré** : le travail musculaire réduit les graisses et le taux de cholestérol. Le sang circule mieux et coagule moins vite.
♦ **Un cœur solide** : le pouls ralentit et le rythme cardiaque se fait plus tranquille.
♦ **Des capacités à leur maximum** : nos capacités physiques et intellectuelles sont pleinement exploitées, et cela jusqu'à 70 ans.

Le cœur : notre muscle n° 1

Combien de temps peut tenir une pompe qui doit envoyer quotidiennement 11 000 litres dans des pipelines de 240 000 km de long ? Un maximum de 120 ans. Il s'agit, en réalité, de notre cœur. Cet organe de 300 g, gros comme le poing, bat trois milliards de fois en 80 petites années. Il pompe le sang des grandes artères pour les envoyer dans les plus petits capillaires, depuis la racine de nos cheveux jusque dans nos orteils. Nous pouvons lui faciliter la tâche.

L'activité physique ralentit le pouls

Faites du sport. Vous épargnerez ainsi votre cœur qui n'aura plus besoin de battre 80 fois par minutes pour entretenir les fonctions vitales. Au repos, un cœur entraîné bat à un rythme de 60 battements par minute, et l'on se sent très bien dans sa peau !
Si l'on réduit son activité de 25 %, il pourra battre 20 années supplémentaires, à condition

que vous preniez soin des pipelines. Un cœur est à l'image de ses artères et vaisseaux. S'ils sont encrassés et durcis, ils prédisposent à l'infarctus. Mais tout ceci peut être évité en arrêtant de fumer, en réduisant l'hypertension par le sport et en absorbant suffisamment de vitamine C, E, B6, B12 et d'acide folique. Pour en savoir plus, consultez notre ouvrage page 112.

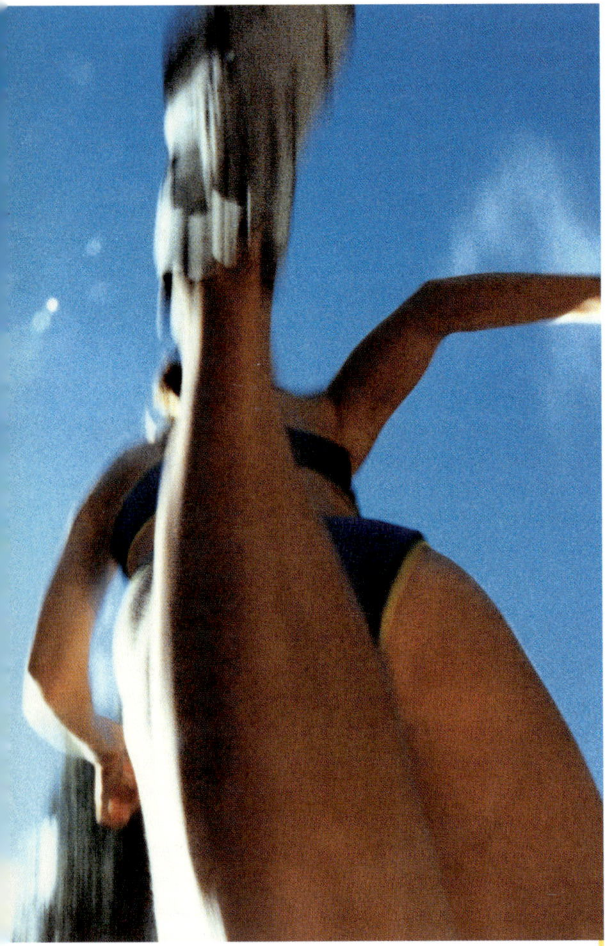

L'exercice physique vous permet d'avoir des muscles fermes toute votre vie, même si vous commencez l'entraînement à un âge avancé.

Le muscle est un réservoir d'énergie

Les graisses se consument. Oui, mais pas n'importe où. Ni les os, ni le cerveau, pas plus les ongles ni les artères ne sont capables de remplir cette fonction. La combustion des graisses s'opère dans un seul et unique organe : le muscle.

Dans les ouvrages de sport, on lit souvent que les muscles brûlent les graisses ou bout de 30 minutes d'exercice, mais pas avant. Ceci est faux. Lorsque vous vous entraînez régulièrement et sans excès, les muscles commencent à absorber les graisses dès la première seconde. Mais il faut savoir que plus l'effort est intense, moins les graisses sont consumées. Prenons l'exemple d'un escalier. Si vous montez une marche par seconde, vous brûlez alors 80 % de graisse et 20 % de sucre. Si vous montez deux marches par seconde, la proportion s'inverse et vous brûlez au maximum 20 % de graisse. Si vous escaladez une colline à vélo, vos muscles vont s'alimenter en sucre, et il faut un certain temps avant qu'ils n'aillent se servir dans le réservoir de graisse de vos hanches.

Les enzymes lipogéniques

Comme nous l'avons déjà vu, le mot d'ordre en médecine est « utilise-le ou bien perds-le ». Les muscles d'un alpiniste brûlent des graisses, les muscles de l'agriculteur en montagne brûlent des graisses, sinon celui-ci ne pourrait pas travailler onze heures par jour dans les champs. En revanche, les muscles du travailleur intellectuel brûlent du sucre. Ils se fraient ainsi le plus court chemin vers l'énergie. Cela s'explique par le fait que le travailleur intellectuel n'a pas eu recours à ses enzymes lipogéniques pendant 10, 15 ou même 20 ans. Cela fait effectivement bien longtemps qu'il n'a pas travaillé physiquement onze heures par jour.

Dehors, si vous ne payez pas votre loyer! ordonne le corps en éliminant les enzymes lipogéniques (substances biologiques détrui-

➤ Conseil

Calculez votre consommation de calories

1. Calculez d'abord votre **métabolisme de base.** Il s'agit de mesurer la quantité de calories dont votre corps a besoin pour maintenir toutes les fonctions vitales lorsqu'il est au repos.

Hommes
Poids x 21,6 = _____ kcal
Femmes
Poids x 19,2 = _____ kcal

Exemple : femme, 54 kg,
54 x 19,2 = 1037 kcal

2. Multipliez maintenant votre métabolisme de base par votre quotient d'activité :

Plutôt paresseux
Vous manquez d'activité physique. Vous restez le plus souvent assis au bureau et en voiture. Votre devise : surtout pas de sport!
Métabolisme de base x 1,4 = _____ kcal

Plutôt agile
Même face à votre ordinateur, vous êtes du genre à courir dans tous les sens.
Métabolisme de base x 1,7 = _____ kcal

Hyperactif
Vous travaillez beaucoup physiquement (manuel, maçon, femme de ménage...) et faites du sport activement 4 fois par semaine.
Métabolisme de base x 2,0 = _____ kcal

Votre consommation quotidienne en calories dépend de votre métabolisme de base et de votre quotient d'activité. Contentez-vous d'absorber uniquement la quantité de calories dont votre corps a besoin pour parvenir à les brûler toutes. Le reste se transforme en dépôt graisseux.

sant les graisses), parce que les enzymes des hydrates de carbone travaillent. Le travailleur intellectuel ne dispose plus que de 10 % d'enzymes lipogéniques, tout juste assez pour le lait dans le café du matin...
Le différentiel entre la somme des calories absorbées avec la nourriture et la quantité réelle dont le corps a besoin, se réfugie sur nos hanches et nos fesses.

Modifions notre chimie organique
Encore une bonne nouvelle! Nous pouvons faire en sorte de modifier notre chimie organique pour favoriser la combustion des graisses au fil de la journée, pendant la nuit et au bureau. Rien de plus simple! Il suffit de quelques exercices aérobies, d'un entraînement musculaire léger, sans contrainte, et avec le sourire, et un pouls lent en prime, comme décrits à la page 78 de l'ouvrage. Votre corps aura alors besoin d'enzymes lipogéniques qu'il pourra produire.

Activez le plus de muscles possible

Comment convaincre vos muscles de se mettre à brûler des graisses? Vous pouvez faire des tractions; 3 à 4 heures par muscle, ça vaudrait le coup. Le plus efficace est le ski de fond, car vous mettez alors en branle 90 % de votre musculature. Mais soyons honnêtes : le temps s'y prête malheureusement très rarement! Le vélo active 35 % de vos muscles. La natation est encore meilleure pour la santé, mais elle ne permet d'avoir recours qu'à 15 % seulement de vos muscles.

La solution est très simple
Faites du jogging. En l'espace de 4 semaines, vous transformerez 70 % de votre musculature en une véritable usine à combustion. Le chapitre suivant est une excellente introduction à cette pratique.

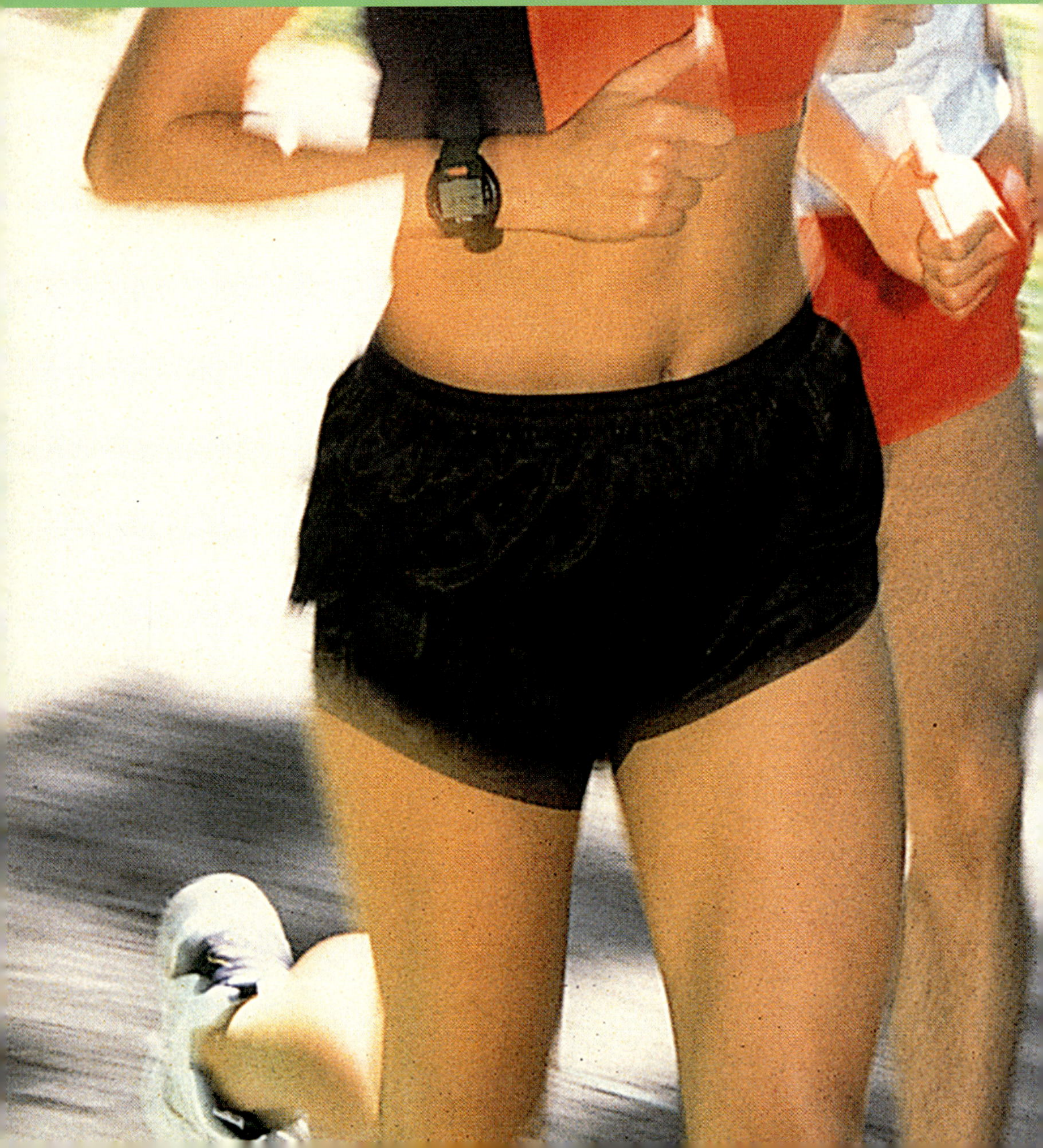

Faites du jogging pour *rester jeune !*

Les pieds foulent la rosée du matin, et les muscles engourdis par la nuit, se réchauffent. L'oxygène circule dans nos 70 milliards de cellules. Les pas se succèdent, chassant la brume de notre esprit, faisant de l'ordre dans notre tête et laissant libre cours à nos pensées. Notre ventre libère alors une petite dose de cocaïne qui insuffle à notre corps une énorme bouffée de joie. Le jogging peut effectivement procurer des sentiments extrêmement agréables.

Le jogging est un remède miracle

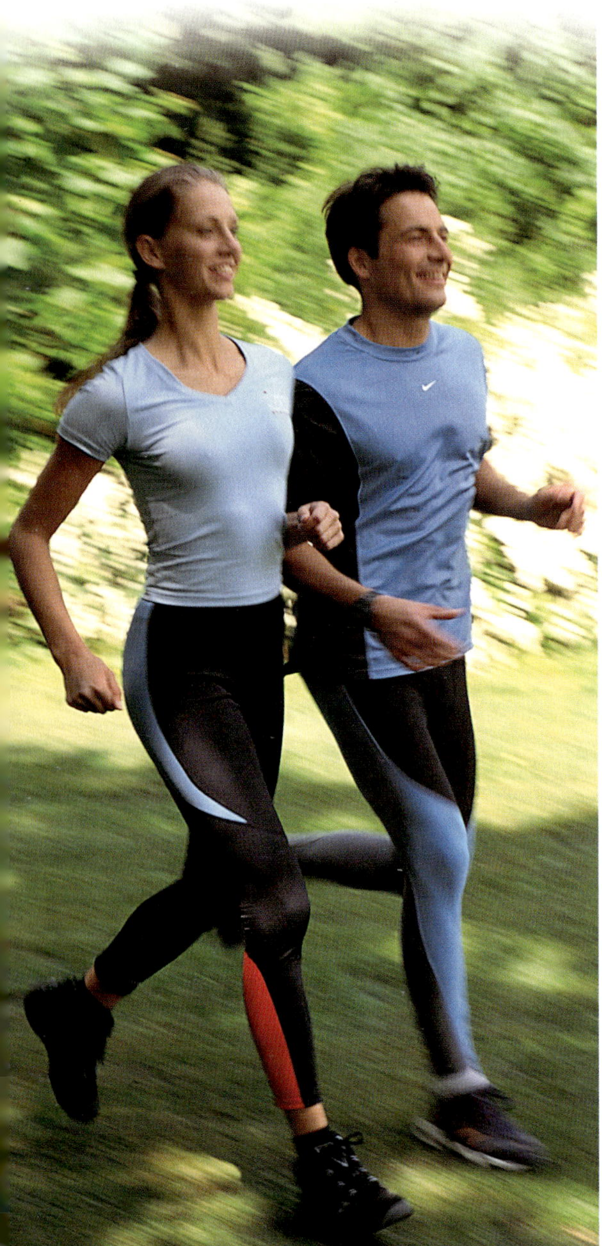

Le jogging est un remède miracle que nous serions nombreux à payer une fortune si nous pouvions nous en procurer en pharmacie.

Une qualité de vie très économique

Quel serait votre vœu le plus cher ? Manger ce que vous voulez tout en gardant la ligne ? Déborder soudainement de créativité ? Avoir l'esprit clair ? Être plein de vitalité ? Vous sentir équilibré ? Disposer subitement de plus de temps ? Être plein de joie et accompagné quotidiennement par la chance ? Avoir un bilan sanguin qui apporte entière satisfaction à votre médecin ? Proposer des idées qui remportent l'adhésion de votre patron et de vos collaborateurs ? Vivre un automne et un hiver successifs sans le moindre rhume ? La possibilité d'arrêter vos médicaments pour la tension ? Eh bien, la réalisation de tous ces souhaits est à portée de votre main, et ne nécessite pas plus de 30 minutes par jour ! Courez à un rythme régulier. Lancez-vous sans plus tarder, car il n'est jamais trop tard, même à 70 ans !

Le jogging fait gagner du temps et de la matière grise

Des années durant, on s'abreuve d'ouvrages de management pour apprendre à gagner quelques minutes par jour. Tout d'un coup, la solution idéale vient à nous. Finie la chasse aux bonnes idées, car elles surgissent d'elles-mêmes. Ne restons pas davantage assis devant notre bureau à sécher sur un problème, en mordillant notre crayon. Notre prochain jogging nous apportera la solution. Oui, vous avez compris : cela signifie que courir ne fait pas perdre de temps, mais en fait beaucoup gagner au contraire.

Les vertus de l'oxygène

La fontaine de jouvence à portée de tous s'appelle l'oxygène. Chacune de nos 70 milliards de cellules est tendue vers sa prochaine bouffée, et particulièrement celles de notre cerveau.

Si l'apport est retardé ne serait-ce que de 8 secondes, nous nous écroulons sur le sol sans connaissance. L'oxygène alimente le muscle du cœur, brûle les calories, et nous fait perdre du poids lorsqu'il arrive en quantité très importante. L'oxygène est le secret de notre tonus et de notre énergie vitale. C'est la raison pour laquelle nous appelons « capacité vitale » la quantité d'air que nous inspirons. Le jogging transforme nos poumons en soufflet à condition de n'être pas essoufflé. Il suffit de courir lentement en respectant les explications de la page 78, et cela avec un pouls apte à brûler les graisses dans le cas de surplus d'oxygénation.

➤ **INFO**

Le jargon des coureurs

◆ **Aérobie** signifie que l'on est en surplus d'oxygène. On court alors sans effort et le muscle reçoit suffisamment d'oxygène pour brûler les graisses.
◆ **Anaérobie** signifie que l'on fournit de gros efforts ; l'oxygène s'échappe alors du muscle et pour gagner en énergie, celui-ci doit brûler des glucides.
◆ **Important :** seule la course à pied en aérobie, c'est-à-dire avec de l'oxygène en quantité suffisante, permet de bénéficier de tous les effets positifs sur le corps et l'esprit, décrits dans cet ouvrage.

De plus : nous pouvons absorber jusqu'à 5 litres d'air dans les poumons avec une seule inspiration. Lorsque nous regardons la télévision, nous consommons 1/4 de litre d'oxygène et quand nous courons, 8 fois plus.

L'oxygène libère l'hormone de la créativité
Un jogging le matin avant d'aller travailler peut vous permettre de résoudre les problèmes de la veille en quelques minutes, de même que de planifier et de penser la journée qui se prépare. La course à pied à un rythme lent est excellente pour l'hémisphère droit du cerveau, notre partie créative. Pourquoi ? Parce qu'elle irrigue le cerveau avec cent fois plus d'oxygène. Elle double la capacité de réflexion et libère de la corticotropine ou ACTH, considérée comme étant l'hormone de la créativité. Celle-ci réduit la tension artérielle, détend le corps, éclaircit et aiguise l'esprit. Cette substance est à notre connaissance la seule à pouvoir détruire les dépôts graisseux situés entre les cellules cérébrales. Le flux gagne ainsi en fluidité et la pensée en clarté. L'ACTH ouvre la porte à notre créativité tout au long de la journée. Ses effets sont perceptibles plusieurs heures encore après l'exercice.

Le cerveau a besoin de sucre et d'air

Lorsque vous courez lentement, vos muscles se mettent à brûler les graisses et s'arrangent pour laisser un surplus de sucre au cerveau qui en a effectivement besoin pour fonctionner. Quand les muscles du travailleur intellectuel brûlent du glucose parce que le corps ne s'est pas activé depuis un moment, le taux de sucre dans le sang chute, et la production d'hormones du stress augmente. Le cerveau réagit de manière très sensible : on se sent fatigué, agité et dans l'incapacité de se concentrer. Dès lors que vous avez préparé votre organisme à la combustion des graisses (au bout de trois mois de course à pied), le niveau de sucre dans le sang reste constant. Vous pouvez vous concentrer longtemps sans avoir besoin de glucose.

Le jogging, un remède contre les étourdissements

Les comprimés qui améliorent l'irrigation du cerveau en oxygène comptent parmi les médicaments les plus vendus dans le monde. Les plus efficaces d'entre eux apportent 5 % d'oxygène en plus au cerveau. Pour les indi-

Mon conseil

Faites du jogging!

LORSQUE VOUS VOUS ACTIVEZ au bon rythme, le cerveau augmente de 100 % son absorption d'oxygène, ce que vous percevez à votre meilleure humeur.

vidus aux artères encrassées souffrant de fatigue perpétuelle et d'étourdissements, ces médicaments sont une véritable bénédiction. Une autre méthode miracle est apparue sur le marché : il s'agit de la thérapie d'oxygénation de Manfred von Ardenne. Les patients inspirent un mélange d'air composé d'une importante teneur en oxygène. L'inventeur prétend que le cerveau reçoit ainsi 25 % d'oxygène en plus.

Une saisissante métamorphose

À l'intérieur de nos cellules, que ce soit celles des muscles, du foie ou du cerveau, de minuscules chaudières, les mitochondries, fabriquent de l'énergie. C'est de là que sont issues notre force et nos capacités d'énergie. Si les mitochondries sont en quantité insuffisante, notre vitalité est considérablement altérée, et nous ne pouvons répondre aux flots de sollicitations qui nous assaillent uniquement par de petits efforts successifs. Il en résulte comme une sorte de goulot d'étranglement, que le jogging a pourtant la capacité d'élargir. Les mitochondries consomment de l'oxygène, et lorsque l'apport en oxygène est important, le corps est en situation de produire plus de chaudières. Le nombre des mitochondries peut être démultiplié si l'on pratique régulièrement un jogging ultra-light (voir page 78sq.). Notre deux-chevaux se transforme alors en quelques mois en une superbe douze-chevaux. Le cœur devient plus résistant, le cerveau travaille plus rapidement et le foie fait sa vidange six fois plus vite. Nous sommes soudain capables d'accomplir des tâches avec une énergie inconnue jusque-là.

Le jogging est le seul régime valable

Connaissez-vous des régimes alimentaires qui fonctionnent? Moi pas. Pour perdre du poids, il nous faudrait procéder comme le chevreuil. Il ne se prive pas, mais il brûle des graisses. Or, seuls les muscles sont aptes à la combustion des graisses et uniquement s'ils sont en situation aérobie (oxygène en quantité suffisante). C'est seulement à ce moment que nous pouvons consumer nos dépôts graisseux à 100 %.

➤ INFO

Courir coupe l'appétit

NOUS SAVONS DEPUIS PEU qu'après un jogging, notre appétit est considérablement diminué. Le fait de courir libère en effet de la cholécystoquinine, un enzyme qui signale au cerveau : « Je suis rassasié! ».

Au bout de 3 mois de jogging, vous pourrez mangez ce qui vous plait

Lorsque vous commencez à vous mettre au jogging, vous perdez 0,1 malheureux gramme de graisse en une demi-heure. Au bout de 4 semaines, vos muscles en brûlent 5 g, c'est-à-dire 50 fois plus.
Lorsque vous achevez votre 12e semaine d'entraînement, ils en consument 25 g (ce qui correspond à 225 calories de graisse pure). La course à pied modifie progressive-

ment votre chimie organique. Au bout de trois mois, vous pouvez vous alimenter comme bon vous semble, car il ne vous est plus possible de grossir. L'entraînement augmente considérablement la production organique d'enzymes destructeurs de graisse. La masse musculaire se développe et la graisse fond. Le nombre de chaudières se démultiplie. Les points d'accroche des cellules graisseuses se multiplient. Les enzymes y jettent l'ancre et les vident.

On maigrit en dormant

La course à pied fait augmenter le métabolisme de base de 25 %, et cela est valable toute la journée. Lorsque vous rangez vos chaussures de tennis dans un coin et que vous vous allongez dans le hamac, ou que vous vous assoupissez, votre corps poursuit sa combustion de graisse. Lorsque vous courez pour le plaisir, vous pouvez perdre jusqu'à 10 g par heure. Sachant que nous absorbons en moyenne 142 g de graisse par jour, nous aurions seulement besoin de 14,2 heures de sommeil quotidien pour les voir disparaître complètement. Il vous suffit simplement de relancer la machine tous les jours.

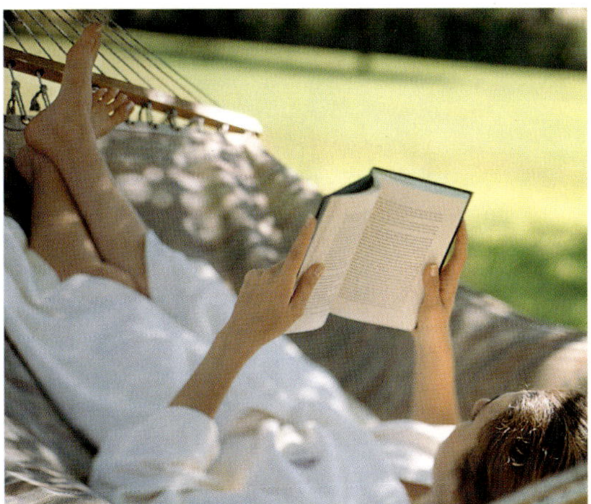

La pratique du jogging permet de maigrir pendant le sommeil ou bien tout simplement en position allongée.

Le jogging éveille l'intelligence physique

Pas besoin de se questionner sur son alimentation, quand on pratique la course à pied. L'irrigation du corps en oxygène est alors dix fois supérieure, et au bout de quelques semaines d'entraînement, nous développons une sorte d'instinct : l'intelligence physique (somatique). Celle-ci se charge de l'organisation alimentaire, exactement de la même manière que le petit enfant sait parfaitement lorsqu'il a suffisamment mangé : il avale sans rechigner les premières cuillerées que maman lui met dans le bec, puis lui recrache au visage celle qui est en trop !

➤ **INFO**

Cela fonctionne ainsi

LA COURSE À PIED est l'occasion pour notre corps de produire des enzymes destructeurs de graisse. La proportion des enzymes glucidiques par rapport à celle des enzymes lipogéniques est de 10 pour un dans un corps inactif, de 5 pour 5 en moyenne dans un corps entraîné, et de 2 pour 8 dans un corps de sportif. Les travailleurs intellectuels dont les muscles sont assoupis pendant des années, ne consument pratiquement plus que des glucides. Or, nous en avons 500 malheureux grammes dans le corps. La course à pied modifie le système de fabrication des enzymes de chaque cellule musculaire.

Les joggers se mettent automatiquement à manger convenablement

L'appétit du jogger se modifie inévitablement. On se met à consommer plus de glucides et de protéines et moins de graisses; plus de fruits et légumes et moins de viande. Il est donc plus malin de faire du jogging que de compulser des ouvrages de cuisine. Ceci correspond d'ailleurs à l'un des points du bouddhisme zen : « Si tu veux quelque chose d'important, ne vise pas le noir, mais à côté du noir ». Autrement dit : ne te préoccupe pas de nourriture; cours et tu sauras d'instinct te nourrir convenablement.

Le jogging renforce le cœur et les muscles

La course à pied renforce et développe le cœur. Celui-ci bat normalement 100 000 fois par jour. Il travaille également la nuit. Or, nous pouvons lui faciliter la tâche. Le jogging ralentit le pouls (de 75 il passe à 55), ce qui signifie que le cœur économise 30 000 battements par jour et donc 10 millions par an. Notre rythme cardiaque est alors plus lent et il prolonge d'autant notre espérance de vie.

Une bonne manière de créer d'autres vaisseaux

Lorsque nous activons nos muscles, nous pouvons alimenter quatre fois plus de vaisseaux sanguins. On parle alors d'un muscle bien vascularisé et endurant. L'apport en nutriments et oxygène est encore plus important lorsque les vaisseaux sont en nombre. Lorsque certains d'entre eux sont « entartrés », d'autres émergent pour assurer la circulation sanguine.

Il est donc possible de traiter l'artériosclérose et de prévenir le risque d'infarctus par un entraînement à la course à pied.

➤ INFO

Le jogging est bon pour la circulation sanguine

FAITES CALCULER votre taux de graisse dans le sang une première fois avant de commencer le jogging et une deuxième fois un mois plus tard. À la lecture des résultats, je parie que votre médecin se convertira à la course à pied. Car :

- **Le jogging fait baisser le taux de cholestérol.**

Aucun médicament, ni aucun régime au monde ne peuvent parvenir à faire baisser le cholestérol de manière aussi évidente que le jogging. Les triglycérides (graisses) chutent, et le bon cholestérol (HDL) augmente. L'hypertension baisse et le sang circule mieux. Le jogging est le moyen idéal de protéger le cœur.

- **Le jogging fait baisser le taux d'acide urique.**

La course à pied préserve de la goutte parce que l'acide urique ne peut plus se cristalliser.

- **Le jogging lutte contre le diabète**

Il fait chuter le taux d'insuline dans le sang. L'insuline est l'hormone qui produit du sucre dans les muscles et de la graisse sur les hanches. En outre, elle emmagasine du sel dans l'organisme, retenant ainsi l'eau dans les tissus et donnant un aspect bouffi. Lorsque son taux est élevé, elle sollicite les cellules pendant des années, et les rend résistantes aux hormones. À terme, elle détruit les nerfs et les petits vaisseaux. La réduction du niveau d'insuline permet donc de lutter contre le diabète.

- **Le jogging est un bon moyen de lutter contre l'ostéoporose**

Chaque pas supplémentaire renforce les os et favorise l'absorption du calcium. Notre ossature est donc moins exposée à l'usure et à la perte progressive de sels minéraux.

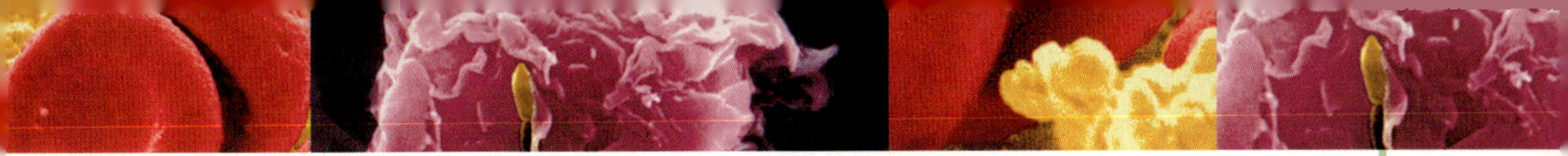

Le jogging « déstresse »

Lorsque l'homme préhistorique se trouvait confronté au tigre, sa peur épouvantable déclenchait une montée d'adrénaline brutale. L'hormone du stress s'évanouissait pendant les trois kilomètres de course à pied qui lui permettaient d'échapper au fauve. Aujourd'hui, il nous est plus difficile de partir faire un jogging à chaque fois que nous nous énervons, mais il nous faudrait cependant pouvoir le faire au moins une fois par jour. L'adrénaline agresse les parois internes de nos artères et les rend poreuses, les exposant ainsi aux graisses et à l'entartrage. Or, nous savons bien qu'à terme, nous risquons l'artériosclérose et l'infarctus.

Le jogging renforce nos défenses immunitaires

Aucun traitement n'est aussi bénéfique à nos défenses que l'activité physique aérobie. En 30 minutes, elle permet d'augmenter de 31 % le nombre des cellules aptes à détruire les graisses. Ces cellules deviennent plus agressives et peuvent lutter beaucoup plus efficacement contre les bactéries et les virus ainsi que contre les cellules cancéreuses.

On peut même échapper au cancer en courant

Chacun d'entre nous subit tous les jours quatre fois l'équivalent du cancer, car quatre fois par jour les cellules organiques s'entartrent. Un système immunitaire sain reconnaît les cellules cancéreuses et les détruit. C'est ce que confirme Klaus Haetzl, l'homme qui a échappé au cancer de l'intestin. Porte-parole de la presse du sénat de Berlin, celui-ci était sérieusement atteint par le cancer en 1980, et pourtant il courait encore au marathon de 1998. S'il n'avait pas maintenu sa course à un rythme régulier et lent, il ne s'en serait jamais sorti. Car aussitôt que l'on court trop vite, le corps fonctionne en anaérobie, c'est-à-dire avec une insuffisance en oxygène, ce qui détériore le système immunitaire, le bouclier de protection contre le cancer. Si l'on avance toujours plus vite en fournissant un effort maximum, le corps libère une succession de radicaux libres, molécules d'oxygène agressives venant détruire les cellules et affaiblir les défenses.

Le jogging améliore la qualité du sommeil

Les études le prouvent : les individus qui pratiquent la course à pied souffrent beaucoup moins d'insomnies que les autres. Tous ceux dont le sommeil est perturbé devraient absolument essayer de remplacer les somnifères par le jogging ultra-light. Mais soyez patient, car les résultats ne se font pas ressentir avant deux mois. À savoir : ne vous entraînez pas après 19 heures car le jogging libère les hormones de l'éveil.

Bien dans sa tête, bien dans son corps

Demandez à un jogger comment il se sent après l'effort. Il vous répondra « content », « sans état d'âme », « tout simplement bien dans ma peau ». La course à pied augmente la joie de vivre et dope en sensation de bien-être. Les femmes se sentent particulièrement détendues après l'effort, équilibrées, heureuses.

Le jogging accroît le plaisir

L'Américaine Laurence E. Morehouse, professeur de médecine sportive, disait clairement et

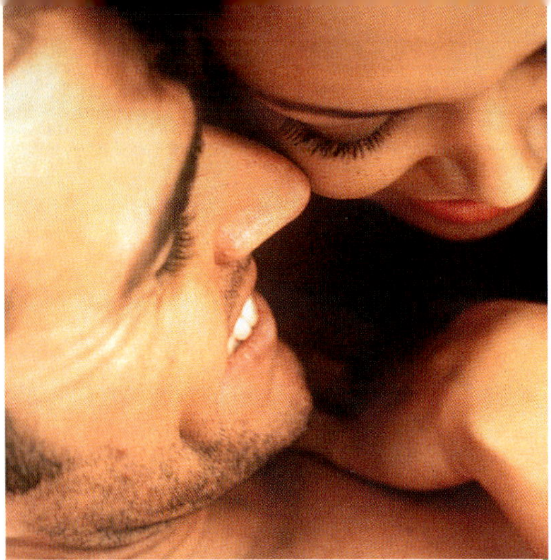

La course à pied stimule. Nous avons plus d'énergie à revendre et les effets se répercutent également sur notre vie sexuelle.

simplement : « L'un des effets immédiats du fitness s'exprime au lit. Pas seulement par la fréquence, mais aussi par la qualité. Les relations sexuelles sont aussi intenses que la réaction de l'organisme est positive ». D'autres études ont suivi. Les femmes ne laisseraient plus leur mari faire du jogging « sans surveillance » si elles connaissaient tous les résultats de ces études. Des chercheurs californiens ont demandé notamment à plus de cent personnes de 40 ans de courir tous les matins pendant 20 minutes. Les coureurs ont tous rapporté que la course à pied augmentait le plaisir sexuel et qu'ils en avaient même parfois deux fois plus.

La testostérone rend invincible

Cette intensité du plaisir est simple à expliquer. Elle est liée à l'augmentation de la testostérone dans le sang. Cette hormone est le turbocompresseur de l'être humain. L'hormone sexuelle mâle, dont les femmes sont également pourvues, préside au dynamisme intérieur, à la libido et à la capacité de réalisation. Elle donne de l'énergie et rend invincible. Mais attention : lorsque l'on s'est totalement dépensé, la testostérone a été consumée. Après une course de marathon, nous avons avant tout besoin de repos.

Courir rend heureux

Pourquoi les individus qui pratiquent le bodybuilding sont-ils dépendants de leurs séances quotidiennes? Au bout de quelques minutes de travail musculaire, ils se sentent frais et dispos, avides d'action et heureux de vivre. Pourquoi? Parce que les hormones s'expriment. Dès que le muscle est tendu, il produit de la testostérone et de l'hormone de croissance.

Quelle que soit l'hormone fabriquée par le muscle, il faut contrôler les mouvements. Pour développer la masse musculaire, il faut refaire 10 à 15 fois le même exercice puis faire une pause. On reprend ensuite 3 ou 5 séries de chaque mouvement.

La production de la testostérone

Entre les différentes séries, au bout de 10 ou 15 tensions musculaires, pensez à faire des pauses de 60 à 90 secondes, permettant au muscle de se reposer et de produire ensuite de la testostérone. Il s'agit d'un anabolisant (moyen de développer le muscle) qui nous rend frais, plein d'élan et d'énergie. C'est la raison pour laquelle l'entraînement musculaire stimule pendant plusieurs heures, et même le soir au lit.

La production de l'hormone de croissance

Si vous ne faites entre les séries d'exercices que de courtes pauses de 10 à 30 secondes, le muscle n'a pas eu le temps de se reposer. Votre force musculaire maximale décroît au fur et à mesure des séries de mouvements. Vous atteignez le stade de l'épuisement.

Le muscle se met alors à produire un autre anabolisant qui est l'hormone de croissance. C'est le stimulateur musculaire le plus puissant, et celui qui brûle le plus de graisse : le garant d'un corps jeune et d'une peau lisse.

Libérez votre propre réserve de cocaïne

Courir en aérobie libère dans l'organisme une drogue inhérente à notre corps : les endorphines, produites dans le cerveau et se déversant dans tout le système nerveux. Agissant en tant que neurotransmetteurs, les endorphines bondissent d'une cellule à une autre et servent de messagères à l'euphorie. La nature nous a dotés de cette substance afin de ne pas nous livrer pieds et poings liés à la douleur. Au moment de l'accouchement, le taux d'endorphines de la mère est à son maximum, ce qui permet à la parturiente de supporter, puis d'oublier la douleur. Si ce n'était pas le cas, plus aucune femme ne serait prête à mettre des enfants au monde. Les coureurs connaissent, eux aussi, ce déversement hormonal. Les endorphines envahissent toutes les parties du corps et l'on se sent proche de l'état amoureux. Lorsqu'on a ressenti cela une fois, on souhaiterait pouvoir renouveler sans cesse l'expérience. Notre réserve de cocaïne reste souvent close une vie entière, excepté lorsque nous pratiquons la course à pied. Il suffit d'alimenter notre corps en oxygène pendant un peu plus d'une demi-heure pour libérer cette réserve, et c'est le bonheur parfait !

Courir soigne les bleus à l'âme

Il nous est également possible de produire quotidiennement de la sérotonine, véritable messager du bonheur, puisqu'il s'agit du neurotransmetteur chargé de la bonne humeur. La sérotonine est l'antidépresseur par excellence. Nombreux sont les médicaments modernes prescrits pour le traitement des baisses de moral et qui élèvent le taux de sérotonine. Pourtant, nous ne sommes pas forcés d'avaler des pilules, car nous pouvons obtenir exactement le même effet en pratiquant le jogging. De multiples études démontrent que des personnes à tendance dépressive peuvent reprendre goût à la vie grâce à la course à pied. La sérotonine rend heureux et permet de prendre du recul par rapport aux contraintes du quotidien. Si vous courez le matin, vous avez la capacité de prendre un grand recul par rapport aux problèmes de la journée.

Des hormones encore et toujours

Avec l'augmentation de la vitesse, d'autres hormones sont libérées. Essayez donc si vous en avez envie ! Si vous accélérez le pas après le déversement de sérotonine procurant un fort sentiment de bonheur, vous libérez de l'ACTH, hormone de la clarté d'esprit. La vitesse supérieure vous permettra d'accéder à l'état de bien-être apporté par les endorphines.

Mon conseil

Une bande élastique fait aussi l'affaire

Vous n'avez pas forcément besoin d'instruments de musculation très élaborés. En fait, des haltères et des bandes élastiques (de différentes résistances) suffisent largement. Si vous souhaitez produire plus d'hormones, vous pouvez, après le jogging du matin et celui du soir, faire quelques minutes de musculation. Vous apprendrez les principaux mouvements en suivant des cours dans un centre de fitness ou bien auprès d'un professeur particulier.

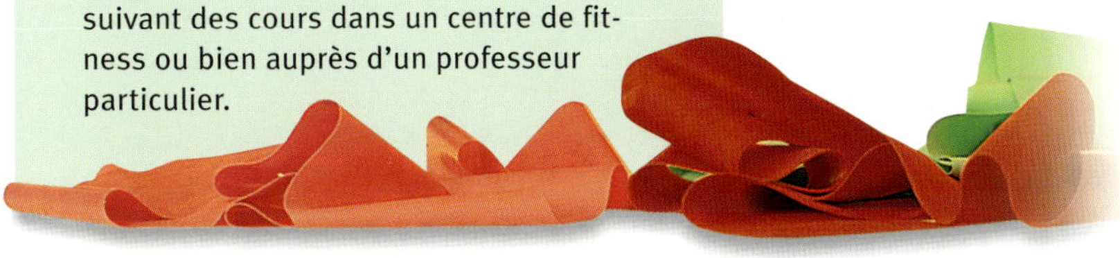

La course à pied est la meilleure des thérapies

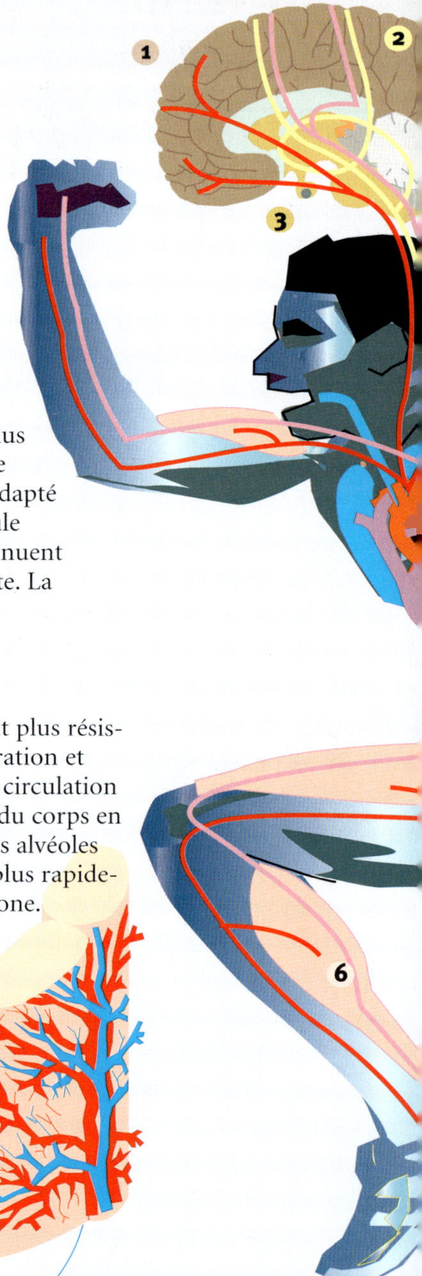

9 Cœur/Circulation sanguine

Le cœur devient plus résistant et plus apte à l'effort. Le pouls se calme. Le cœur peut prendre un repos plus adapté et vit plus longtemps. Le sang circule mieux. Les mauvaises graisses diminuent et le bon cholestérol HDL augmente. La tension artérielle se normalise.

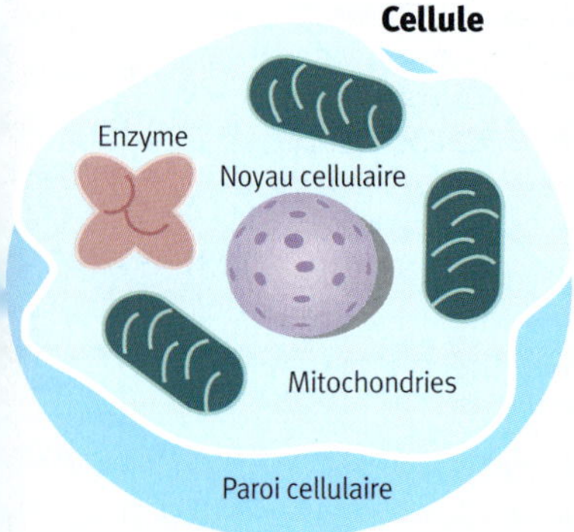

8 Les poumons

Les poumons deviennent plus résistants, améliorant l'inspiration et l'expiration, ainsi que la circulation du sang. L'alimentation du corps en oxygène est décuplée. Les alvéoles pulmonaires éliminent plus rapidement le dioxyde de carbone.

Les mitochondries

Les chaudières de nos cellules deviennent plus efficaces et elles se multiplient. Nous sommes plus aptes à l'effort et à la concentration.

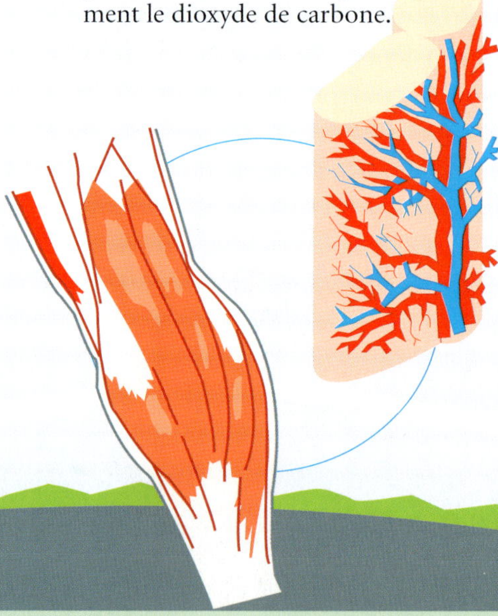

1 Le cerveau

Il est mieux irrigué et reçoit une double quantité d'oxygène. Notre machine à penser est plus éveillée et apte à la concentration et à l'effort.

2 Réseau nerveux

Le jogging maintient la jeunesse du cerveau, parce qu'il permet la production de nouveaux réseaux nerveux. Les connexions des cellules cérébrales augmentent, alors qu'en règle générale, elles ont tendance à diminuer en prenant de l'âge.

3 Les neurotransmetteurs

Le jogging améliore la mémoire, les capacités d'apprentissage et le niveau de créativité.

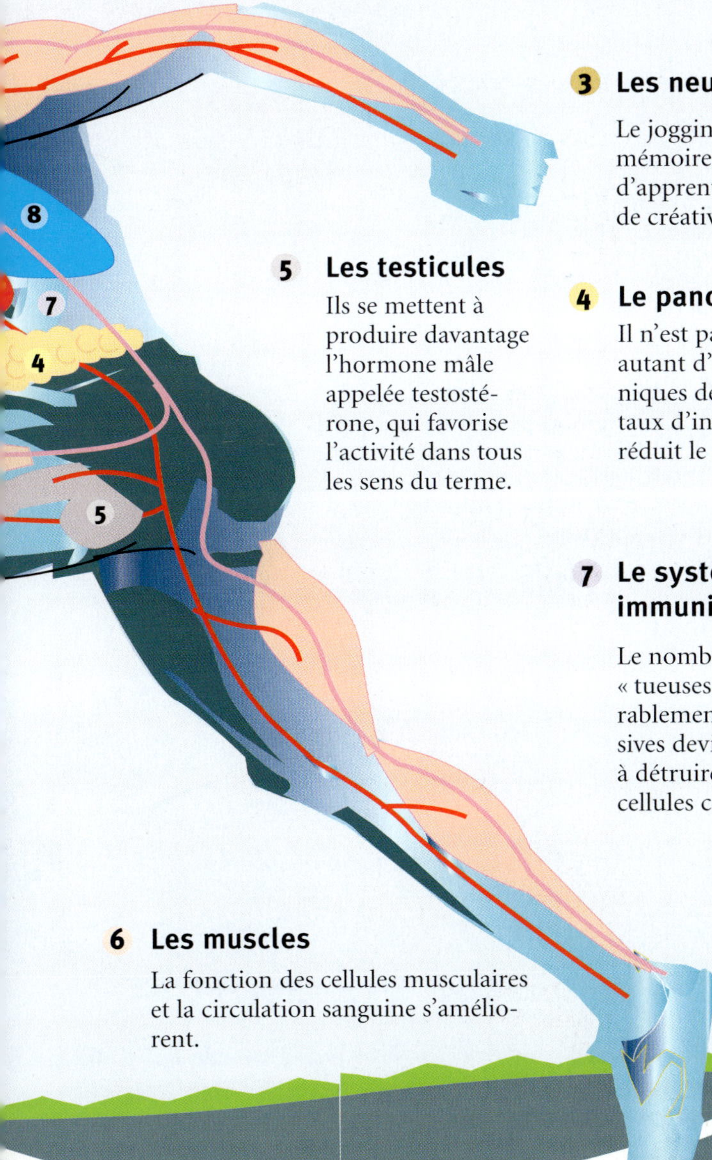

5 Les testicules

Ils se mettent à produire davantage l'hormone mâle appelée testostérone, qui favorise l'activité dans tous les sens du terme.

4 Le pancréas

Il n'est pas contraint de produire autant d'insuline. Les cellules organiques deviennent plus réceptives au taux d'insuline dans le sang. Cela réduit le risque de diabète.

7 Le système immunitaire

Le nombre des cellules « tueuses » augmente considérablement. Les cellules défensives deviennent bien plus aptes à détruire les bactéries, virus et cellules cancéreuses.

6 Les muscles

La fonction des cellules musculaires et la circulation sanguine s'améliorent.

TESTS *de condition physique*

Pour les débutants

➤ Avant de commencer

Avant de vous lancer dans la course à pied, faites le point sur vos capacités physiques afin d'évaluer votre résistance, votre tonicité, votre mobilité et vos capacités de coordination. Une excellente connaissance de sa condition physique permet d'effectuer un entraînement parfaitement adapté.

Même pour ceux qui ont déjà commencé le jogging, il n'est jamais mauvais de faire les tests de temps à autre. Cela vous permettra de mieux évaluer la progression de vos performances.

Votre condition physique

1. Souffrez-vous d'une malformation ou d'une maladie cardiaque?	Oui	Non
2. Avez-vous des problèmes articulaires : vos articulations sont-elles enflées ou bien souffrez-vous d'inflammation?	Oui	Non
3. Lorsque vous courez, avez-vous du mal à respirer ou bien ressentez-vous une brûlure ou un pincement dans la poitrine?	Oui	Non
4. Vous sentez-vous faible ou bien étourdi lorsque vous marchez rapidement?	Oui	Non
5. Ressentez-vous une grande fatigue?	Oui	Non
6. Avez-vous de la fièvre en ce moment?	Oui	Non

Si vous avez répondu oui à l'une de ces questions, ne faites pas le test suivant. Il est également préférable pour vous de ne pas courir, ni marcher rapidement tant que vous n'aurez pas consulté votre médecin.

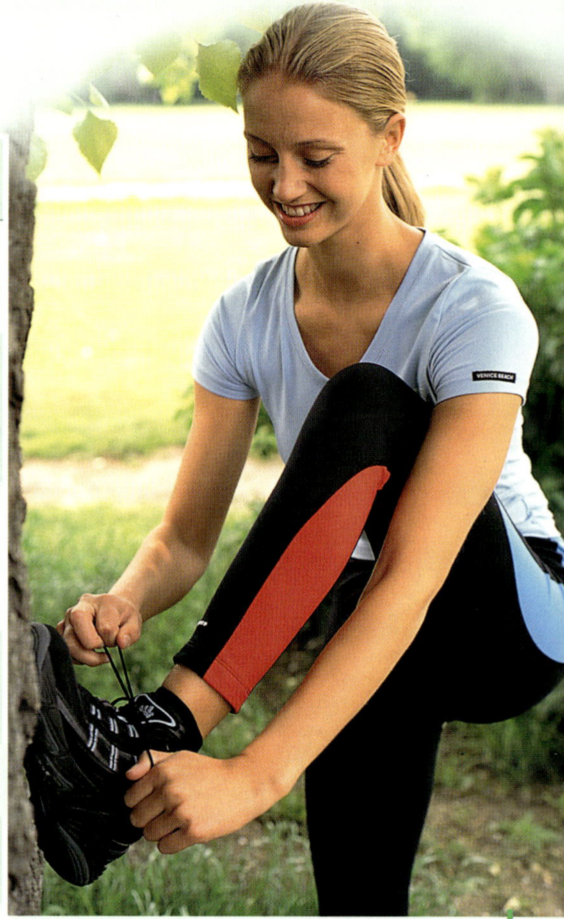

Si vous désirez vous mettre au jogging, commencez par faire les tests de forme indiqués ci-contre.

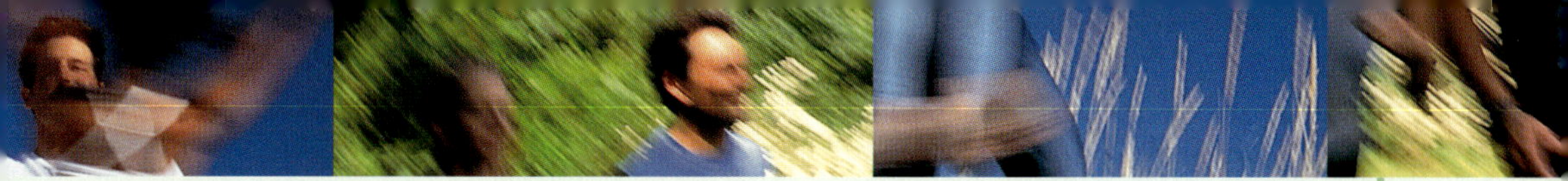

Ne perdez jamais votre pouls de vue ! Cette règle fondamentale n'est pas uniquement applicable au jogging.

➤ Prenez d'abord votre pouls

Votre pouls au repos

Vous vous devez de contrôler votre condition physique, aussi bien à l'occasion des tests de forme, que pendant l'entraînement. Le meilleur paramètre à prendre en compte est la fréquence cardiaque. Le plus simple est de prendre votre pouls, soit en utilisant un tensiomètre, soit en posant votre index et votre majeur sur votre cou ou bien sur la veine du poignet. Comptez pendant 10 secondes le nombre des battements et multipliez-le par 6. Vous obtenez ainsi le nombre de vos battements cardiaques par minute. Avant de commencer votre activité sportive, n'oubliez pas de prendre votre pouls.

Votre pouls au repos ______________

Votre pouls après l'effort

Prenez votre pouls après chaque exercice. Celui-ci est parfait lorsque vous pouvez encore le sentir légèrement sous la pression des doigts, lorsque vous transpirez un peu, que votre respiration est vive mais régulière et que vous vous sentez bien malgré l'effort. Si vous transpirez abondamment, si vous avez mal, si vous vous sentez faible et que vous souffrez de vertiges, cela signifie que vous avez trop forcé. Les sportifs ont une fréquence cardiaque de 200 battements par minute, mais si vous êtes débutant ou bien âgé, votre fréquence cardiaque ne devrait en aucun cas dépasser le nombre de battements indiqués dans le tableau ci-contre. Prenez en compte le fait que les valeurs indiquées ne sont que des références de base. Votre pouls peut évidemment se situer bien en dessous.

Votre pouls après l'effort

______

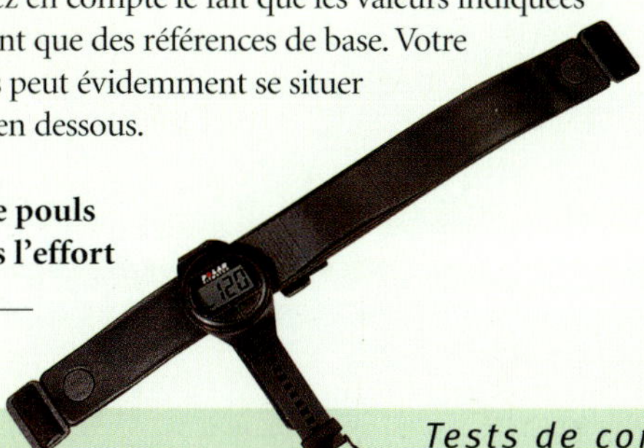

Votre pouls après l'effort

Le tableau ci-dessous sert d'indication très générale. Le plus sûr est évidemment de laisser le médecin vous prendre le pouls.

	Âge/maximum du pouls après l'effort				
Pouls au repos/min	**20–39**	**40–49**	**50–59**	**60–70**	**›70**
jusqu'à 50	140	135	130	125	120
50–59	140	135	130	125	120
60–69	145	140	135	130	125
70–79	145	140	135	130	125
80–89	145	140	135	130	125
90–100	150	145	140	135	130

➤ Vous pouvez y aller...

Passez une tenue confortable pour l'entraînement extérieur et n'oubliez pas de regarder l'heure (voir page 66). Pour les exercices à pratiquer à la maison, faites un peu de place et gardez à portée de main :

- une couverture ou un tapis de gymnastique
- une montre indiquant les secondes
- du papier, un crayon et une chaise

Répartition des points pour l'évaluation des tests :

Accordez-vous les points suivants après chaque exercice en fonction du schéma suivant :

- Très bien 4
- Bien, vous avez tenu 3
- Moyen 2
- Faible 1
- Très faible, vous n'avez pas tenu 0

Le test finnois de 2 km de marche à pied

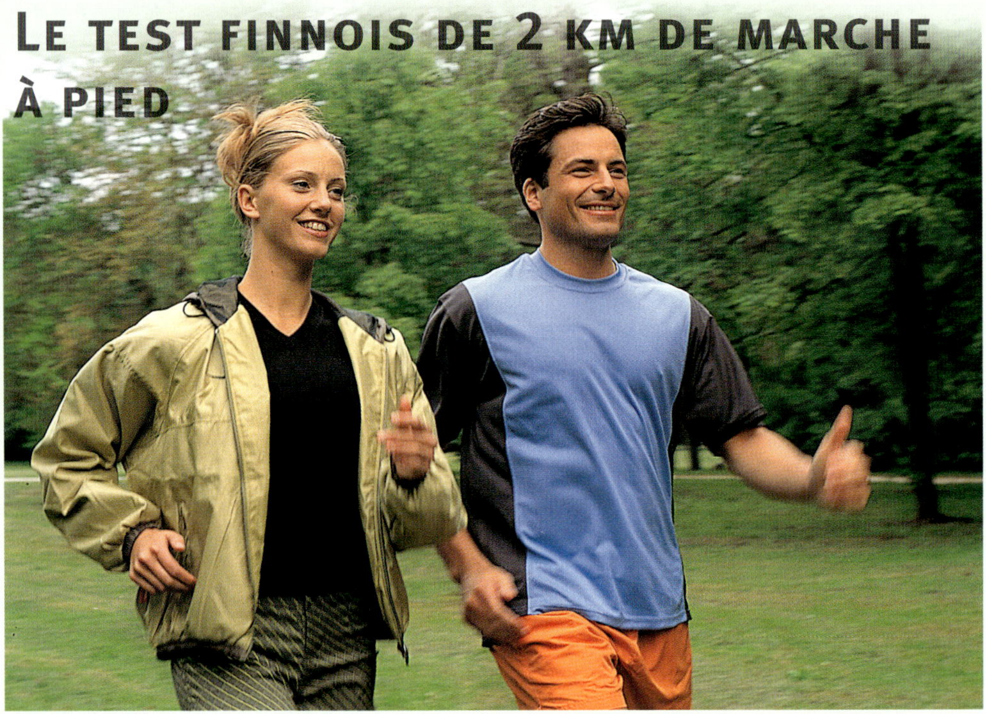

➤ Testez votre endurance

L'endurance est le b.a.ba de la course à pied. Vous pouvez l'évaluer à l'aide du walking-test qui a été mis au point en 1987 en Finlande et qui est parfaitement adapté aux débutants et aux personnes trop enrobées. Ne vous laissez pas effrayer par la formule de calcul qui peut paraître compliquée. Elle est, en réalité, très simple.

Allez-y

Il s'agit de parcourir un trajet plat de 2 km (hall, parc, stade) le plus rapidement possible. Vous pouvez marcher en effectuant d'amples mouvements de bras, mais vous ne devez pas courir, c'est-à-dire que vos deux pieds ne peuvent quitter le sol simultanément. Vous ne devez pas être essoufflé. Vous avez bien compris qu'il est inutile de mobiliser toutes vos forces.

Calculez votre temps

Une fois arrivé, calculez votre temps de parcours en minutes et secondes. Puis prenez immédiatement votre pouls comme indiqué page 65.

À l'aide du tableau ci-contre, vous pourrez alors calculer votre Indice de test de marche. Pour cela, vous avez besoin de connaître approximativement votre poids et votre IMC (indice de masse corporelle). Divisez votre poids en kg par votre taille en mètres au carré (voir page 18).

$$\textbf{IMC} = \frac{\textbf{poids (kg)}}{\textbf{taille (m)}^2}$$

Votre poids approximatif __________

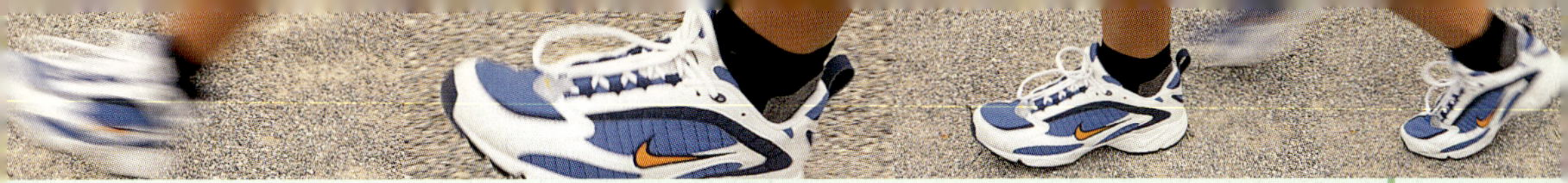

Peu importe que vous soyez gros, mince, entraîné ou débutant, le test d'endurance est faisable par tous ceux qui sont en bonne santé!

Calculez votre indice de marche

	HOMMES	FEMMES
1. Calculez et additionnez les différentes valeurs :		
Temps de marche (minutes)	______ x 11,6 = ______	______ x 8,5 = ______
(secondes)	______ x 0,2 = ______	______ x 0,14 = ______
Pouls après l'effort	______ x 0,56 = ______	______ x 0,32 = ______
Poids approximatif	______ x 2,6 = ______	______ x 1,1 = ______
Sous-total n° 1 :	______	______
2. Soustrayez votre âge (en années) de ce sous-total n° 1	______ x 0,2 = ______	______ x 0,4 = ______
Sous-total n° 2 :	______	______
3. Soustrayez ce sous-total n° 2 de :	420 – ______	304 – ______
Votre indice de marche	______	______

À l'aide des indications ci-contre, évaluez les résultats de votre indice de marche. Vous aurez ainsi le résultat de votre test que vous reporterez page 71 sur la ligne correspondante.

➤ **VOTRE RÉSULTAT**

Indice de test de marche	**Évaluation**
Plus de 130	très bon
111–130	bon
90–110	moyen
70–89	faible
Moins de 70	très faible

TEST *de force*

TESTEZ VOTRE FORCE

Pour faire du sport, il faut avoir du souffle, mais également de la force musculaire. Les muscles qui manquent de tonicité sont souvent cause de problèmes de maintien (tenue de la colonne vertébrale) et de douleurs articulaires. Les deux exercices ci-dessous vous permettront de tester votre force musculaire.

➤ LEVER DE JAMBE

Allez-y

Ce test vous permet d'évaluer la force des jambes. Asseyez-vous sur une chaise. Croisez les bras devant le buste et levez-vous en pliant une jambe. Répétez ensuite l'exercice en pliant l'autre jambe. Si la première tentative vous paraît difficile, recommencez les mouvements un peu plus tard.

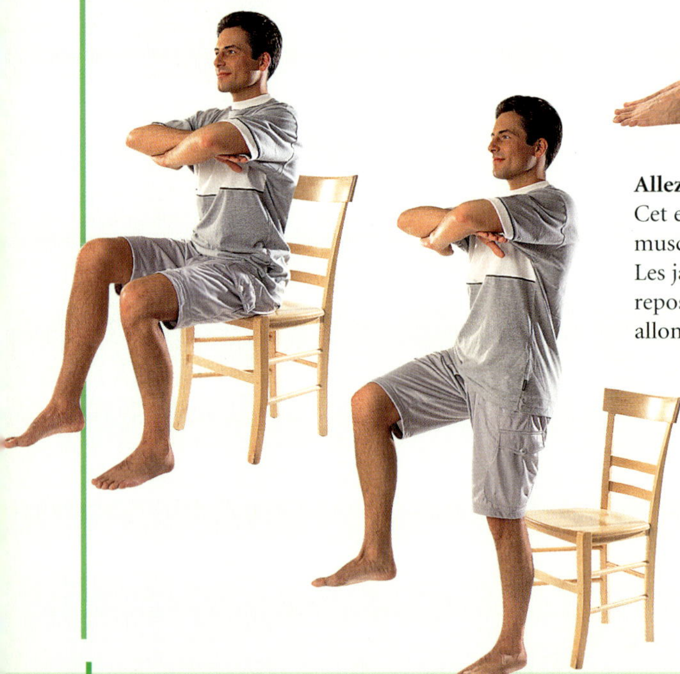

Évaluation

Pour cet exercice comme pour les trois suivants, la notation évalue simplement si vous y êtes parvenu (soit 4 points) ou si vous n'y êtes pas parvenu (soit 0 point).

On peut dire que vous avez réalisé l'exercice si vous avez réussi à plier la jambe droite, puis la jambe gauche sans perdre l'équilibre tout en restant debout. Si vous avez échoué, la prudence doit être de mise dans la pratique d'un sport : la notion d'équilibre est effectivement importante.

Votre résultat : ____________

➤ LES ABDOMINAUX

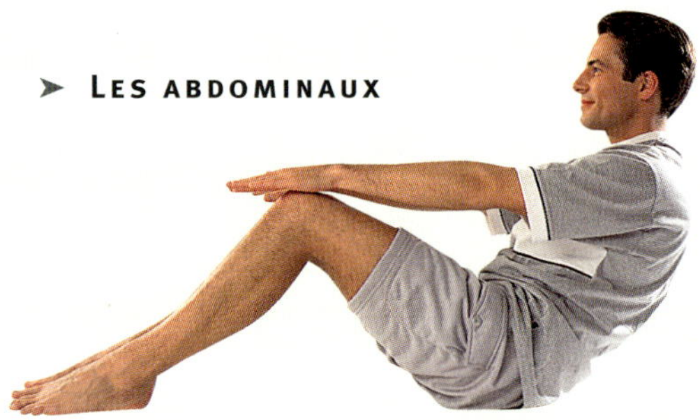

Allez-y

Cet exercice permet d'évaluer la force de vos muscles abdominaux. Allongez-vous sur le dos. Les jambes sont pliées, et la plante des pieds repose complètement sur le sol. Les bras sont allongés de chaque côté du corps. Maintenant relevez-vous dans la position assise sans élan, les bras tendus devant vous et les pieds collés au sol.

Évaluation

Vous avez réussi le test si vous êtes parvenu à vous relever sans élan.

Votre résultat : ____________

TEST *de mobilité*

TESTEZ LA SOUPLESSE DE VOTRE CORPS

Une bonne mobilité est une excellente prophylaxie des blessures sportives. Quelle est la capacité d'étirement de vos membres, articulations et muscles ? C'est ce que vous révéleront les deux exercices suivants.

➤ ÉTIREMENT DE LA JAMBE

Allez-y

Cet exercice vise à étirer les muscles situés à l'arrière de la jambe (l'ischio-jambier). Vous êtes assis sur une chaise ou sur le sol et vous attrapez l'un de vos pieds avec les deux mains. Vous tendez la jambe au maximum et vous la levez légèrement en maintenant la position. Faites ensuite l'exercice avec l'autre jambe. Important : l'extension de la jambe ne doit pas se faire de manière saccadée, mais lentement et progressivement.
Ne forcez surtout pas lorsque vous ressentez une douleur.

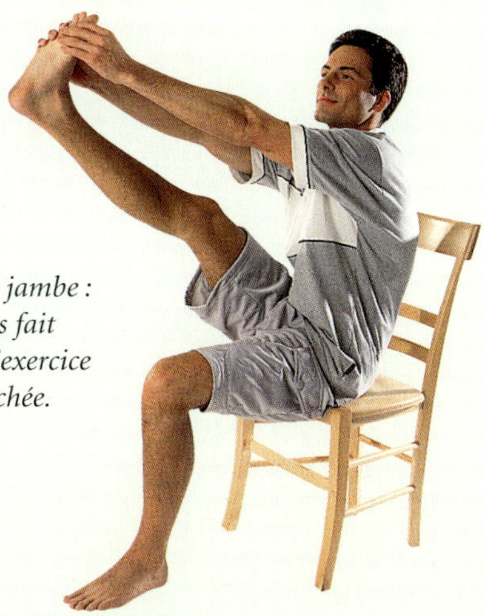

Étirement de la jambe : si votre dos vous fait souffrir, faites l'exercice en position couchée.

Évaluation

Vous avez réussi l'exercice lorsque vous avez levé et tendu les deux jambes sans difficulté et maintenu la position pendant 5 secondes.

Votre résultat : ______________

➤ MOBILITÉ DES ÉPAULES

Allez-y

Adossez-vous contre un mur. Placez vos pieds à 30-40 cm du mur. Les bras pendent le long du corps. Levez doucement les bras tendus devant vous puis au-dessus de votre tête en les appliquant contre le mur. Le dos et le bassin ne doivent pas perdre leur appui pendant l'exercice.

Évaluation

Vous avez réussi l'exercice si vous êtes parvenu à lever les bras au-dessus de votre tête en les appliquant contre le mur, sans que le bassin perde son appui.

Votre résultat : ______________

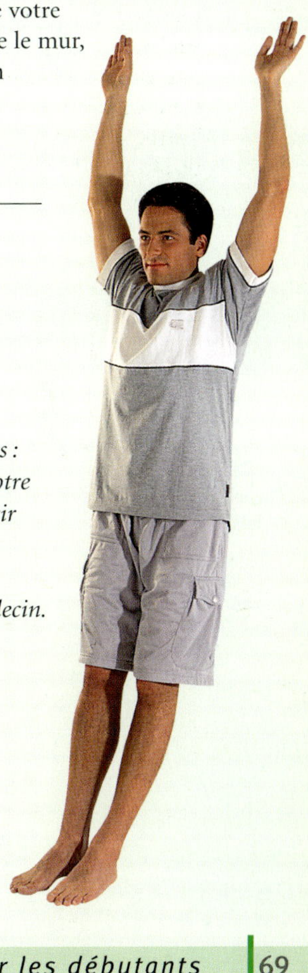

Mobilité des épaules : Si vos épaules ou votre dos vous font souffrir pendant l'exercice, il est préférable de consulter votre médecin.

TESTEZ VOTEZ COORDINATION MUSCUALAIRE

La capacité de coordination, c'est-à-dire le fonctionnement des différents groupes de muscles ensemble, n'est pas suffisamment prise en considération dans la pratique d'un sport. Pourtant, elle prend de l'importance avec l'âge. C'est la base de notre équilibre, car elle préside à la rapidité de réaction de l'ensemble de notre corps.

➤ DEBOUT SUR UNE JAMBE LES YEUX FERMÉS

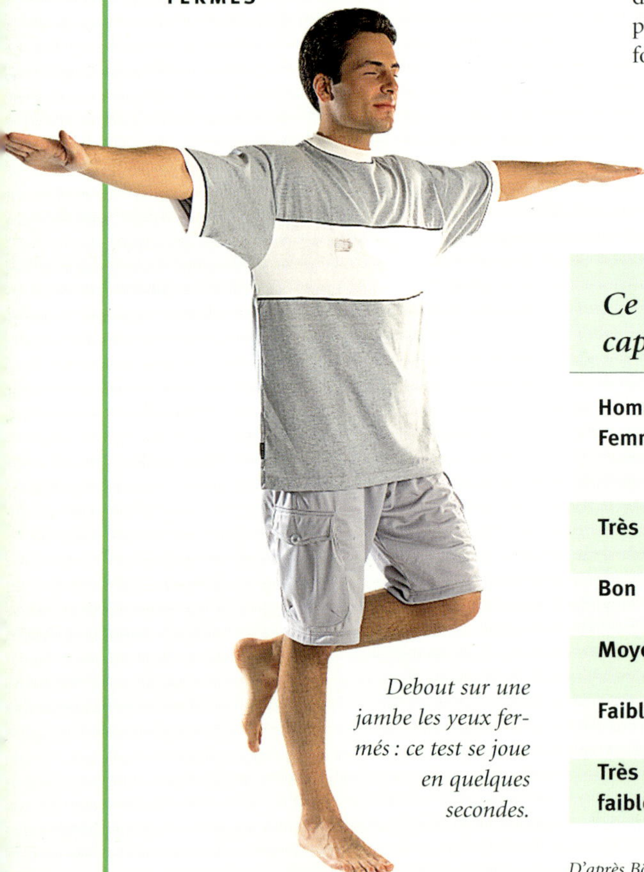

Debout sur une jambe les yeux fermés : ce test se joue en quelques secondes.

Allez-y
Mettez-vous debout sur la jambe droite. Tendez-les bras de chaque côté du corps. Pliez la jambe gauche : elle doit parvenir à la hauteur du genou de la jambe droite et fermez les yeux.

Évaluation
Vous devez tenir l'exercice pendant 30 secondes maximum avec chaque jambe. Calculez la durée de l'exercice pour chaque jambe. Vous pouvez recommencer l'exercice une seconde fois et noter ensuite le meilleur temps.

Votre résultat : ______________

Ce tableau est l'indicateur de vos capacités de coordination

Hommes / Femmes	H / F	Debout sur une jambe les yeux fermés (en secondes) 30–49 ans	50–59 ans
Très bon	H	› 18	› 14
	F	› 17	› 12
Bon	H	11–17	9–14
	F	10–16	7–12
Moyen	H	5–10	2–8
	F	4–9	2–6
Faible	H	1–4	1
	F	1–3	1
Très faible	H	0	0
	F	0	0

D'après Bös, 1996 (page 187)

VOTRE RÉSULTAT GLOBAL

➤ **COMPTABILISEZ TOUS LES POINTS CORRESPONDANT À VOS DIFFÉRENTS RÉSULTATS**

Endurance ______________

Force ______________

Mobilité ______________

Coordination ______________

Résultat global : ______________

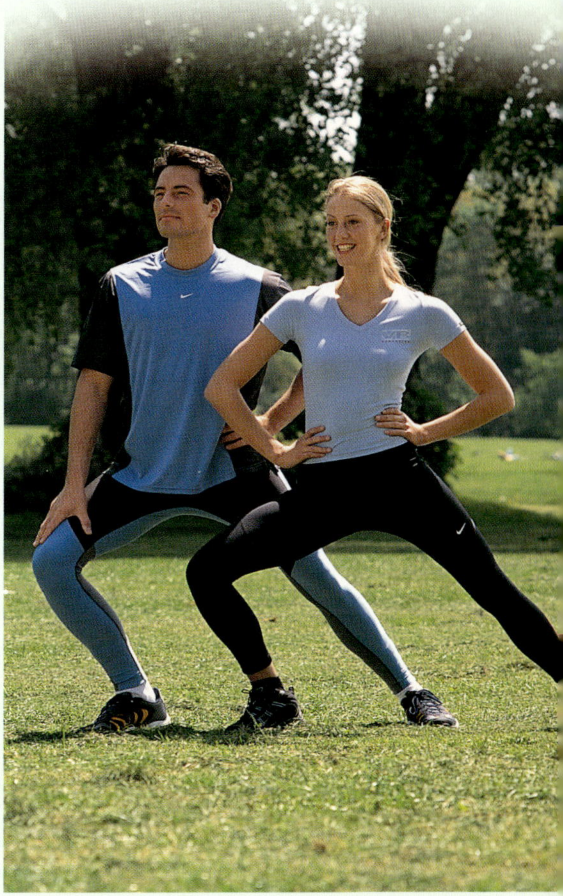

◆ **Entre 18 et 24 points :** Formidable ! Vous êtes vraiment en forme. Continuez ainsi. Les joggers peuvent éventuellement se passer de la lecture du prochain chapitre et attaquer le suivant.

◆ **Entre 14 et 17 points :** Votre forme est bonne. Elle peut encore s'améliorer avec un entraînement adapté. Lisez le chapitre suivant, puis lancez-vous dans la course à pied. Vous gagnerez bientôt votre premier marathon.

◆ **Entre 9 et 13 points :** Le résultat de ces tests est dans la moyenne. Si vous ne comptez pas encore parmi les fans de la course à pied, lisez les pages suivantes. Le jogging ultra-light et des exercices réguliers de stretching contribueront à améliorer votre endurance, votre mobilité, votre force et votre coordination.

◆ **Entre 0 et 8 points :** Vous n'êtes pas du tout sportif et il vous faut remédier d'urgence à cela. Commencez avec un entraînement de jogging ultra-light expliqué à la page suivante, mais prenez d'abord rendez-vous chez votre médecin. Contrôlez vos capacités à l'aide de ces tests une nouvelle fois, quelques semaines après avoir commencé l'entraînement.

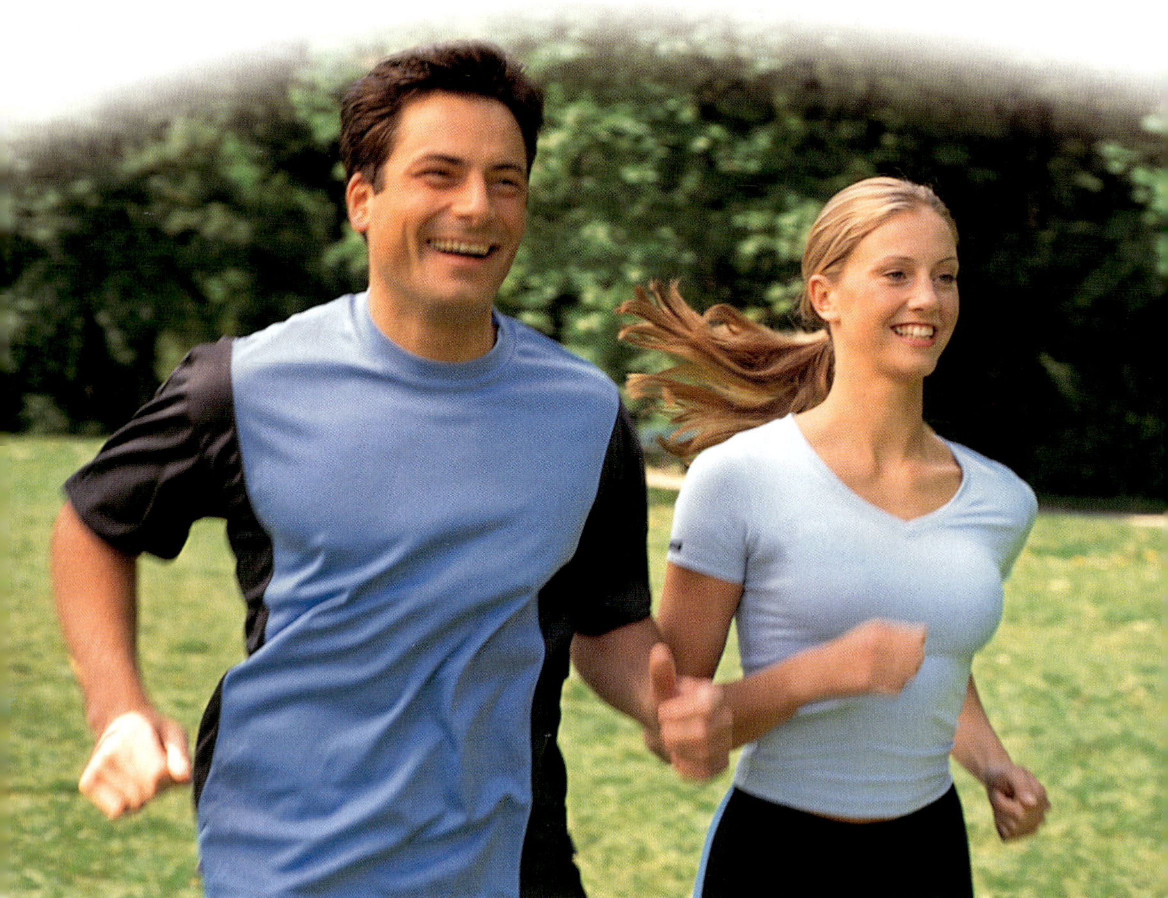

Vous avez simplement besoin de bonnes chaussures de jogging et du bon réflexe de course. Le reste vient tout seul. La course à pied devient rapidement un besoin. Il vous suffit surtout de vous lancer.

Comment passer le premier cap

En France, presque 5,5 millions d'individus pratiquent la course à pied tous les matins, et les adeptes sont de plus en plus nombreux. Si vous vous mettez au jogging tous les jours pendant un mois, vous ne pourrez plus vous en passer. Le politicien Joschka Fischer en est lui-même convaincu depuis qu'il a fait son premier tour de jogging autour du parlement fédéral en 1996. Aujourd'hui, il puise dans cette activité sportive une part importante de sa créativité et en a profité pour maigrir considérablement. Nombreux sont les politiciens qui se préparent ainsi le matin à leur dure journée de travail. Les joueurs de football et les coureurs de Formule 1 maintiennent leur forme en courant régulièrement, de même que les stars et starlettes qui parviennent de cette façon à combattre leur trac.

Il n'existe pas de sport plus simple et plus facile à pratiquer partout, qui soit naturel et sain. Pensez aux enfants qui font l'équivalent de 10 km par jour. On n'appelle pas cela jogging mais jeu.

Développez votre réflexe de coureur

La volonté est là, et pourtant les jambes n'ont pas envie de vous mener devant la porte. Cela arrive à tout le monde. L'astuce est de parvenir à déclencher un automatisme, un réflexe de course comparable à celui que l'on a pour prendre le petit-déjeuner. Il s'agit de se mettre en pilote automatique sans plus avoir besoin de se raisonner. C'est exactement ce genre de réflexe dont vous avez besoin pour vous mettre à la course à pied. Comment faire ? Eh bien, forcez-vous à courir tous les jours pendant un mois à la même heure. Vous verrez, ça marche !

Dans la pratique

Achetez-vous une paire de chaussures (voir page 74sq.) que vous poserez le soir au pied de votre lit et que vous enfilerez au saut du lit. Quittez ensuite la maison et démarrez votre jogging. Important : surtout pas de brossage de dents ni de douche avant de partir, car vous perdrez ainsi 12 minutes. C'est justement le temps qu'il faut à notre esprit pour nous convaincre de ne pas courir aujourd'hui, à titre exceptionnel...

Le jogging devient vite une habitude

Faites-moi confiance. Il s'agit vraiment de faire en sorte de ne pas se mettre à réfléchir au lieu de courir pendant le premier mois, mais de se lancer tout simplement dans l'action. Au début, ce n'est pas évident, surtout quand il neige ou quand il pleut. Pourtant, au bout d'un mois, la course à pied n'est plus un effort, mais un plaisir. Vous ne pouvez plus vous en passer, parce que sans votre petit rituel matinal, vous avez l'impression qu'il vous manque quelque chose d'important.

Le jogging avant toute chose

Pendant que d'autres luttent pour quitter la couette douillette et se lever sans parvenir à bouger leurs membres engourdis, vous êtes déjà sous la douche en train de siffloter, en super forme après votre jogging.

Commencer la journée de cette façon est excellent pour la santé. Pas de rendez-vous, ni d'estomac plein, pas d'appel, ni aucune autre contrainte entre la chaleur du lit et le bol d'air frais. Cette douche d'oxygène matinale vous permet en quelques minutes de courir dans la détente et la bonne humeur et de résoudre les problèmes de la veille. C'est la meilleure manière d'organiser sa journée avec un esprit parfaitement clair.

Le matin, tout est plus calme

L'air du matin est plus frais. L'après-midi et le soir, il est déjà plus chargé de pollution. En plus, courir dans la forêt le matin à jeun avant le petit-déjeuner, oblige votre corps à brûler les graisses, car celui-ci dispose d'une très petite quantité de sucres rapides. Le jogging du matin nettoie le corps. Si vous activez votre corps après une phase prolongée de jeûne, vous déclenchez un véritable processus de nettoyage organique, évacuant tous les « déchets ».

Ne courez jamais sans...

... avoir fait d'exercices de stretching

Lorsque vous sortez du lit, vos membres sont raides et vous risquez donc de vous blesser plus facilement. Commencez d'abord par marcher rapidement 5 minutes en guise d'échauffement, puis, faites quelques exercices de stretching pour assouplir vos muscles et articulations (voir pages 82-83).

Des chaussures adaptées
Depuis les temps les plus reculés, nous avons été habitués à la souplesse des sols forestiers. Il nous faut donc aujourd'hui de bonnes chaussures pour empêcher l'asphalte de nuire à notre ossature.

Boire entre 0,3 et 0,5 litre d'eau
Même si vous courez lentement, votre corps commence à transpirer au bout de quelques minutes. Or, en perdant de l'eau, l'organisme réagit par une diminution des capacités physiques et intellectuelles. Cela n'est guère étonnant, car notre corps est composé d'eau à 60 %. Il est préférable de boire de l'eau de source, étant donné qu'en transpirant nous évacuons également des minéraux. Assurez-vous que celle-ci contient suffisamment de calcium et de magnésium.

➤ CONSEIL

Lisez les étiquettes des eaux minérales

IDÉALEMENT, l'eau choisie devrait contenir plus de 100 mg/l de calcium et de magnésium.

Chapeau ou casquette et gants lorsqu'il fait froid dehors
Quand nous transpirons, nous nous exposons à de sérieux coups de soleil. Pensez à vous passer une protection solaire avant de partir et couvrez-vous la tête.
Lorsqu'il fait froid, sachez que 40 % de la température du corps est évacuée par la tête et la nuque. Par ailleurs, ne vous couvrez pas trop. Le mouvement réchauffe de l'intérieur. Si vous avez trop chaud, ouvrez votre manteau.

Le bon équipement

Si vous avez les chaussures et les vêtements adaptés, vous devriez pouvoir courir à l'aise et avec plaisir.

Faut-il acheter les chaussures dernier cri ?

Depuis 20 ans, les chaussures proposées dans le commerce sont très performantes, mais tous les raffinements qui se sont ajoutés sont loin d'être indispensables. Vous pouvez parfaitement choisir un modèle bon marché. Il est préférable d'acheter vos chaussures dans un magasin spécialisé plutôt qu'en supermarché. Demandez conseil à un vendeur qui peut vous consacrer un peu de temps. Chacun a des habitudes qui lui sont propres : certains courent sur l'asphalte, d'autres dans la forêt, ce dont il faut tenir compte dans le choix des chaussures.

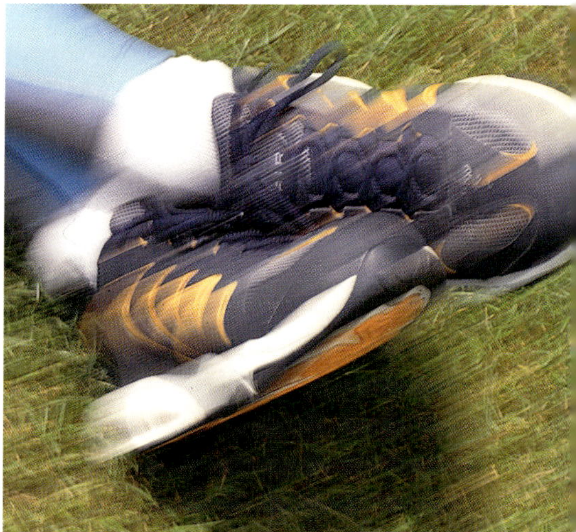

Toutes les chaussures de jogging ne se valent pas. Achetez-les dans un magasin spécialisé et demandez conseil au vendeur.

➤ CONSEIL

Tenez compte de votre coup de pied

Pied normal
Vous avez une voûte plantaire normale. L'empreinte du pied indique clairement les différentes parties du pied. Lorsque vous courez, c'est la partie extérieure de votre talon qui touche d'abord le sol, puis le pied bascule vers l'avant et en dedans (mouvement de pronation). Les chaussures de jogging doivent respecter cette courbure (voir lexique page 76).

Le pronateur
Vous avez une petite voûte plantaire et votre pied imprime une empreinte pleine sur le sol. Au moment de la foulée, votre pied touche le sol et s'écrase aussitôt vers l'intérieur. Des chaussures inadaptées risquent de vous blesser. Vos chaussures doivent être stables avec un axe droit muni de renfort intérieur. Une semelle orthopédique peut permettre de corriger la courbe de votre pied.

Le supinateur
La partie centrale de votre voûte plantaire n'est visible que sur le bord extérieur lors de l'impact au sol. L'empreinte de la plupart des supinateurs n'imprime que les deux extrémités du pied. La courbure naturelle est absente. Il leur faut des chaussures à axe courbe absorbant très fortement les chocs.

Encore plus important : nous avons tous des pieds différents, et il nous faut pourtant bien trouver les chaussures qui nous conviennent. Pour faire le bon choix, il nous est possible de courir sur une bande de terrain réservée à cet effet, pendant qu'une caméra vidéo filme le pied au moment de l'impact sur le sol et son mouvement. Ce film livre les informations nécessaires pour le bon choix des chaussures.

Une bonne chaussure doit…
…amortir : à chaque foulée le poids du corps pèse doublement sur les pieds, les articulations, le genou et la colonne vertébrale. Notre corps doit supporter une charge minimale de 100 tonnes pendant un jogging. L'amorti de la chaussure est donc très important.
…servir d'appui : une bonne chaussure protège le pied d'un dérapage sur le côté et le maintient. Elle doit s'adapter parfaitement à la forme de votre pied afin de ne pas solliciter excessivement tendons et articulations.
…diriger le pied : un contrefort efficace empêche le pied de s'incliner vers l'intérieur. Les coureurs dont les jambes sont arquées ont tendance à incliner le pied vers l'extérieur, ce qu'une chaussure dotée d'un bon contrefort peut tout à fait empêcher.

Pour faire le bon achat
➤ Apportez vos anciennes chaussures au magasin de sport. Elles aideront un bon vendeur à prendre immédiatement connaissance de la forme de votre pied.
➤ Si vous avez des problèmes de pied, faites-vous fabriquer sur mesure une semelle orthopédique qui protégera mieux votre pied que la semelle en mousse du fabricant.
➤ Un bon vendeur se renseignera sur votre poids, votre type de pied, la forme de vos jambes, sur la fréquence et la durée de votre pratique du jogging. Il vous questionnera sur le type de sol sur lequel vous courez et il vous demandera si vous avez tendance à vous blesser ou si vous êtes souvent victime de douleurs.
➤ Achetez vos chaussures en fin d'après-midi, car les pieds ont tendance à gonfler au fil de la journée.

➤ INFO

Le dictionnaire de la chaussure

◆ **EVA :** Éthylène-Vinyle-Acétate. Il s'agit d'une matière très légère utilisée à l'intérieur de la semelle intercalaire (support de la semelle de marche) de la chaussure. L'EVA comprimé est extrêmement léger et possède d'excellentes qualités d'amorti.

◆ **Quartiers :** ce sont les parties intérieures et extérieures de la chaussure.

◆ **Tige :** est la partie extérieure de la chaussure qui recouvre le pied. Elle est composée elle-même de plusieurs parties.

◆ **Doublure :** est la partie intérieure de la chaussure qui est en contact avec le pied. Elle correspond à l'empeigne. Certaines chaussures ne sont pas doublées.

◆ **PU :** Polyuréthane. Caoutchouc synthétique utilisé essentiellement pour la semelle intercalaire. Le PU est plus dur et lourd que l'EVA, mais également plus résistant.

◆ **Hyper-pronation :** le terme pronation caractérise le mouvement naturel du pied vers l'intérieur pendant la foulée. Une légère pronation est physiologiquement normale. On parle d'hyper-pronation lorsque le mouvement du pied vers l'intérieur est trop accentué. Il faut absolument rééquilibrer ce mouvement pour éviter les blessures. Une chaussure dotée d'une partie intérieure renforcée est idéalement adaptée.

◆ **Supination :** La supination est moins fréquente que l'hyper-pronation. Elle est reconnaissable à l'usure du côté extérieur de la semelle.

➤ Lors de l'essayage, arrangez-vous pour porter les chaussettes que vous porterez lors du jogging. Sinon, vous risquez d'acheter des chaussures trop petites d'une demi-pointure.

➤ À l'avant du pied, il doit vous rester un peu d'espace (la largeur d'un doigt), car le pied à tendance à se déplacer vers l'avant en courant. Lacez les chaussures avec soin, levez les orteils et appuyez fermement votre talon. Le haut de la chaussure ne doit pas enserrer le pied de trop, car cela risquerait de freiner sa mobilité.

➤ Testez les chaussures en faisant des pas de course, éventuellement devant le magasin.

➤ Il est préférable d'acheter deux paires de chaussure chez deux fabricants différents. Le changement est bon pour les tendons, les articulations et les muscles.

Et les vêtements...

Les vêtements doivent protéger le jogger de la chaleur et du froid. Ils doivent donc être bien adaptés. Vous pouvez, bien sûr, courir en T-shirt et caleçon de coton. Mais évitez cette tenue en plein été, car elle fait transpirer en courant. Le coton s'imprègne alors comme une véritable éponge et évacue mal la chaleur corporelle qui s'amasse, risquant d'être à l'origine d'un coup de chaleur. Choisissez plutôt un vêtement facile à entretenir et qui respire.

Les vêtements en fibres synthétiques que l'on trouve dans les magasins de sport modernes ne sont pas seulement tape à l'œil et à la mode : ils présentent aussi des avantages certains. Les nouvelles textures de microfibres ultra-légères épousent les formes du corps. Elles forment des milliers de minuscules poches d'air qui protègent aussi bien du froid que de la chaleur. Elles ne s'imprègnent pas d'humidité, mais participent au contraire à son évacuation. La finesse des fibres ne favorise pas la rétention d'eau à l'intérieur du vêtement.

Le vêtement ne colle donc pas à la peau et les muscles restent chauds. On se sent bien par tous les temps, et c'est très important, surtout lorsqu'il pleut ou qu'il vente, que vous n'avez pas très envie de mettre le nez dehors et que vous manquez de courage pour faire votre jogging.

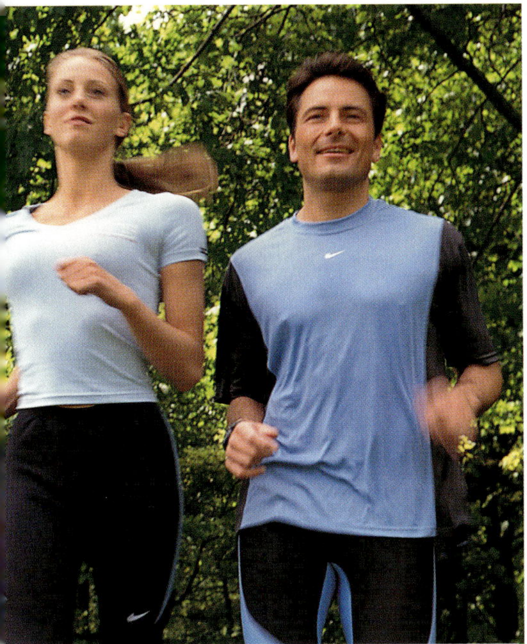

Une tenue adaptée facilite le jogging par tous les temps.

Le pantalon
Les pantalons longs en fibres synthétiques sont particulièrement adaptés à la course à pied. Le choix des couleurs et des tailles est important. Ils tiennent bien chaud et protègent bien les reins, et comme ils sont lisses, ils n'exercent pas de frottement sur les jambes.
S'il fait froid, mettez tout simplement un survêtement de coton au-dessus du T-shirt et du pantalon.

Le haut
Portez des vêtements clairs lorsque vous courez dans la rue et des réflecteurs de lumière le soir. Les fibres synthétiques sont également parfaites pour le haut. Elles facilitent l'évaporation de la transpiration. Lorsqu'il fait froid, portez par-dessus une veste de survêtement en coton. Pour les jours de pluie, il faudra vous procurer une veste bien imperméable.

Les soutiens-gorge
Le plus adapté est le soutien-gorge de sport élastique. Il est plus confortable et amortit tous les mouvements. Important : les coutures doivent être plates pour éviter les frottements.

Les chaussettes
Il est préférable de choisir des petites chaussettes en coton sans couture sur les orteils. Si vous avez tendance aux ampoules investissez dans une paire de chaussettes adaptées. Elles coûtent un peu plus cher, mais elles s'adaptent à la forme du pied et ne présentent pas de couture. Il existe également des chaussettes de sport pour joggers, marcheurs et sprinters. Elles sont rembourrées à l'endroit du pied le plus sollicité par chaque type de sport. C'est un investissement qui vaut vraiment le coup si vous avez l'intention de courir régulièrement.

Le bandeau
Cet accessoire n'est pas purement esthétique. Le bandeau a plusieurs fonctions protectrices : il empêche les gouttes de sueurs de couler dans les yeux, réchauffe les sinus frontaux lorsqu'il fait froid et permet de rafraîchir la tête quand il fait chaud, si on le pose sur le front après l'avoir trempé dans l'eau.
Important : le port du bandeau ne remplace en aucun cas celui du bonnet en hiver. La chaleur du corps s'évacue beaucoup par la tête.

Courez doucement !

Le grand coureur Dieter Baumann annonçait après sa victoire olympique : « Depuis que je m'entraîne en douceur, je cours plus vite ! » Le point essentiel dans la pratique du jogging est d'avoir le bon pouls. Il ne doit pas battre à toute vitesse. Une course trop rapide accompagnée d'essoufflement génère un manque en oxygène. Le taux d'acide lactique dans le sang augmente et les efforts ne servent à rien.

Brûlez vos graisses avec le sourire

Dès l'âge de 4 ans, le quotidien des enfants se remplit de contraintes. C'est pour cela que la plupart des individus courent comme ils travaillent : ils sont assidus, acharnés, visent la performance et aspirent au succès. C'est ce qu'a démontré le médecin du sport allemand, Richard Rost.

➤ INFO

Lorsque le lactate est de 4, les graisses subsistent

SI LE TAUX D'ACIDE LACTIQUE dans le sang est trop élevé, les muscles souffrent d'un manque en oxygène. La production du corps en lactate résulte du fait que l'on s'essouffle, halète, transpire, se force et souffre. Exprimé en chiffres, un taux de lactate supérieur à 4 mmol/l signifie qu'en dépit des efforts fournis, le manque en oxygène fait qu'une poignée seulement de glucides est consumée. C'est le cas notamment des sprinters, des joueurs de squash, de tennis... Au final, les graisses subsistent.
Courez avec un pouls maintenant votre taux de lactate en dessous de 4. Un médecin du sport vous aidera à trouver le bon pouls.

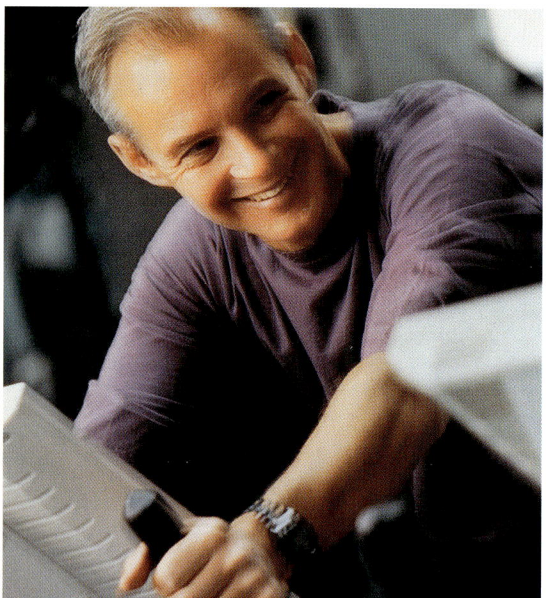

À l'aide d'une bicyclette ergométrique, le médecin du sport vous aidera à trouver le pouls adapté à la combustion des graisses.

Il a mené une étude auprès de 50 joggers qui préféraient brûler des graisses dans le parc de la ville de Cologne pendant la pause de midi, plutôt que de déjeuner. Il a prélevé sur le lobe d'oreille de chacun une goutte de sang. Finalement, les coureurs n'avaient même pas perdu un gramme ! Ceci n'est pas étonnant sachant que le muscle consume les graisses uniquement en situation aérobie (suffisance en oxygène). Dans le cas contraire, il se sert dans les réserves de glucides. Or ce phénomène est visible dans le sang, puisqu'un taux d'acide lactique même légèrement élevé rend impossible la combustion des graisses.

Le secret c'est le jogging ultra-light

Il s'agit de courir en douceur, détendu, en souriant et surtout sans se forcer. Si vous vous sentez bien et reposé 5 minutes après avoir couru, c'est gagné ! En revanche, si vous avez besoin d'une heure pour retrouver votre entrain, cela signifie que vous avez consommé toutes vos réserves.

Ne vous fiez à aucune règle

220 moins votre âge, divisé par votre degré de dioptrie, multiplié par le nombre de vos enfants… Ni cette formule, ni aucune autre ne sont fiables à 100 %.

Cent quatre-vingt moins votre âge?
Cette formule a longtemps été considérée comme étant la bonne en matière de pouls. Pourtant il existe des octogénaires qui courent en aérobie avec un pouls de 140 et des jeunes de 20 ans qui commencent à haleter avec un pouls de 120. Le bon pouls serait de 130, mais il peut très bien être pour vous de 140 ou de 180.

Attention : les papotages puisent dans la réserve d'oxygène
On entend souvent dire que l'on court comme il faut, aussi longtemps que l'on peut discuter sans s'essouffler. Mais attention! Comme le corps peut se constituer une petite réserve d'oxygène, vous ne vous rendez d'abord compte de rien. Vous pouvez ainsi courir 15 minutes avec un pouls trop rapide avant de vous mettre à discuter de manière hachée et de perdre le souffle. Ces 15 minutes n'ont servi à rien. Il vous faut de nouveau 15 minutes pour réduire le rythme, vous retrouver en situation aérobie et faire baisser le taux d'acide lactique dans votre sang. En résumé, vous avez couru 30 minutes pour rien.

Comment trouver le bon pouls

Malheureusement nous n'avons pas de calculette pour nous dire : « stop, ton cœur bat trop vite, l'oxygène n'arrive pas en quantité suffisante et tes muscles commencent à puiser dans les réserves de glucides ». Jusqu'à un certain pouls, nous brûlons des graisses, par exemple avec un pouls de 140. Puis, lorsqu'il atteint 142 nous attaquons les glucides.
Il existe une formule pour trouver approximativement le pouls de combustion des graisses : il suffit d'inspirer deux fois et d'expirer trois fois en courant pour être en situation aérobie et proche du pouls idéal. Cette technique de respiration permet de limiter automatiquement la vitesse.

Mon conseil

Le pouls de combustion des graisses

LORSQUE VOUS RESPIREZ EN RYTHME, comme décrit ci-dessous, la respiration limite les dépassements. Il vous est alors impossible de courir trop vite, car votre respiration vous freine et vous permet alors de brûler des graisses. Cette méthode est applicable uniquement lorsque vous courez en faisant de petits pas. Si vous réduisez vos pas, vous pouvez intentionnellement augmenter leur fréquence.

- **Pour les débutants, pendant les 4 à 6 premières semaines :** Vous courez le sourire aux lèvres, détendu et léger, et vous respirez en même temps de façon rythmée : 3 pas et vous inspirez 3 fois, 3 pas et vous expirez 3 fois. Faites cela régulièrement. Dès que vous y parvenez, vous brûlez des graisses.
- **Pour les expérimentés, au bout de 4 à 6 semaines :** Vous courez. Vous respirez selon les 3/3 : 3 pas vous inspirez, 3 pas vous expirez. Maintenant, vous accélérez lentement, mais de manière constante. Vous courez plus rapidement et au bout d'un moment l'air devient juste. Vous devriez respirer plus vite. Faites-le! 2 pas et vous inspirez, puis 3 pas et vous expirez. Continuez au rythme de 2/3. Vous êtes plus proche de la limite et votre pouls de combustion des graisses est encore plus efficace.

Chez le médecin du sport
Vous pouvez également faire calculer votre pouls par un médecin du sport avec lequel vous devez absolument prendre rendez-vous si vous avez plus de 35 ans. Celui-ci commencera par un check-up et évaluera votre taux d'acide lactique dans le sang. Pour cela, il vous faudra pédaler sur un vélo ergométrique en accélérant progressivement votre rythme. Plus vous fournissez d'efforts, plus votre cœur bat rapidement. À des intervalles réguliers, le médecin prélève une goutte de sang sur le lobe de votre oreille pour calculer le taux de lactate. Il note deux choses : votre pouls et votre taux de lactate, et peut donc vous indiquer le moment où votre taux de lactate dépasse les 4 mmol/l.

➤ CONSEIL

Jogging ultra-light

COURIR LENTEMENT est un luxe pour votre corps. Cette activité permet d'irriguer au maximum vos muscles. L'acide lactique et les impuretés sont évacués. Vous brûlez vos graisses. Courez pendant 30 minutes ou même pendant 2 heures si vous le pouvez.

Portez un tensiomètre

Pourquoi prendre son pouls avec un tensiomètre alors que la méthode traditionnelle est si simple ? Il suffit en effet de sentir le pouls sur le poignet ou le cou, compter les battements pendant 15 secondes et multiplier ce chiffre par 4. Voilà, le tour est joué ! Oui, c'est simple, mais pas si exact que cela. Le résultat est, en effet, inférieur de près de 10 % à la réalité, parce que nous sommes contraints de nous arrêter complètement pendant la prise du pouls.

Certains fanatiques de l'entraînement se passent du jour au lendemain de prendre leur pouls, et ceci est encore plus dangereux. On n'est plus assez attentif aux alertes du corps et l'on se met alors à forcer… Or le tensiomètre empêche ce genre d'excès. Il permet de surveiller l'effort, le contrôle et protège ainsi le muscle cardiaque. Aux États-Unis, le tensiomètre et le cardio-fréquencemètre font partie de l'équipement de base des sportifs depuis bien longtemps. Ces systèmes permettent de prendre le pouls continuellement pendant l'effort et d'analyser précisément la performance accomplie. Des instruments plus perfectionnés comportant des fonctions d'enregistrement aident à l'optimisation de l'entraînement des professionnels, qui peuvent évaluer leurs efforts grâce à des logiciels.

Comment fonctionne un cardio-fréquencemètre
Attachez le capteur à l'aide de la sangle autour de votre poitrine. Ce capteur est doté d'électrodes qui captent les impulsions déclenchées lors des contractions du muscle cardiaque. Les signaux sont envoyés à la montre attachée sur le poignet et l'affichage digital vous indique les pulsations cardiaques du moment. Il ne vous

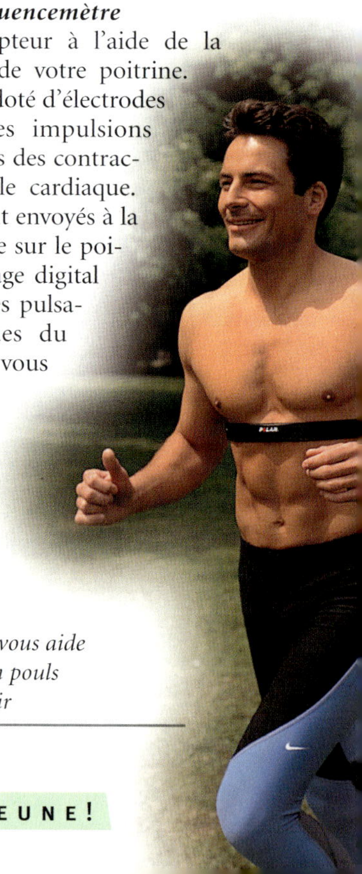

Le tensiomètre vous aide à trouver le bon pouls et à le maintenir

reste plus qu'à accélérer le rythme lorsque celles-ci sont trop lentes ou bien à freiner lorsqu'elles sont trop rapides.
La plupart des modèles comportent un signal acoustique émis lorsque les foulées sont trop lentes ou que le cœur bat la chamade.
Les tensiomètres les plus perfectionnés permettent également de calculer la quantité de graisse que vous brûlez, le nombre de calories et les kilos restants. Vous pourrez vous procurer des instruments efficaces dans les magasins de sport spécialisés. Demandez au vendeur de vous faire une démonstration afin que vous soyez capable de le faire fonctionner chez vous.

Ne courez pas quand...

... vous avez de la fièvre. Vous vous devez alors de rester au chaud pour aider votre corps à lutter contre l'infection. Sinon, l'agent pathogène risque d'attaquer le muscle cardiaque.
Vous devriez toujours être à l'écoute de votre corps, même pendant que vous courez. Ne forcez surtout pas dans les cas de grande fatigue ou de douleurs. À trop vouloir en faire, on peut courir tout droit à l'infarctus.
Si vous vous êtes blessé, vous avez absolument besoin d'un temps de récupération préalable. Ne suivez pas l'exemple des sportifs de compétition qui s'exposent aux blessures successives en suivant un entraînement beaucoup trop soutenu.
À l'inverse, ne soyez pas trop douillet. Si vos muscles et articulations n'ont pas travaillé pendant un certain temps, il est normal qu'ils se rebellent en vous le faisant sentir. N'abandonnez pas car cela rentrera rapidement dans l'ordre. Réjouissez-vous du bonheur de sentir votre corps. Échauffez-vous.

Mon conseil

Les 10 commandements des joggers débutants

- **L'esprit d'équipe :** Si vous ne parvenez pas à courir tout seul, trouvez-vous un coéquipier. À deux, c'est encore mieux.
- **La tenue :** Ne sortez pas vêtu d'un survêtement rapiécé. Vous vous sentirez mieux dans votre peau si, tout transpirant, vous croisez une connaissance et que vous êtes au moins « correctement » habillé.
- **Un objectif réaliste :** Ne mettez pas la barre trop haut, sinon vous n'aurez plus la notion de plaisir. Personne n'est devenu marathonien en une semaine.
- **L'automatisme :** Placez votre jogging dans votre agenda quotidien de sorte qu'aucun autre projet ne vienne le perturber. Il devrait devenir aussi incontournable que le petit-déjeuner.
- **Le check-up :** Si vous avez plus de 35 ans et que vous avez toujours été allergique au sport, il faudrait consulter un médecin avant de vous lancer dans la course à pied.
- **Le ventre vide :** Ne courez jamais le ventre plein. Votre dernier repas doit idéalement remonter à trois heures.
- **Partout et tout le temps :** Pas de mauvais prétexte ! Il est possible de courir partout et tout le temps. Emportez toujours votre équipement lorsque vous partez en déplacement.
- **Changement de décor :** Certains préfèrent parcourir chaque jour le même trajet. Pendant le week-end, vous pouvez tout de même profiter de la nature et changer de forêt.
- **Courir quoiqu'il arrive :** Il faut toujours persévérer, même quand les muscles sont engourdis et que les articulations tirent. Cette sensation inconfortable disparaît rapidement.
- **Boire :** Vous perdez en courant un à deux litres d'eau. Il vous faut donc boire impérativement.

AVANT ET APRÈS LA COURSE

Rester assis raccourcit les muscles. Accordez à vos muscles quelques exercices de stretching pour les échauffer avant d'aller courir et après, lorsqu'ils sont bien irrigués et assouplis.

➤ LES RÈGLES DU STRETCHING

◆ Maintenez votre dos bien droit pour chaque exercice.

◆ Évitez de vous balancer : lorsque vous rebondissez ou bien que vous bougez par saccades, les muscles, tendons et articulations risquent de tirailler.
Le balancement déclenche la résistance du muscle. Au lieu de se détendre, celui-ci se tend.

◆ Évitez la douleur. Vous pouvez étirer votre muscle jusqu'à percevoir une sensation de tiraillement, mais pas au-delà.

➤ ÉTIREMENT DES MUSCLES ANTÉRIEURS LONGS DU MOLLET

Position de départ : écartez les jambes, pieds l'un devant l'autre. Pliez la jambe avant, et tendez la jambe arrière. Les deux pieds doivent reposer complètement sur le sol. Tenez 20 secondes; 2 secondes de pause. Recommencez encore une fois puis changez de jambe.

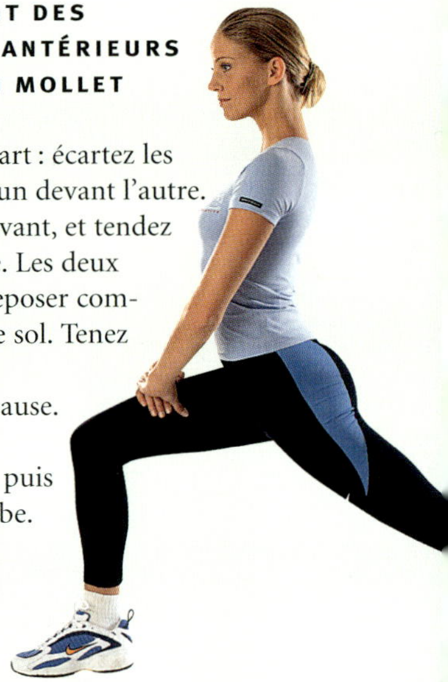

➤ ÉTIREMENT DES MUSCLES POSTÉRIEURS COURTS DU MOLLET

Position de départ : dos droit. Genou gauche plié. Jambe droite tendue devant soi, pied au sol pointe tendue vers soi. L'effort porte uniquement sur la jambe pliée. Le pied gauche doit reposer complètement sur le sol. Tenez l'effort 20 secondes; 2 secondes de pause. Recommencez encore une fois puis changez de jambe.

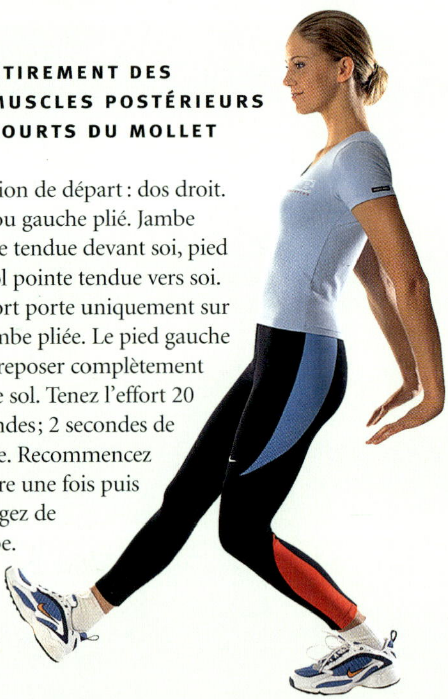

➤ ÉTIREMENT DES PETITS ADDUCTEURS (CUISSE)

Position de départ : jambes écartées, pieds parallèles. Pliez une jambe. Le poids doit basculer sur la jambe pliée. Le pied de la jambe tendue reste au sol. Tenez 20 secondes; 2 secondes de pause. Recommencez encore une fois puis changez de jambe.

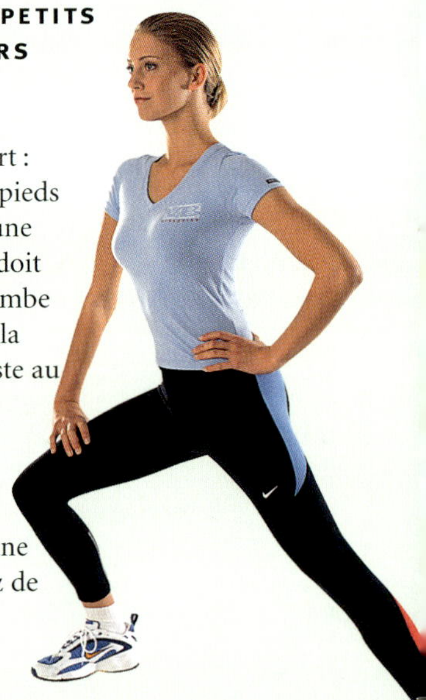

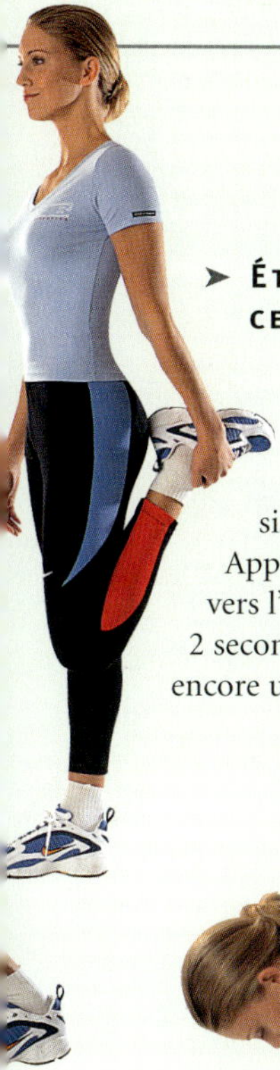

➤ Étirement des quadriceps (cuisse)

Position de départ : debout, jambes rapprochées. Dos bien droit. Pliez une jambe et saisissez un pied dans votre main. Appuyez-le contre le bassin. Bassin vers l'avant. Tenez 20 secondes ; 2 secondes de pause. Recommencez encore une fois puis changez de jambe.

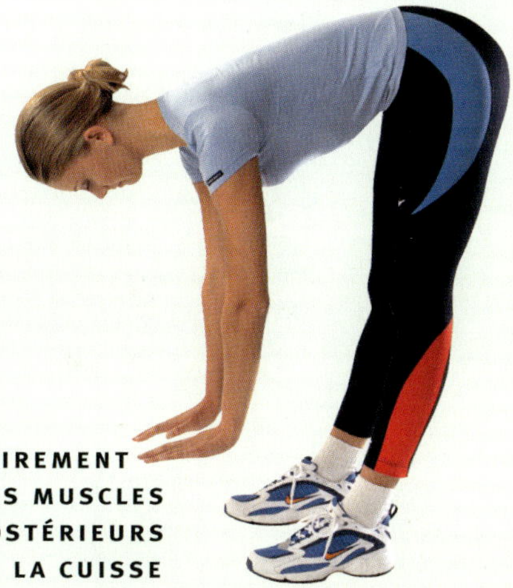

➤ Étirement des muscles postérieurs de la cuisse

Position de départ : debout, bien droit. Pliez ensuite lentement le buste au niveau des hanches, dos bien droit, bras et jambes tendus. Tenez 20 secondes ; 2 secondes de pause puis recommencez.

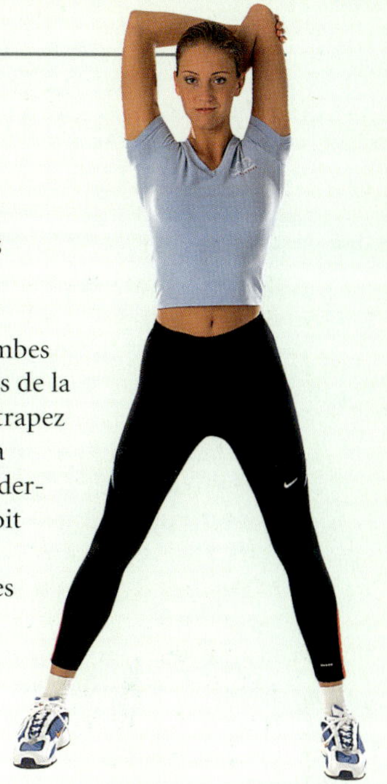

➤ Étirement des épaules

Position de départ : jambes écartées, bras au-dessus de la tête, dos bien droit. Attrapez le coude gauche avec la main droite et tirez-le derrière la tête. Celle-ci doit rester droite. Tenez 20 secondes ; 2 secondes de pause puis changez de coude.

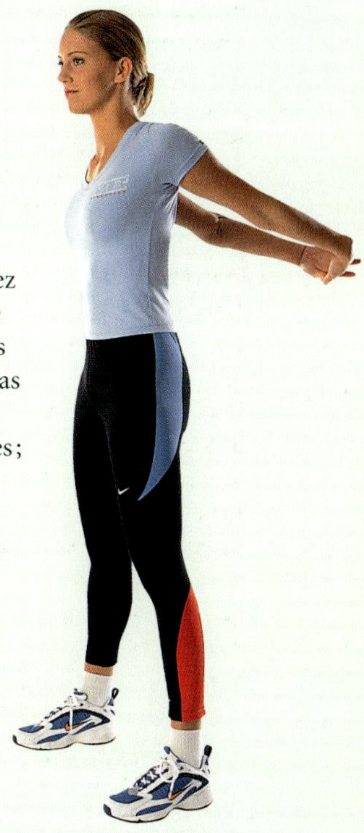

➤ Étirement du buste et des épaules

Position de départ : croisez les bras tendus derrière le dos. En maintenant le dos bien droit, montez vos bras tendus. Étirez-les doucement pendant 20 secondes ; 2 secondes de pause puis recommencez l'exercice.

À vos marques, prêts, partez !

Êtes-vous enfin décidé à faire du jogging? Avez-vous procédé à tous les tests indiqués pages 64-71 ? Si vous êtes fin prêt, commencez par attacher votre tensiomètre, sautez dans vos chaussures et dénichez-vous un trajet de 3-5 km sans relief. Procédez maintenant aux exercices d'étirement (page 82-83), puis allez-y !
Si vous courez le sourire aux lèvres et le tensiomètre en marche (qui vous avertit lorsque vous allez trop vite), vous pouvez sans problème fournir un effort d'une demi-heure.

Commencez en douceur
Vous pouvez également commencer par courir 3 minutes, après quoi vous vous laisserez aller à votre rythme avant de reprendre la course pendant 3 minutes. Ajoutez chaque jour une minute de plus à votre entraînement. Au bout de 4 semaines, vous atteindrez les 30 précieuses minutes. Toutes vos articulations auront eu largement le temps de s'accoutumer à l'effort.

➤ **INFO**

Pas à pas

CHAQUE JOUR qui suit vous apporte une forme nouvelle et votre pouls se modifie.
Au bout de quelques semaines, votre rythme cardiaque se stabilise.
Les variations sont très importantes au début de votre pratique du jogging, puis elles se réduisent progressivement au fil de votre entraînement.

Une forme olympique

Au bout de 2 mois, votre forme sera étonnante. Vous parviendrez à parcourir 5 km en moins d'une demi-heure, à atteindre les 10 km sans effort et à effectuer des pas plus importants. Vous pourrez intégrer sans problème quelques reliefs à votre parcours, de même que quelques sprints. Ne soyez pas sceptique ! Je peux vous assurer que des coureurs débutants sont devenus marathoniens en moins de 10 semaines !

La respiration procède tous les jours au réglage du pouls

Trouvez d'abord la bonne respiration de limitation (voir page 79 – Mon conseil). Courez d'abord lentement. Trois pas et vous inspirez, trois pas et vous expirez. Cela vous permet de vous échauffer. Au bout de 5 minutes, votre tensiomètre vous indique votre rythme cardiaque de la journée. Car, chose étonnante, celui-ci change tous les jours au rythme de la quantité de café absorbé, du nombre d'heures de sommeil etc. Courez ensuite pendant une demi-heure avec le pouls indiqué. Souriez, sentez-vous léger, heureux et surtout pas tendu. Si le pouls accélère, limitez votre vitesse.

Libérez les pieds
Essayez une fois de courir nu-pieds dans une prairie : 95 % des individus ne courent vraiment convenablement que quand chaussures et semelles n'entravent pas le contact du pied avec le sol. Ces foulées naturelles sont correctes. La plupart d'entre nous posent d'abord le talon sur le sol. Le corps tout entier est alors beaucoup plus amplement sollicité, et ceci n'est pas bon. Les professionnels, en revanche, rebondissent d'abord sur la partie antérieure de leur pied bien avant que le talon ne vienne toucher le sol.

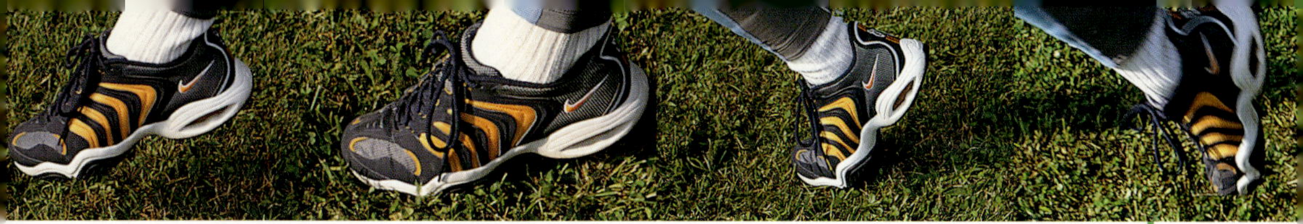

Courez comme un professionnel en posant d'abord l'avant du pied sur le sol, puis le talon.

Le pas est ainsi soutenu par les amortisseurs propres au corps que sont muscles et articulations. Les amateurs ne sont pas du tout habitués à cette technique, qui sollicite fortement les muscles du mollet. Quoi qu'il en soit, essayez de courir en prenant soin de poser au fur et à mesure de la foulée toute la surface du pied au sol. Si vous souhaitez faire travailler les muscles des mollets, courez de temps à autre sur l'avant du pied. C'est ainsi que courent les animaux.

> **➤ CONSEIL**
>
> ## *Point de côté?*
>
> LE POINT DE CÔTÉ est une alerte. Vous courez trop vite et le diaphragme, muscle qui préside à la respiration, n'a pas été suffisamment oxygéné. Ou bien, vous avez couru le ventre plein, ce qui sollicite également trop le diaphragme. Pratiquez votre jogging 3 heures après un repas copieux. Si vous avez un point de côté, ralentissez votre course, respirez profondément en appuyant fermement le poing sur l'endroit douloureux. Expirez ensuite longuement. Inspirez de nouveau avant d'expirer profondément trois fois d'affilée.

Tenez la route
Faites de petits pas et placez vos pieds en respectant une ligne droite. Vous éviterez ainsi la pronation qui consiste à presser trop fortement votre pied vers l'intérieur.
Les épaules sont détendues, les bras balancent sur le côté et ne font qu'accompagner les mouvements des jambes. Aussi longtemps que vous serez détendu, vous ne pourrez faire de « faux pas ». Important : À la fin de l'effort, pensez à réduire le rythme progressivement sur une cinquantaine de mètres; une manière douce de permettre au corps de revenir en douceur à la case départ.

Courir, oui mais à quelle fréquence?

L'entraînement en aérobie, c'est-à-dire le jogging avec une oxygénation suffisante, devrait être pratiqué tous les jours, ou bien à un minimum de quatre à cinq fois par semaine pour rester en grande forme. Courez de manière constante en respectant une certaine vitesse pendant au moins un quart d'heure par jour.

Les articulations sont-elles sensibles aux kilomètres parcourus?

Avez-vous déjà vu un chevreuil souffrir d'arthrose? Les articulations et disques intervertébraux sont constitués de cartilage. Or ceux-ci ne sont pas irrigués. Ils sont essentiellement alimentés par le mouvement. Nous sommes donc absolument forcés de nous activer. La marche et la course sont plus naturelles à l'homme que la station assise, comme nous y sommes contraints dès l'âge de 6 ans sur les bancs des écoles. C'est parce que nous ne courons pas suffisamment qu'une personne sur deux souffre de problèmes de dos.

Gélatine et Vitamine E luttent contre les douleurs articulaires
Nombreux sont les individus ne faisant pas travailler suffisamment leurs articulations,

qui souffrent d'arthrite, et ça fait très mal! Vous pouvez endiguer l'inflammation en absorbant un gramme de vitamine E par jour. Les victimes de rhumatismes font de même pour atténuer les douleurs.
La gélatine aide à reconstituer le cartilage. Il s'agit d'une gélatine on ne peut plus courante. Elle perturbe le cartilage et stimule donc ses défenses, et c'est ainsi qu'il se renforce. Trempez chaque jour une feuille de gélatine de 5 x 5 cm dans l'eau froide et diluez-la ensuite dans du thé avant de la boire.

Qu'est-ce qu'une courbature?

C'est un phénomène absolument normal et courant qui peut aussi bien se produire chez des sportifs de compétition. Et surtout ne vous culpabilisez pas en vous disant que vous avez couru trop vite.
Les courbatures résultent de minuscules blessures musculaires que l'on appelle microtraumatismes. Le muscle n'est pas encore habitué à l'effort qu'il doit fournir. Seules les fortes courbatures sont causées par un effort trop intense. Trois jours après, la douleur a tout à fait disparu. On peut facilement soulager les courbatures.

La chaleur calme les courbatures
Les applications chaudes accélèrent l'irrigation sanguine et soulagent sensiblement la douleur. Allez au sauna ou bien plongez-vous dans un bain raisonnablement chaud. N'oubliez pas de faire vos exercices de stretching le lendemain, et surtout, courez lentement.
Lorsque le jour suivant, vous pratiquez l'exercice qui a causé les courbatures, la douleur disparaîtra rapidement si vous diminuez de moitié l'intensité de l'effort. Une irrigation sanguine plus intense est le remède idéal pour traiter les fibres musculaires endolories.

Marcher ou courir?

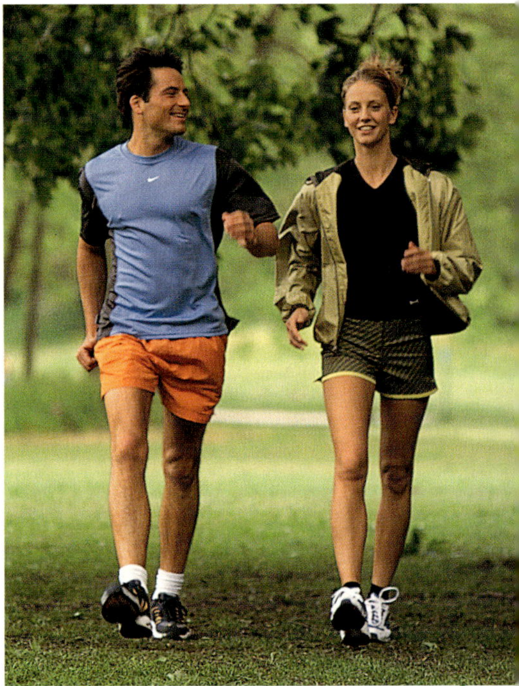

La marche et le jogging sont tous deux excellents pour la santé. Choisissez la forme qui vous convient le mieux.

La marche n'a rien à envier au jogging, quant à ses résultats en matière de forme et de bien-être. Elle renforce également le rythme cardiaque, préserve la santé et la ligne.
La marche est tout simplement plus adaptée à certaines personnes. Elle fait des adeptes parmi les individus un peu rouillés, ceux qui sont trop enrobés et les personnes âgées. C'est une excellente pratique pour ceux qui souffrent de douleurs articulaires. Il est d'ailleurs fort possible que la marche se transforme progressivement en un jogging très léger. Cela se produit quand on maigrit ou que notre endurance s'améliore.

Quelques règles pour pratiquer la marche

➤ Démarrez à un rythme modéré et faites des respirations profondes.

➤ Maintenez la tête et le corps bien droits et le menton parallèle au sol. Les épaules sont détendues et le buste est redressé.

➤ Regardez 4 à 5 mètres devant vous.

➤ Les pas ne sont pas crispés, mais au contraire détendus. Les orteils sont étirés et le pied foule le sol avec le talon d'abord, puis toute la plante pour terminer par la pointe des orteils. Le genou est légèrement plié. La foulée s'achève en contractant les fessiers.

➤ La pointe de pied s'étire le plus possible. Les bras balancent pliés sur le côté et forment un angle à 90 ° : le bras droit en même temps que la jambe gauche et le bras gauche avec la jambe droite.

➤ Les hanches sont détendues et balancent également d'avant en arrière au rythme de la marche. Jamais sur le côté. Les talons, articulations et tendons sont moins sollicités que pendant le jogging.

Marcher, oui mais à quelle fréquence ?

Il est idéal de parvenir à brûler 2 000 calories par semaine. C'est le résultat que vous obtiendrez en marchant 40 minutes par jour. Cela fait trop pour vous? Alors pratiquez cet exercice trois à quatre fois par semaine. Votre vitesse de marche ne doit pas être supérieure à 6,5 km/h. Ceci correspond à 130-140 pas par minute.

➤ **INFO**

Un véritable engouement pour la marche

AUX ÉTATS-UNIS, 100 millions de personnes s'adonnent déjà à cette discipline. En France, on voit de plus en plus d'individus adopter ces postures amusantes, bras en mouvement et pas rapides. La marche telle qu'elle se pratique à un niveau sportif n'a effectivement rien à voir avec notre pas naturel de marche. Il y a, en réalité, accélération et accentuation de tout le mouvement.

Remplissez votre journal de bord !

Remplissez régulièrement votre journal de bord. Il vous permettra d'y reporter les valeurs importantes à vos yeux. Appelons-les facteurs biologiques. Il peut s'agir : du poids, du pouls, de la qualité de sommeil, du bien-être ou bien de la motivation à l'entraînement.
Ces facteurs biologiques vous permettront de contrôler vos succès personnels lors de l'entraînement, qu'il s'agisse de jogging, marche, natation ou cyclisme. Vous pouvez ainsi constater si vous vous sentez plus heureux, si vous maigrissez, si votre pouls ralentit et si le sport modifie ou non votre existence.
Renouvelez de temps à autre les tests pour débutants indiqués pages 64-71 afin de surveiller votre forme. Un journal de bord est également adapté à tout type de pratique sportive, car les facteurs biologiques qui vous concernent restent les mêmes.

Les 14 RÈGLES *d'or*

Ce qu'il faut faire pour être un bon jogger

➤ 1. La banane : une excellente formule énergétique

Riche en glucides, magnésium et potassium, la banane est l'arme idéale des conquérants. Elle alimente efficacement le cerveau, les nerfs et les muscles.

➤ 2. L'avoine apaise les nerfs

Les céréales ne sont pas uniquement riches en vitamines, minéraux et fibres. Les flocons d'avoine contiennent également des substances apaisantes pour l'organisme tout entier.

➤ 3. La pomme dynamise les muscles

En transpirant, nous éliminons du potassium. Les nerfs carencés sollicitent les muscles moins efficacement. L'énergie nous fait défaut. La pomme (en fruit comme en jus) nous aide à nous ravitailler, et l'eau minérale apporte aux nerfs la quantité de magnésium dont ils ont besoin.

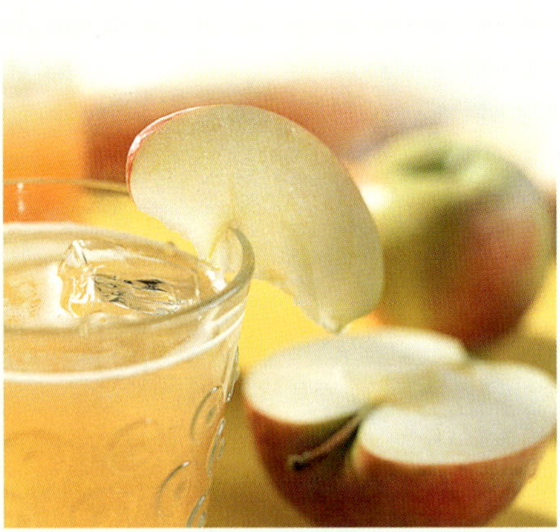

➤ 4. Les aliments complets stimulent l'effort

Le sportif a besoin de vitamine B1 pour la transformation des glucides en énergie. Le travail des nerfs, des muscles et du cerveau en est grandement facilité. Les aliments complets, les pommes de terre, la levure et les légumes secs en contiennent beaucoup.

➤ 5. Les fruits alimentent les idées juteuses

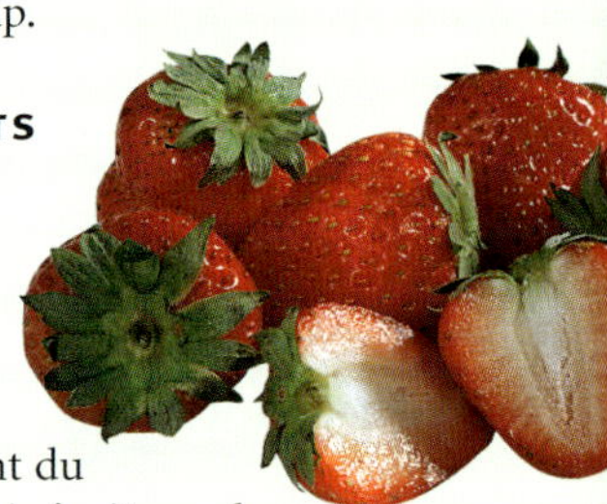

Les fruits contiennent du fructose, un sucre qui n'agit pas de la même manière que celui d'une tablette de chocolat, donnant un coup de fouet au sang. Le fructose, en revanche, apporte au cerveau un combustible dont il a constamment besoin. Il est recommandé aux joggers d'en manger 5 par jour. Les fruits secs sont également excellents car très riches en minéraux.

➤ 6. Les féculents sont indispensables !

Les pâtes, le riz, le pain et les pommes de terre apportent aux joggers les glucides dont ils ont besoin : une vraie source d'énergie qui ne fait pas grossir si l'on ne rajoute pas de sauce !

➤ 7. La banane en jus

Une banane mûre comportant des taches noirâtres sur la peau contient 90 % de fructose, excellent pour un apport rapide en énergie, et 10 % de glucides qui agissent à plus long terme.

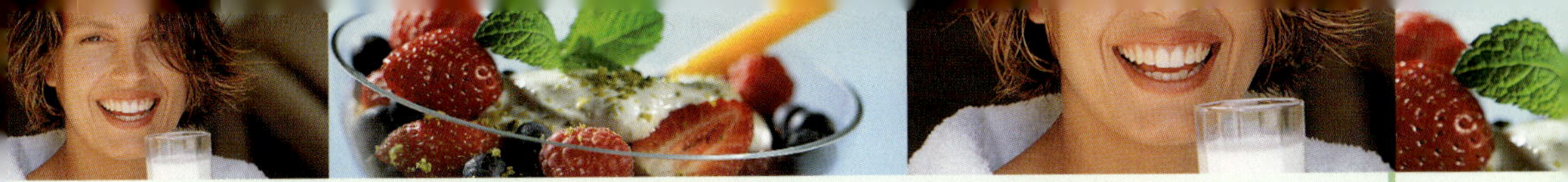

L'alimentation de base des joggers doit comprendre de bonnes protéines, des glucides et de l'eau.

ET CE QU'IL NE FAUT PAS FAIRE

Une banane pas tout à fait mûre apporte exactement l'inverse. Mixez donc banane mûre et banane verte dans de l'eau minérale et avalez le tout avant l'entraînement.

➤ 8. Les soi-disant vertus du steak

Aucun sportif ne se dope plus aujourd'hui avec du steak. Il est préférable en effet de manger pâtes, céréales et riz (pour les glucides), plus de fruits et légumes et des protéines qualitatives : produits laitiers maigres, poisson maigre, volaille maigre, légumes secs et aliments complets.

➤ 9. L'œuf, oui mais en quantité raisonnable

Un œuf mollet ne tient pas longtemps à l'estomac. Il apporte au cerveau de la lécithine et du cholestérol (250 mg) au cœur. Il est donc préférable de ne pas en absorber plus de 3 par semaine.

➤ 10. Les fruits à coque perturbent la concentration

Ils sont riches en minéraux et vitamines, mais elles perturbent la concentration mentale et n'appartiennent donc pas au grignotage des joggers.

➤ 11. Et le lait ?

Il est excellent, mais pas pour désaltérer ! Il nourrit les os et les nerfs en potassium, vitamines et même en calories. C'est en fait un aliment de base et non une boisson pour les petites pauses.

➤ 12. Attention au café

La caféine préserve la forme mentale, mais elle est à exclure des journées de marathon. Elle rend nerveux et empêche l'élimination de l'hormone du stress. Le sucre constitue un apport supplémentaire en hormone du stress.

➤ 13. Les boissons isotoniques

Les mauvaises boissons isotoniques nous font éliminer plus d'eau et de minéraux. Exactement l'inverse de ce qu'il faut ! Elles sont souvent mal dosées et provoquent un affaiblissement de l'effort. Elles contiennent autant de sucres rapides que de sucres lents, disponibles à plus long terme, ce qui constitue leur unique aspect positif. Il existe une alternative beaucoup plus naturelle : la banane.

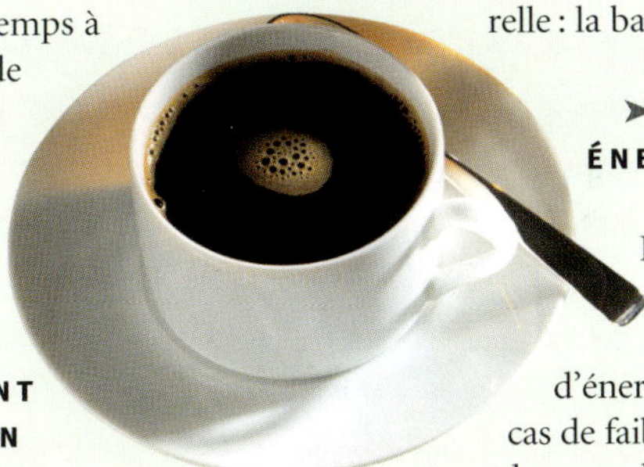

➤ 14 Les barres énergétiques

Le glucose ou les barres chocolatées n'apportent pas véritablement d'énergie, mais nous dopent en cas de faiblesse. Ils augmentent le taux de sucre dans le sang. L'insuline suit pour apporter le sucre aux cellules. Cela déclenche l'émission d'adrénaline et de noradrénaline, lesquelles, comme chacun sait, mettent les joggers sous pression. On se sent bien un court moment, puis on faiblit rapidement. Les sucres rapides peuvent permettre à un sprinter de courir très bien sur 200 m, mais il peinera ensuite. Si vous devez vous mettre au bureau après le jogging, vous aurez continuellement besoin d'énergie. Les fruits secs ou frais sont alors parfaitement adaptés.

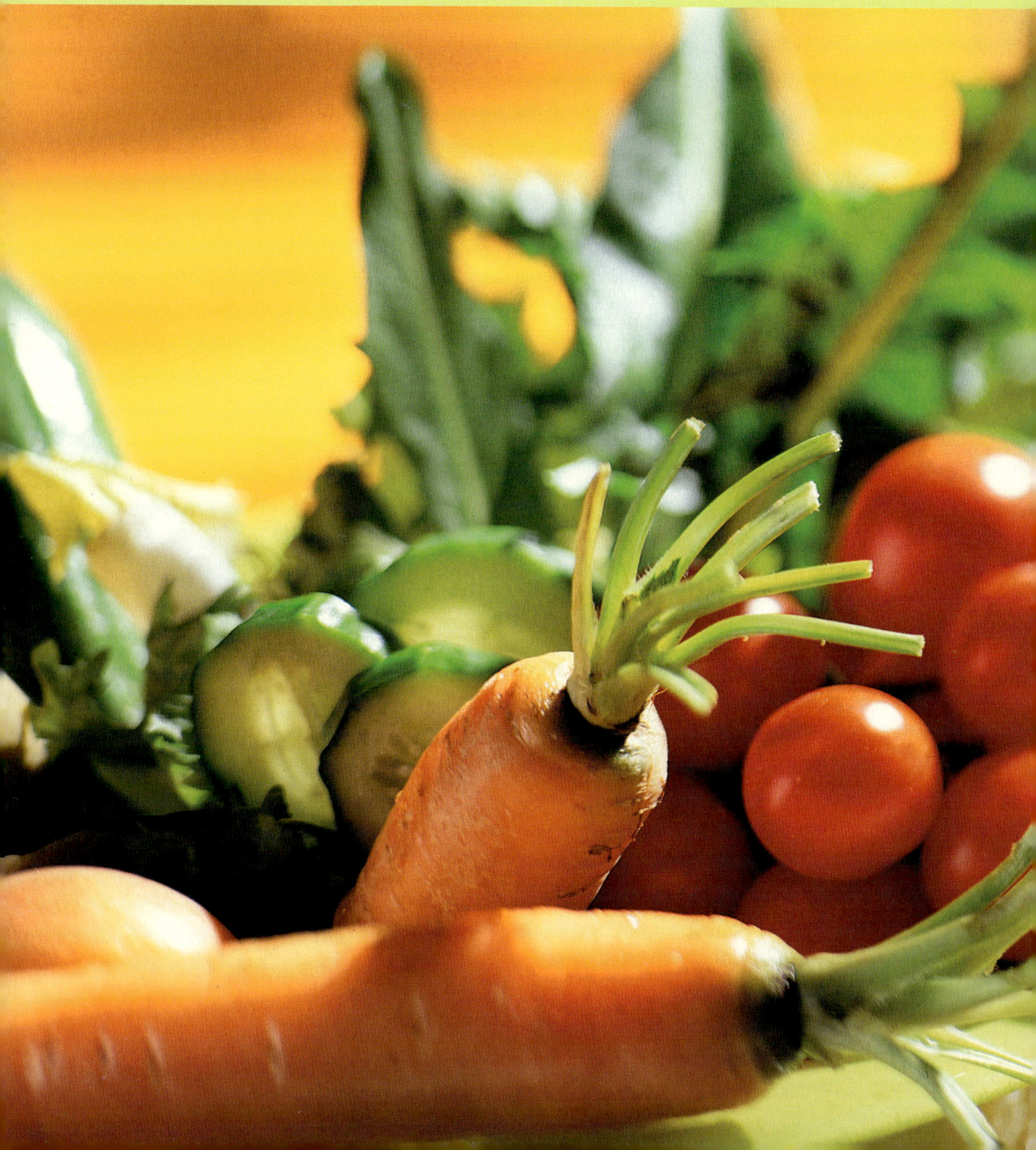

DES ALIMENTS POUR *RESTER JEUNE*

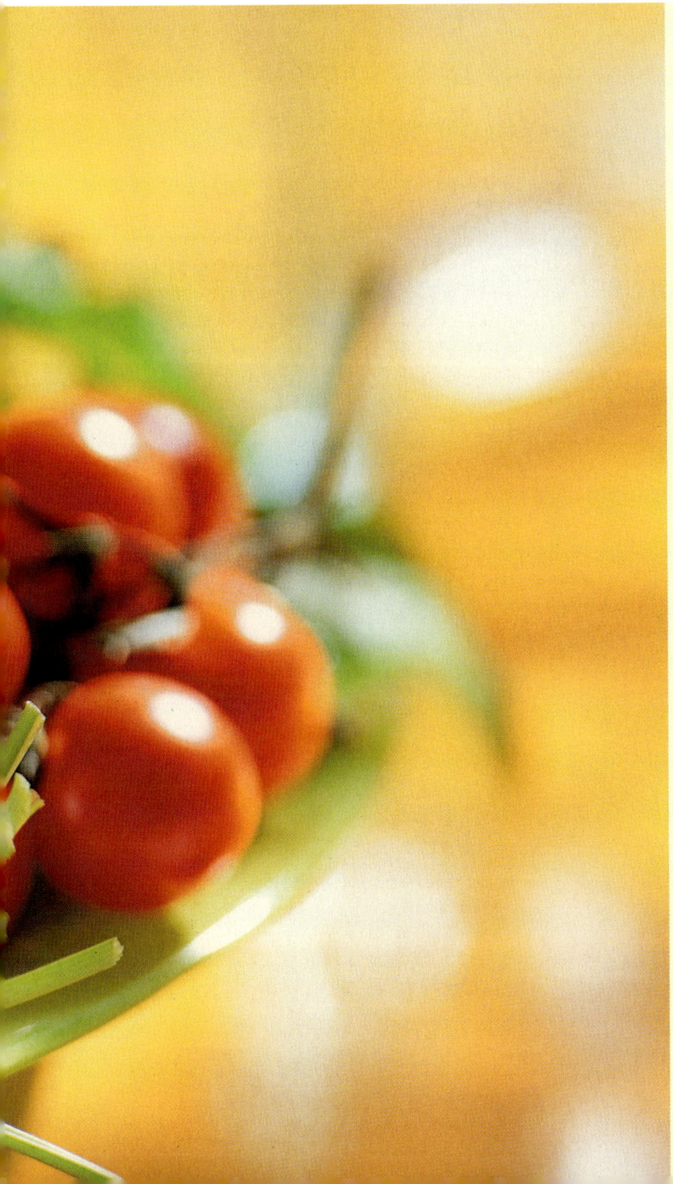

LA NOURRITURE est la plus belle drogue que la nature ait mise à notre disposition. Manger trois fois par jour est un réflexe dont les conséquences sont essentielles. L'alimentation influence en effet la clarté de nos réflexions, notre humeur, notre dynamique interne et notre créativité. En vous nourrissant convenablement, vous pouvez fabriquer vous-même l'hormone du bonheur, optimiser votre effort, évacuer vos états d'âme et surtout : retarder le vieillissement.

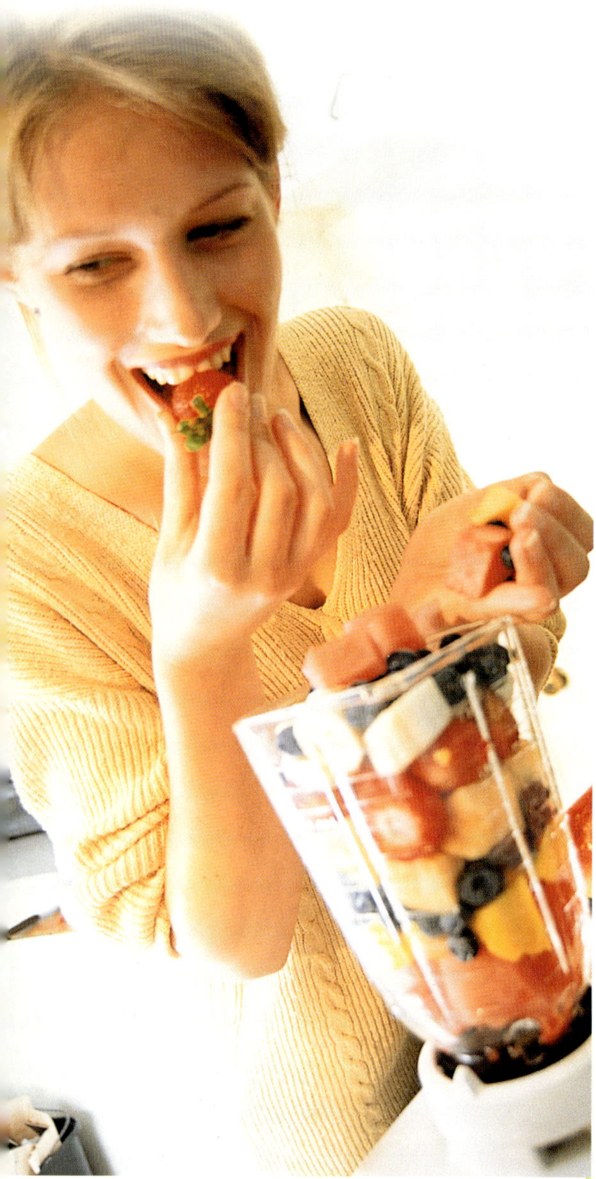

Si la balance indique que vous avez pris du poids, votre moral chute. Finis les petits encas trop gras ! Vous vous mettez sur le champ à consommer glucides et protéines.

La gastronomie de nos ancêtres

Nos ancêtres ignoraient tout des bons conseils des nutritionnistes qui nous disent : « mangez 15 % de protéines, 30 % de graisse et 55 % de glucides ». Nos aïeux mangeaient ce qu'ils trouvaient. Dans les bons jours, lorsque la chasse était fructueuse, ils absorbaient 80 % de steak de tigre ou de cuissot de mammouth, et 20 % de fruits, champignons, racines, céréales et feuilles. Ils ingéraient donc une quantité importante de protéines, de glucides naturels et un peu de graisse végétale, que l'on pouvait également trouver dans les périodes fastes. Lorsque les temps étaient plus durs, la proportion viande/végétaux s'inversait complètement et l'on se nourrissait à la manière du chimpanzé dans la forêt.

L'homme civilisé ne suit pas les conseils des nutritionnistes. Il fait exactement comme ses ancêtres et mange ce qu'il y a : de la graisse et des sucreries, des frites et des barres chocolatées. Nous savons tous très bien comment mettre la main dessus.

Les sportifs de compétition ne suivent pas non plus les conseils des spécialistes. Ils absorbent 35 à 45 % de leurs calories quotidiennes sous forme de protéines. Les directeurs d'entreprises procèdent exactement de la même manière. La graisse est devenue la drogue de notre civilisation.

La graisse : ennemie n° 1 de notre corps et de notre tête

La graisse est la cause numéro 1 des kilos accumulés. Un gramme de graisse apporte 9 calories. La graisse ne rassasie pas, mais donne envie de manger plus parce qu'elle est généralement bonne au goût. Chaque gramme que nous ne brûlons pas est stocké dans notre corps en deux endroits : si elle est visible sur les hanches, on ne la voit en revanche pas sur les parois internes de nos vaisseaux et de nos artères. Alors, attention ! infarctus en vue ! Notre réseau artériel fait 1 000 km de long. Cela en fait de la place pour accueillir les mauvaises graisses !
Avec le temps, la graisse entame nos capacités intellectuelles, notre tonus et notre vivacité d'esprit. Nous savons maintenant que les cellules cérébrales « discutent » entre elles. Leurs parois sont composées de minuscules canaux dans lesquels le courant passe, créant ainsi la pensée. Or, à la porte de ces canaux, s'accumulent les graisses non consumées atténuant l'intensité de la pensée. Lorsque les pores de la pensée sont bouchés, notre esprit se met à s'activer beaucoup plus lentement. C'est ainsi qu'à l'âge de 30 ans, nous avons besoin de tout noter si nous ne voulons rien oublier… lorsque le courant ne passe plus du tout, c'est la maladie d'Alzheimer qui prend le relais !

Nous pesons soudain 50 kg de plus

Le corps s'engraisse continuellement. Autour de la taille se construit un véritable rempart que l'on ne remarque plus. Admettons que vous mangiez quotidiennement une unique petite cuillerée à café (soit 10 g) de beurre en trop que votre corps ne parvient à transformer en énergie ; cela implique que vous prendrez 50 kg en 10 ans. Pour les perdre, il vous faudrait alors brûler 350 000 calories, ce qui représente 700 heures d'entraînement en gymnase.

L'absorption modérée de graisses préserve la ligne et la jeunesse

Nous avons déjà vu dans le premier chapitre, comment la réduction de calories préserve efficacement du vieillissement. Les rats et les singes mis au régime deviennent de petits mathusalems.
Cela ne sert à rien de manger moitié moins de carottes et d'escalopes, car vous perdriez en nutriments essentiels et en acides gras insaturés, véritables élixirs de jeunesse. Il est préférable de diviser par deux l'apport en graisses. En le réduisant seulement de 10 g par jour (une cuillerée à café de beurre, par exemple), vos hanches et votre bassin peuvent perdre 4,7 kg par an. Si votre consommation quotidienne de graisses passe de 140 à 60 g, cela vous permettra à terme d'éliminer 37 kg de graisses.

Mon conseil

Brûlez les graisses

VOS HANCHES et vos cellules cérébrales peuvent se débarrasser de leurs graisses sans forcément vous obliger à passer vos journées à faire du body-building. Il vous suffit de faire du jogging et de diviser votre consommation de calories par deux. C'est la manière la plus rapide de recouvrer votre jeunesse. Les pages suivantes vous donneront quelques indications pour y parvenir en préservant votre bonne humeur.

➤ INFO

De petits acides gras

♦ **L'acide linoléique :** Cet acide gras poly-insaturé – longtemps considéré comme bénéfique – peut augmenter les risques de maladies cardio-vasculaires si l'on en consomme en trop grande quantité. Il favorise le mécanisme de calcification des artères et la formation des caillots. Les huiles de chardon, de tournesol et de germe de maïs en contiennent beaucoup.

♦ **L'acide linoléique alpha :** les huiles de colza, d'olive, de noix et de soja en sont riches. Cet acide gras inhibe l'activité des plaquettes sanguines qui provoquent la formation des caillots de sang. Il réduit considérablement le risque d'infarctus. L'acide linoléique alpha et l'acide oléique font battre les cœurs plus longtemps, même au Japon.

♦ **L'acide oléique :** C'est le principal composant de l'huile d'olive. De nombreuses études ont démontré qu'il protégeait le cœur.

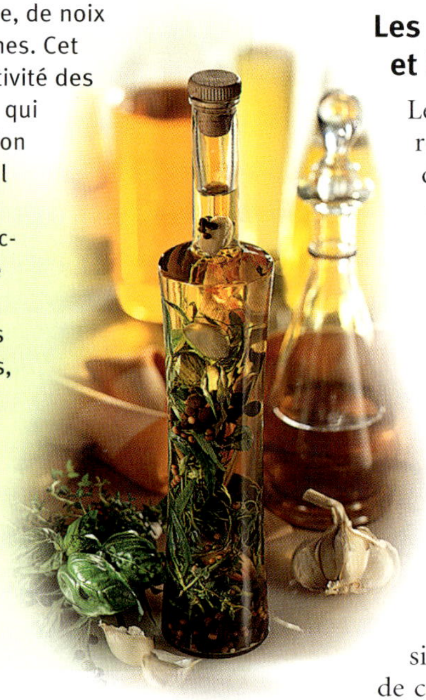

Toutes les graisses ne se valent pas

Il existe des acides gras saturés, mono insaturés et poly-insaturés. Les premiers se trouvent dans les produits d'origine animale comme la crème, le beurre, la viande, la charcuterie et le fromage. Ils sont à consommer avec modération, car ils favorisent largement le développement des maladies cardio-vasculaires. Ils peuvent augmenter notamment le taux de cholestérol. Celui-ci est en soi une substance vitale produite en grande partie par notre propre organisme pour la fabrication des parois cellulaires, des hormones et de la couche protectrice des nerfs. Les nutritionnistes insistent tous sur le fait qu'il n'est pas bon de surévaluer cette substance. Si notre corps en fabrique de trop, le cholestérol devient dangereux pour la santé.

Les lipides, le bon et le mauvais cholestérol

Les graisses (ou lipides) jouent un rôle essentiel dans la production d'énergie organique. Elles parcourent notre corps en s'infiltrant dans les vaisseaux sanguins. Pour pouvoir être transportées dans le sang, elles s'associent aux protéines et se transforment en lipoprotéines. Celles-ci servent de moyen de transport au cholestérol. Plus elles sont riches en protéines, moins elles contiennent de graisses et inversement. Les petites bulles de protéines maigres sont nommées en anglais High Density Lipoproteins ou HDL. Il s'agit de ce qu'on appelle le bon cholestérol. Les LDL ou Low Density Lipoproteins sont, en revanche, de grosses bulles de protéines grasses. On les qualifie de mauvais cholestérol.

Pourquoi un méchant et un bon?
C'est très simple : le HDL protège les vaisseaux sanguins car il oriente le cholestérol vers le foie qui le transforme en bile et l'évacue.
Le cholestérol LDL en revanche, chasse le cholestérol du foie et l'expédie vers les cel-

Petites bouchées et leurs alternatives plus maigres

Bouchée	Alternatives maigres
Produits laitiers	
Crème anglaise (6 g)	Lait écrémé (0,5 g)
Crème fraîche épaisse (33 g)	Petit-lait (0,2 g)
Crème fraîche liquide (34 g)	Yaourt maigre (0,4 g)
Crème Chantilly (32 g)	Babeurre (0,2 g)
Crème au beurre (20 g)	Kéfir maigre (1,5 g)
Fromages	
Camenbert (60 % M.G. : 33 g)	Fromage blanc maigre (0,3 g)
Brillat-Savarin (40 g)	Ricotta (6 g)
Roquefort (33 g)	Petit-suisse (1,4 g)
Mascarpone (48 g)	Fromage fondu (10 % M.G. : 3 g)
Charcuterie	
Pâté de foie (29 g)	Jambon sans couenne (3 g)
Mortadelle (33 g)	Terrine de dindonneau et légumes (4 g)
Salami (33 g)	Rosbif (5 g)
Saucisson (37 g)	Saucisse de volaille (5 g)

Bouchées	Alternatives maigres
Viande	
Bœuf haché (14 g)	Poitrine de dindonneau (1 g)
Poitrine (21 g)	Escalope de veau (2 g)
Épaule de porc (23 g)	Filet de porc (2 g)
Viande de porc hachée (28 g)	Râble de chevreuil (2 g)
Oie (31 g)	Filet d'agneau (3 g)
Côtelette d'agneau (32 g)	Steak tartare (3 g)
Lard (83 g)	Filet de bœuf (4 g)
	Blanc de poulet (6 g)
Poisson	
Maquereau (12 g)	Crabe (0,5 g)
Saumon (14 g)	Cabillaud (0,6 g)
Hareng (18 g)	Églefin (0,6 g)
Thon à l'huile (21 g)	Sandre (0,7 g)
Anguille (25 g)	Perche (0,8 g)
Desserts	
Mousse au chocolat (16 g)	Gomme gélifiée (0 g)
Crème glacée (17 g)	Sorbet citron (0,1 g)
Barre de céréales (19 g)	Fruits rouges (0,1 g)
Chocolat (30 g)	Fruits en gelée (0,2 g)
	Profiterole (0,2 g)

Pourcentage de graisse en gramme pour des portions de 100 g

lules sanguines. Il peut en résulter le phénomène suivant : si la cellule contient suffisamment de cholestérol, elle le repousse. Celui-ci poursuit son cheminement dans le sang et augmente alors son taux en graisse. Il finit par se coller aux parois des vaisseaux sanguins, constituant ainsi les prémices d'une artériosclérose.

C'est exactement ce qui se produit lorsque vous consommez des rôtis gras, des frites ou des gâteaux alors que vos cellules sont déjà saturées de cholestérol.

Le mystère des acides gras insaturés

Notre corps est dans l'incapacité de produire lui-même les acides gras insaturés d'origine végétale. Ils sont pourtant vitaux, et nous devons impérativement en absorber quotidiennement par l'intermédiaire de notre alimentation. On les qualifie d'essentiels. Ils nous protègent des maladies cardiovasculaires, car ils sont aptes à faire baisser le taux de cholestérol HDL. Les acides gras mono insaturés sont particulièrement efficaces contre le vieillissement (dans l'huile d'olive et de colza) parce qu'en plus de faire baisser le taux de HDL, ils favorisent le développement du bon cholestérol LDL.

DIVISEZ LES GRAISSES PAR DEUX

➤ 1. NATURELLEMENT LÉGER

Les aliments naturels sont moins riches en graisse : 100 g de pommes de terre en robe de chambre en contiennent 0,3 g (66 calories), tandis que les chips en contiennent 40 g (549 calories).

➤ 2. CUIRE EN DIVISANT LES GRAISSES

Huilez les poêles antiadhésives à l'aide d'un pinceau et jetez les graisses de cuisson.

➤ 3. PAS UN GRAMME DE GRAISSE

Fruits, légumes, pommes de terre et salade sont totalement dénués de graisse. La cuisson à la vapeur et le grill sont idéals.

➤ 4. ÉCONOMISEZ LES GRAISSES !

Sachez que les céréales, pâtes et riz ne contiennent que des traces de graisse.

➤ 5. VARIANTE MAIGRE

Choisissez toujours viandes, poissons et charcuterie les moins gras. Faites de même pour les produits laitiers et les fromages (vérifiez les pourcentages). Un yaourt au lait entier contient 5,3 g de graisse alors qu'un yaourt maigre n'en contient que 0,3 g (référez-vous au tableau de la page 95).

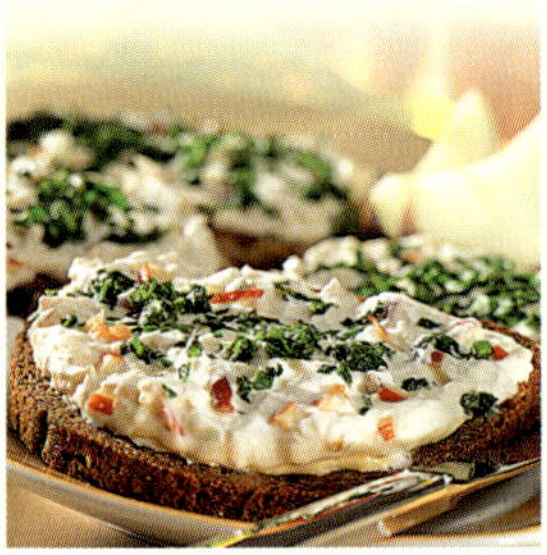

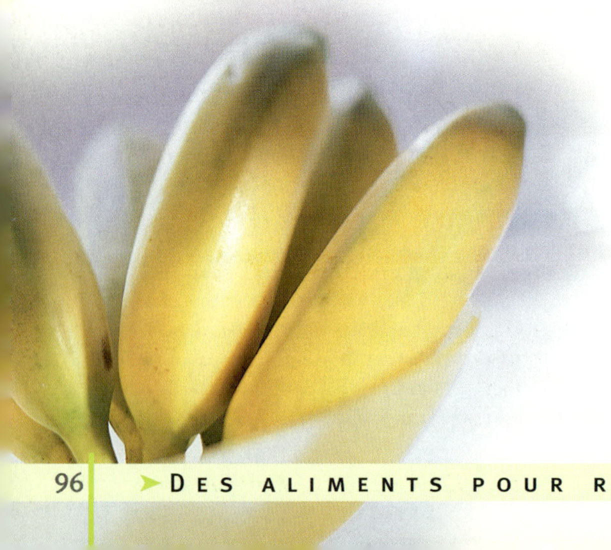

➤ 6. ASTUCE À PROPOS DU BEURRE

Laissez votre toast refroidir avant de le tartiner pour empêcher qu'il absorbe un maximum de graisse. Il est plus facile d'étaler le beurre lorsqu'il est à température ambiante. Sous la confiture, vous pouvez très bien tartiner une couche de fromage blanc maigre.

➤ 7. MÜESLI FAIT MAISON

Mixez de préférence votre müesli vous-même. Les müeslis tout préparés contiennent beaucoup de graisse dans les noisettes et le chocolat. Les flocons d'avoine, les produits laitiers écrémés et les fruits frais sont naturellement légers.

➤ 8. GOURMANDISES AUTORISÉES

Les bonbons, oursons en gomme gélifiée, sorbets aux fruits, têtes de nègre et sticks salés sont à peine gras. En revanche, les gâteaux, tartes, crèmes glacées et chocolats sont des bombes de graisse.

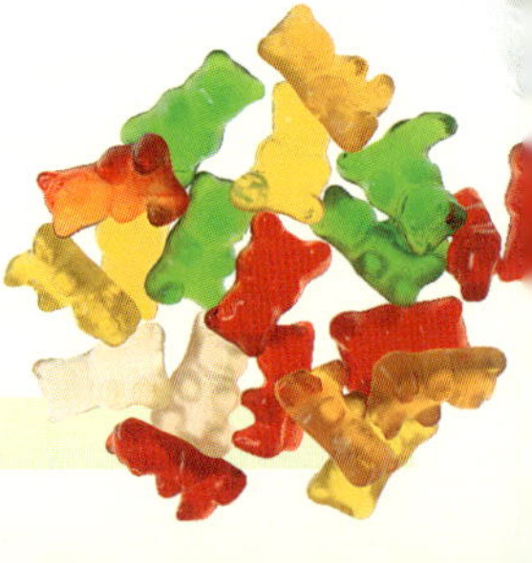

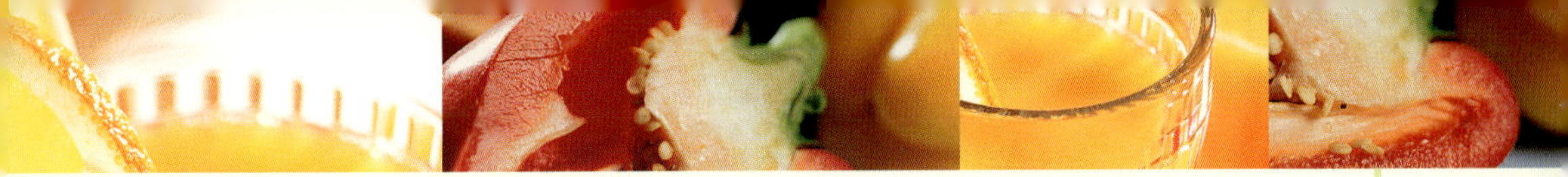

Les légumes crus et les fruits entiers ou en jus sont parfaitement adaptés à une alimentation saine et sans graisse.

➤ 9. Comment réduire la dose

Une cuillerée à soupe d'huile ne contient pas moins de 90 calories ! Il serait donc préférable d'utiliser un bouchon doseur pour les bouteilles d'huiles afin d'éviter les terribles chutes de graisse dans votre salade. Il est également souhaitable d'utiliser une cuillère à café pour doser l'huile.

➤ 10. Diviser les graisses

Coupez les bords gras visibles autour de la viande avant de la cuire et demandez au charcutier de découper vos saucissons et autres achats en très fines tranches. Une légère couche de beurre ou de margarine sur le pain suffit largement. Ôtez la peau des volailles avant de les cuire. En procédant ainsi, la graisse ne parviendra pas jusqu'à la sauce.

➤ 11. Le secret des bonnes vinaigrettes

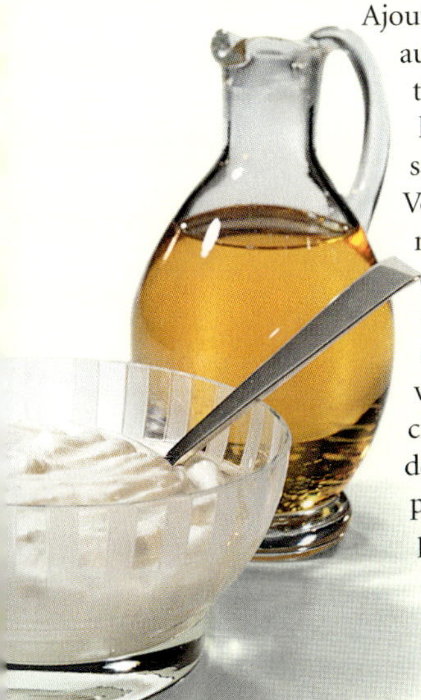

Ajoutez du yaourt ou autres produits laitiers à la place de l'huile dans vos sauces de salade. Vous pouvez également mélanger du cottage cheese avec des herbes fraîches et des épices. Vous verrez, c'est délicieux. Si vous avez déjà versé l'huile, par pitié, respectez les petites quantités. Utilisez pour la doser une cuillère à café. Ne consommez pas les vinaigrettes toutes prêtes.

➤ 12. Des astuces pour les sauces

Remplacez la crème entière par une crème allégée ou bien par du lait. On peut merveilleusement épaissir une sauce en mélangeant quelques légumes à l'eau de cuisson du rôti.

➤ 13. La chapelure

La chapelure est le véritable piège à graisses. Grattez les viandes et poissons panés. Tout ce qui sort de la friteuse ne doit pas être enrobé.

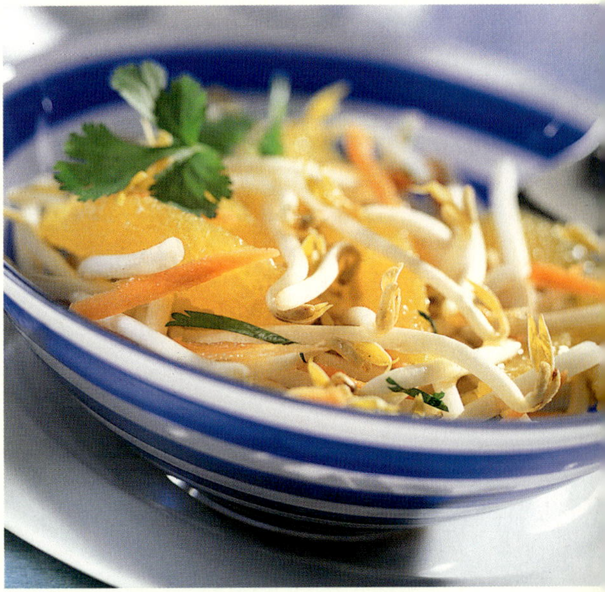

➤ 14. Interchangez

30 g de crème fraîche contiennent 9 g de graisse, tandis que la même quantité de crème allégée n'en contient que 3 g. Modifiez de la même façon le choix de vos fromages.

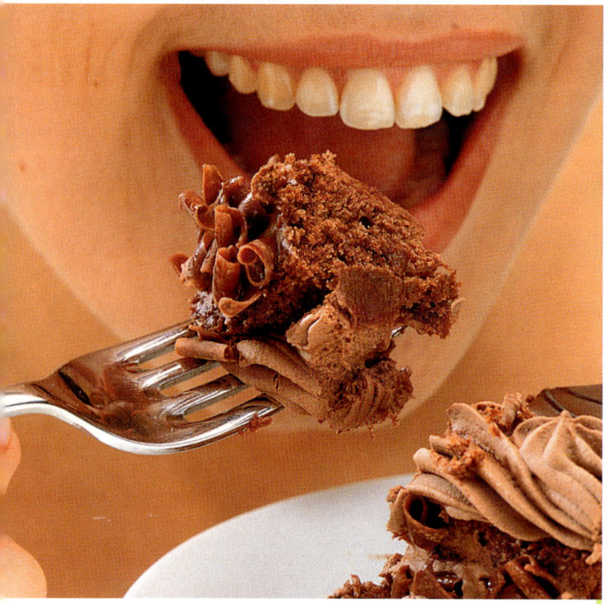

Le sucre et la farine enferment la graisse dans nos cellules et nous font grossir. Pourtant, il existe des glucides naturels que nous pouvons consommer à volonté sans prendre un gramme!

Le soi-disant plein d'énergie...

Faites-vous partie des individus qui pensent qu'une barre de chocolat (sucres rapides) peut les aider à faire le plein d'énergie et leur rendre du peps? À moins que vous ne comptiez tout simplement parmi les affreux gourmands ne pouvant résister aux chocolats? Retirez les sucres rapides de votre alimentation! Ils sont redoutables pour ouvrir l'appétit et ils arrondissent efficacement les hanches.

Que dissimule l'indice glycémique?

Les aliments dont le taux glycémique est élevé font grossir et exposent au diabète. « Glycémique » signifie bouleversement hormonal et taux de sucre trop élevé dans le sang. Vous pouvez vous le représenter de la manière suivante: l'absorption de sucre, sucreries, produits farineux et riz blanc déclenche l'envoi du sucre dans le sang dont le taux augmente rapidement. Le pancréas panique en émettant de l'insuline, hormone sanguine du sucre.
Celle-ci sollicite les muscles: « dépêche-toi de te procurer des aliments sucrés! » Le cer-

Évitez les pièges à insuline!

Il y a 200 ans de cela, notre métabolisme a fait connaissance avec le sucre, la farine et le riz blancs, alors que pendant des millions d'années nous nous étions nourris le plus naturellement du monde! Ces nouveaux aliments nous ont alors semblé « raffinés », et pourtant rien de pire pour notre pancréas que d'être contraint d'accueillir ces sucres rapides. Il envoie à chaque fois une importante décharge d'insuline dans le sang, et c'est justement cette hormone qui nous fait grossir.

➤ **INFO**

Attention aux pièges!

LORSQUE vous absorbez des sucres rapides mélangés à de la graisse, c'est la totale! Le sucre attire l'insuline et cette hormone enferme alors la graisse dans les cellules. La combinaison de ces ingrédients est encore pire. Il faut à tout prix éviter d'associer rôti et riz blanc, pain blanc et beurre, pommes de terre et Ketchup (un flacon contient à lui seul 23 morceaux de sucre), riz blanc et crème.

veau n'a plus assez de sucre, et nous nous sentons fatigués. Le taux de sucre dans le sang passe sous la barre initiale et nous sommes pris de fringale. Rien de plus simple ensuite que de mettre la main sur une tablette de chocolat et de la dévorer en deux temps trois mouvements. Le taux de sucre remonte alors à toute vitesse.

L'insuline est également considérée, pour une autre raison, comme l'hormone qui fait grossir. Si nous consommons des aliments comportant un taux glycémique élevé (voir tableau) associés à des graisses, l'insuline envoie directement l'ensemble de ces graisses là où nous ne souhaitons pas qu'elles soient, c'est-à-dire dans les cellules adipeuses. Elles ne peuvent donc être éliminées puisque les cellules adipeuses ne sont pas dotées de chaudières minuscules destinées à brûler les graisses. Aussi longtemps que le taux d'insuline est élevé, les graisses restent emprisonnées dans les cellules adipeuses et la balance vous le signale nettement.

La résistance insulinique conduit au diabète

En mangeant trop sucré, de même que des aliments farineux et du riz blanc, on s'expose au diabète. Le pancréas tourne à plein régime pour produire de l'insuline, et les cellules de notre organisme deviennent résistantes à l'hormone du sucre. Le pancréas s'active encore plus pour forcer les cellules à accepter l'insuline et faire ainsi baisser le dangereux taux de sucre dans le sang qui détruit nerfs et vaisseaux. Le médecin diagnostique alors un diabète.

Le chrome prévient la résistance à l'insuline

Cet oligo-élément est apte à lutter contre la résistance des cellules et même à l'empêcher complètement. Si l'organisme absorbe du chrome, l'action est immédiate.

➤ INFO

Indice glycémique

ÉLEVÉ

Il est préférable de ne pas associer de graisse aux aliments indiqués ci-dessous. Leur indice glycémique est élevé et ils impliquent une quantité importante d'insuline dans le sang.

Glucose 100
Pain blanc 95
Pop corn 85
Corn flakes 85
Sucre (saccharose) 75
Biscuits 70
Riz blanc, maïs 70
Pain bis 65
Fruits secs 60
Banane 60
Confiture, nouilles 55

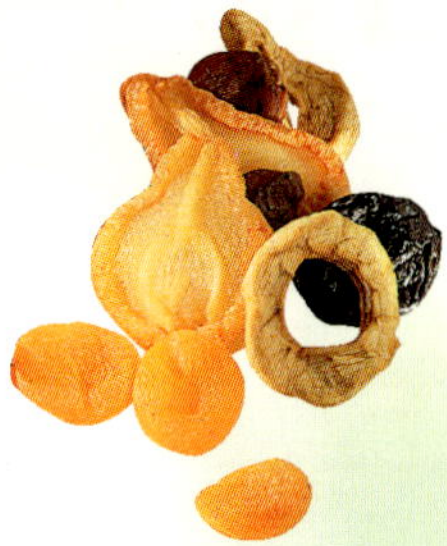

BAS

Vous pouvez sans inquiétude combiner avec des graisses les aliments indiqués ci-dessous. Leur indice glycémique est bas, et ils sont de ce fait excellents pour la ligne.

Tomates 15
Légumes 15
Chocolat (plus de 60 % de cacao) 22
Marmelade sans sucre 25
Fruits frais 30
Pois chiche, lentilles 30
Haricots 30
Produits laitiers 35
Pain complet 35
Pâtes complètes 40
Pain de froment complet 40
Salade de fruits frais 40
Flocons d'avoine, riz complet 50
Müesli complet sans sucre 50

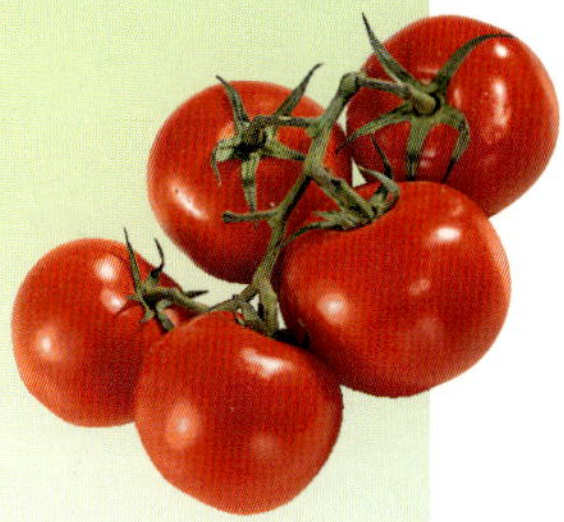

Il annihile la résistance à l'insuline, permettant aux cellules de retrouver un « comportement normal ». Le pancréas se calme en réduisant ses émissions d'insuline. Les cellules sont moins agressées et les cellules adipeuses moins encombrées.
Nombreux sont les sportifs ayant recours au chrome, parfois même à haute dose, pour détruire les graisses et développer les muscles. Mais attention au surdosage : il peut avoir des effets secondaires.

Consommez des glucides naturels

La nature fait bien les choses. Elle évite les pics d'insuline. Évitez donc la consommation de glucides artificiels et préférez-leur les glucides naturels : pain complet, pommes de terre, fruits et légumes. Ils sont riches en fibres, désintoxiquent, font travailler l'intestin et rassasient longtemps. Les glucides naturels aident à garder la ligne et protègent des fringales. Le taux d'insuline grimpe lentement et continuellement après leur absorption. En conclusion : impossible de prendre du poids en privilégiant ces aliments. Ils contiennent généralement 4 calories par gramme et pour les transformer en graisses, notre organisme doit même y ajouter une calorie supplémentaire !

Sucrez avec du miel

Nous assaisonnons notre vie de 34 kg de sucre par an, autant dire de nombreux kilos de calories totalement inutiles ! Le sucre nous apporte de l'énergie, certes, mais il ne contient aucun nutriment essentiel. Il est donc vraiment préférable de sucrer yaourt, thé, lait et café avec du miel. C'est bien meilleur pour la santé ! Le miel est effectivement riche en nutriments essentiels. Il accélère la cicatrisation des blessures. Il est bon pour le cœur et anti-cancérigène. Plus sa couleur est foncée, meilleur il est pour notre organisme.

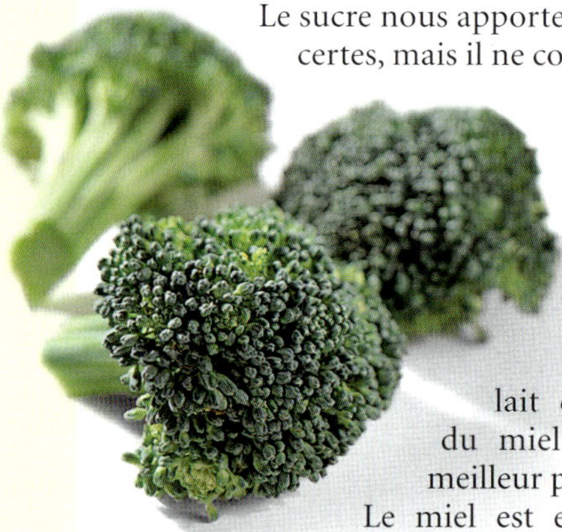

➤ Conseil

Avez-vous suffisamment de chrome ?

Vous devriez absorber 150 à 250 microgrammes de chrome par jour. Si votre alimentation n'en contient pas assez, soit parce que vous souffrez de surcharge pondérale, soit parce que vous mangez trop peu de légumes et de produits complets, il serait bon que vous les preniez sous forme de complément alimentaire. Prenez conseil auprès de votre médecin et demandez-lui de faire évaluer votre taux de chrome (voir page 25).
Les céréales complètes, germes de blé, pruneaux, brocolis, noix, levure de bière, foie et fromages sont riches en chrome.

Les glucides naturels que l'on trouve notamment dans les fruits et légumes protègent notre cœur.

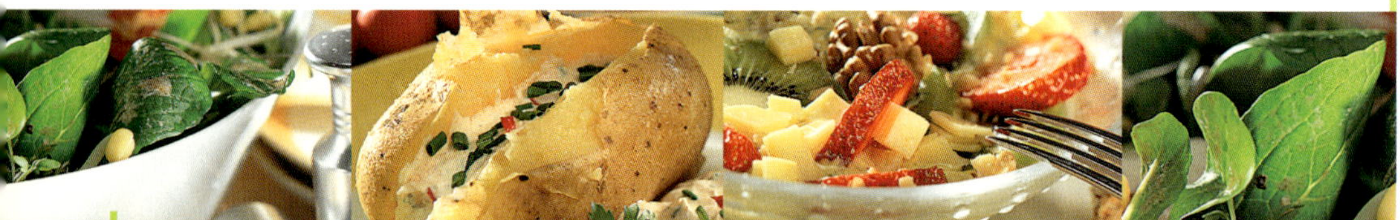

Les protéines sont vitales

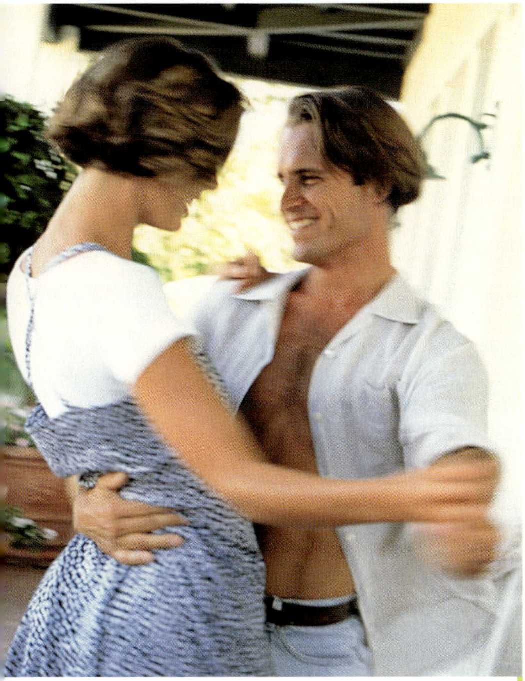

Les protéines constituent la partie essentielle de notre alimentation, le secret de l'éternelle jeunesse.

Notre dynamisme et notre humeur se nourrissent de protéines. « De grandes quantités de protéines sont des stimulants efficaces. Elles favorisent l'ardeur au travail et la joie de vivre ». C'est ce que stipule l'un des ouvrages standard portant sur la biochimie et la physiologie de l'alimentation. Apparemment, de nombreux nutritionnistes n'ont pas eu ce livre entre les mains... car depuis plusieurs décennies, ils disent exactement le contraire : nous mangeons tous trop de protéines ! Je vous assure que cela est inexact, car il existe protéines et protéines.
Il est indiscutable que nous mangeons tous trop de viande (riche en protéines), mais ce n'est pas vrai pour le riz, le maïs, le millet, le blé et les légumes secs qui sont des aliments riches en protéines, et très sains. Preuve en est : ils alimentent la planète tout entière. N'avez-vous jamais remarqué qu'en Asie, en Afrique et en Amérique du Sud, les gens sont beaucoup plus gais que nous ? Cela est en partie lié au fait qu'ils consomment évidemment peu de viande, mais en revanche une grande quantité de protéines d'origine végétale. C'est seulement lorsque notre organisme consomme suffisamment de protéines que nos organes peuvent donner leur maximum. Celles-ci président à notre créativité et notre dynamisme. Nous sommes alors plus en forme et notre capacité de concentration est à son top. En un mot, nous nous sentons plus heureux.
Faites calculer votre taux protéique, comme indiqué page 25. Basez-vous si possible sur la norme de 8 g/dl. S'il n'est que de 6 ou 7 g/dl, votre corps ne peut que s'en ressentir : vos os sont fragiles, votre système immunitaire est affaibli et vous avez trop peu d'hormones du bonheur. Remplissez impérativement votre réservoir ! Faites le plein et vous verrez, cela peut durer des mois !

➤ CONSEIL

Quels sont les meilleurs aliments ?

LES LENTILLES sont excellentes pour la santé. Elles contiennent 23 % de protéines et moins de 1 % de graisse. Elles viennent en première position devant les fruits secs, petits pois, haricots blancs, riz, froment, millet, avoine et épeautre. Les produits laitiers, le poisson et la viande sont également riches en protéines, mais aussi en graisses, ce qui est moins bon pour la santé. Préférez-leur les aliments sans graisse (voir tableau 104).

> **INFO**

Les acides aminés essentiels

♦ **La méthionine :** est indispensable à la formation des protéines. Composant de la carnitine, chargée du transport des graisses dans les cellules avant leur combustion. Active les défenses immunitaires de l'organisme.
♦ **La leucine :** est partie prenante de la résistance musculaire et physique. Elle est active même lorsque nous étudions la nuit.
♦ **L'isoleucine :** participe à la résistance musculaire. Indispensable à la formation des neurotransmetteurs. Accentue l'aptitude mentale et la rapidité d'esprit.
♦ **La valine :** est un composant du système immunitaire. Sans elle, nos défenses restent faibles.
♦ **La lysine :** préserve la jeunesse et stimule l'hormone de croissance. Elle accélère la combustion des graisses et stimule les défenses face à l'agression des virus.
♦ **La phénylalaline :** est un composant essentiel à la production d'hormones du bonheur comme la noradrénaline, l'ACTH et les endorphines.
♦ **L'histidine :** est notre stimulant biologique. Elle participe à la formation d'hémoglobine, chargée de transporter l'oxygène. Plus nous en avons, mieux nous nous portons physiquement et moralement. L'histidine libère l'énergie dans les chaudières des cellules.
♦ **La thréonine :** participe à notre bonne forme et dilate les vaisseaux sanguins. Elle facilite l'irrigation des muscles, du cœur et du cerveau.
♦ **Le tryptophane :** est un composant essentiel de la sérotonine, hormone de la sérénité et du bonheur, et de la mélatonine, hormone présidant à la qualité de notre sommeil et préservant la jeunesse. Une carence en tryptophane est cause de dépression.
♦ **La taurine :** accélère la combustion des graisses. Elle assainit le foie (surtout après la consommation d'alcool). Elle enraye les effets secondaires de la caféine et calme le pouls.

Faites le plein en protéines

Le corps humain est comparable à un réservoir d'huile contenant 50 000 litres. Pour voir le niveau d'huile (ou de protéines) monter, il faut d'abord ajouter un minimum de 10 000 litres d'huile. Cela implique donc, dans notre cas, qu'il nous faut pendant des semaines absorber régulièrement des protéines. Rien ne sert d'en absorber une fois pour toutes, car le corps les élimine, et cet excès soudain perturbe les reins. Il nous faut donc en absorber une petite portion chaque jour par l'intermédiaire de notre alimentation pour permettre à notre organisme de produire des hormones, d'entretenir notre système immunitaire, de développer les muscles et de réparer les cellules; un processus laborieux, récompensé par une croissance mesurable de la pulsion vitale et de l'énergie. Faites en sorte de vous alimenter toutes les 4 heures en protéines : c'est la durée de leur cycle d'élimination.

La valeur biologique des aliments

La qualité des protéines alimentaires est fonction de l'utilisation que le corps peut en faire pour développer les muscles et renforcer les défenses immunitaires. Tout dépend de la quantité d'acides aminés dits essentiels (que le corps ne peut produire lui-même) mise à la disposition de notre organisme. La valeur biologique dépend de la quantité de protéines fabriquées par l'organisme à partir de celles qui lui sont fournies par l'alimentation.

Les bonnes combinaisons

À partir de 100 g de protéines d'origine animale, le corps en fabrique par exemple 60 g. En revanche, il obtient seulement 45 g de substance à partir de 100 g de protéines d'origine végétale.
Or, certaines combinaisons de protéines alimentaires permettent à notre organisme de

fabriquer 70 g de substance propre. Nous vous recommandons les associations suivantes : céréales avec légumes secs ; blé avec lait (müesli) ; blé avec œuf ; pommes de terre avec œuf, lait, viande ou poisson.

Pommes de terre + œuf sont plus riches en protéines qu'un petit steak

Autrefois, nous partions du principe que le blanc d'œuf était plus riche que le jaune, parce que plus proche de la substance humaine. Aujourd'hui, nous savons que les associations de protéines d'origine végétale et animale (par exemple : steak + haricots verts ; céréales + légumes ; blé + brocoli) ont une valeur biologique plus élevée. Il est donc possible, par le biais de la combinaison de deux aliments, de produire une protéine plus riche que celle contenue dans le blanc d'œuf. C'est ce que de nombreux peuples ont compris intuitivement en mangeant du fromage de chèvre avec de la galette de pain sans mie, des haricots avec des tortillas de maïs et du millet avec du poulet.

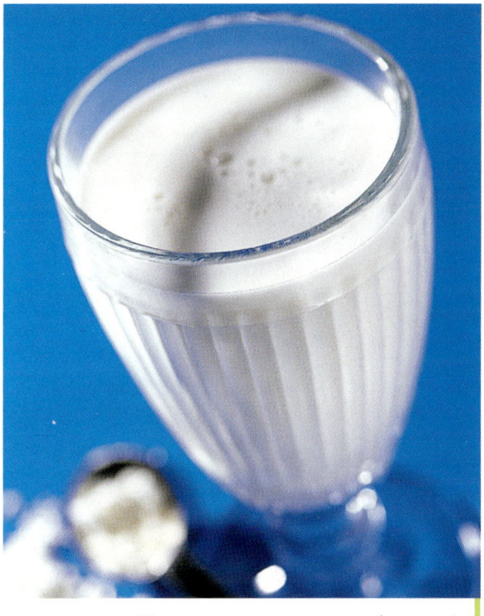

Vous pouvez trouver en pharmacie d'excellentes boissons protéinées qui pourront vous aider à combler vos carences.

➤ **INFO**

La formule protéique

LES NUTRITIONNISTES recommandent 0,8 g de protéines par jour et par kilo. Cela représente 20 % des calories quotidiennes. Une femme de 60 kg a donc besoin de 48 g de protéines par jour. C'est la quantité que nous trouvons dans 300 g de poulet rôti, 2 kg de pleurotes, 225 g de haricots blancs, 280 g de colin et 220 g de rosbif.
Attention ! Les sportifs ont besoin d'une portion double !

Des protéines, oui mais pas de graisse

En parcourant cet ouvrage, vous retrouverez constamment cette allusion : « des protéines, oui mais pas de graisse ». La graisse inhibe en effet l'action des protéines. Cela commence dans les intestins où elle ralentit le processus de digestion. Or, il suffit de très peu de graisse pour ralentir de plusieurs heures l'absorption des protéines et celles-ci ne parviennent jamais à temps ni suffisamment nombreuses à leur destination.
Si les protéines sont en nombre suffisant, notre organisme peut alors activer une plus grande quantité de neurotransmetteurs et d'hormones, insuffler une bouffée d'euphorie au cerveau, affiner la pensée et développer nos performances.

Protéines sans graisse

Privilégiez les aliments les plus riches en protéines et les plus pauvres en graisse. En voici quelques-uns indiqués ci-dessous :

	Graisse %	Protéines %
Poisson		
Cabillaud, colin	0,3	17,0
Églefin	0,3	17,0
Truite	2,0	20,0
Crevettes	1,8	18,0
Flétan	2,0	20,0
Loche	4,4	22,0
Sébaste	3,6	18,0
Viande		
Filet de veau	1,0	21,0
Tartare	4 ,0	20,0
Gîte de bœuf	8,0	20,0
Gibier	3,0	21,0
Volaille	6,0	20,0
Produits laitiers		
Petit-suisse	2,0	14,4
Lait écrémé	0,3	3,3
Yaourt maigre	0,3	4,0
Petit-lait	0,6	3,3
Légumes secs		
Lentilles	1,0	23,0
Haricots blancs	2,0	22,0

Les concentrés protéinés : utilité et risques

Tout excès dans la vie nuit à la santé, et cela s'applique également lorsqu'on abuse des protéines. Le surdosage sollicite les reins à outrance. Si vous absorbez des sachets de poudre, sachez qu'il vous faut boire 3 litres d'eau par jour. Quoi qu'il en soit, il est indispensable de procéder à un contrôle médical afin d'évaluer votre taux protéique. Cet examen régulier doit rapidement faire partie de votre « nouveau » mode de vie.
Les concentrés protéiques sont nécessaires dans les cas suivant :

➤ Votre taux protéique est trop bas. Le recours au concentré est le moyen le plus rapide de combler vos carences.

➤ Impossible de vous procurer un repas équilibré. Il est préférable d'absorber une boisson protéinée que d'avaler n'importe quel sandwich.

➤ Vous devez perdre du poids. Les boissons protéinées nourrissent sans faire grossir (référez-vous aux pages 140-147).

➤ Vous faites beaucoup de sport. Les concentrés protéinés empêchent le développement musculaire d'affaiblir le système immunitaire.

Mon conseil

Privilégiez la qualité

On reconnaît un bon concentré protéiné à sa composition qui doit généralement comprendre 60 % de protéines d'origine animale (blanc d'œuf) et 40 % de protéines d'origine végétale (soja). L'étiquette doit indiquer une valeur biologique supérieure à 100. Le concentré doit également comprendre tous les acides aminés essentiels (voir page 102). Demandez conseil à votre pharmacien.

Les vitamines indispensables à la santé

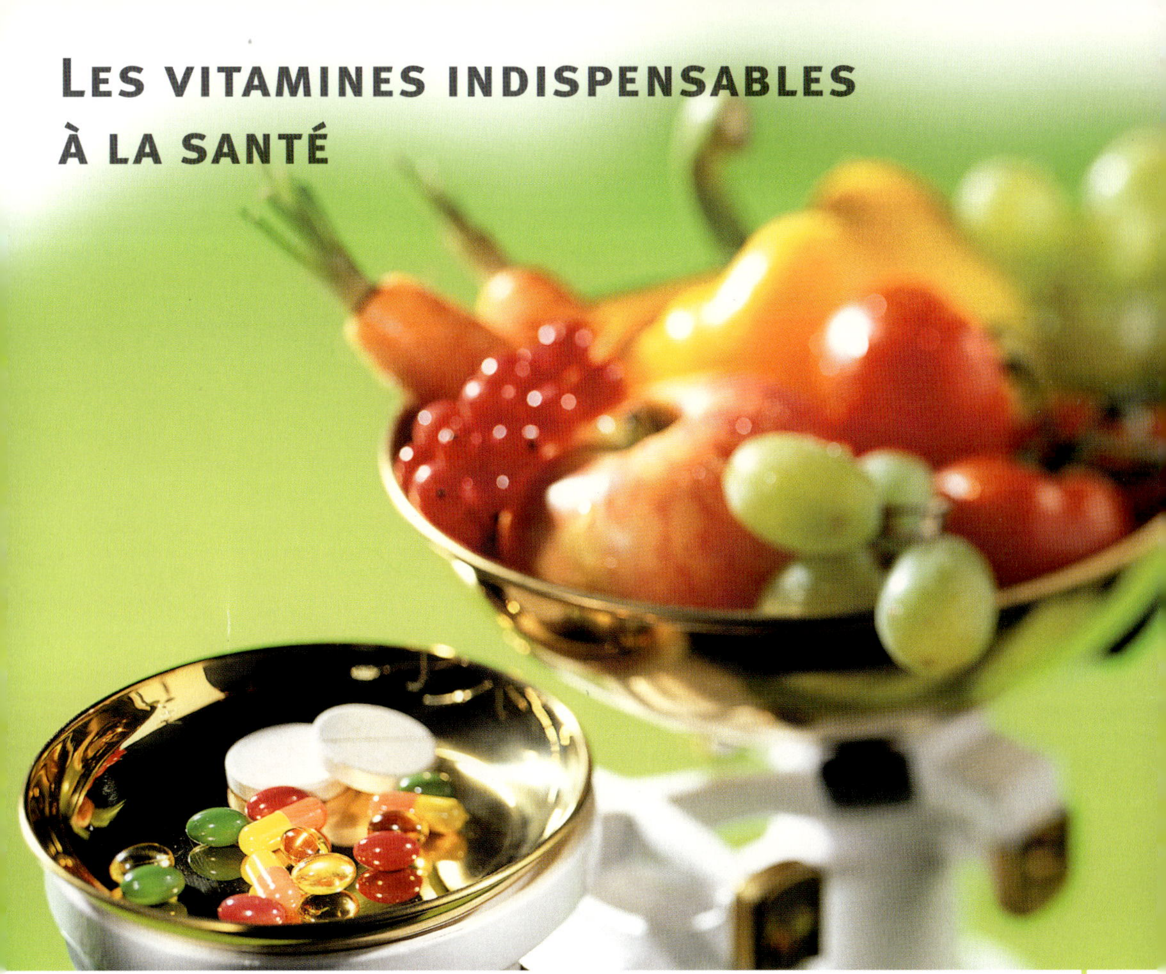

Au début de la création, les nutriments essentiels n'existaient certainement pas sous forme de pilules et comprimés ! Les fruits et les légumes étaient les seuls véritables apports vitaminés.

La nature est plus astucieuse que la science

Dans les laboratoires, les chercheurs sont capables d'empêcher les tomates de finir en compote et de développer les défenses du blé face au gel ; ils peuvent congeler les liquides et vacciner la pomme de terre, mais ils n'ont pas encore trouvé la poudre qui permettra aux astronautes de vivre plus longtemps dans l'espace. Aujourd'hui, on les envoie avec un équipement cuisine parce que les aliments finement pensés par les chercheurs de la NASA leur ont rongé les nerfs, fragilisé les os et affaibli leurs défenses immunitaires.

Une pilule ne suffit pas !

Une pomme contient 10 000 nutriments, dont nous ne connaissons encore que 190, comme par exemple les bioflavonoïdes qui multiplient par 20 les effets de la vitamine C. C'est ce qui explique qu'un comprimé de vita-

mine C ne sert à rien tout seul. Il faut d'abord manger la pomme car les 9 810 nutriments restants ont également une action propre sur la vitamine C. C'est notamment le cas des huiles essentielles, des colorants et de toutes les substances que nous ne connaissons pas encore. Chacune d'entre elles participe à l'action de l'autre et la décuple.
Il n'est pas étonnant que nous investissions des fortunes dans les recherches pharmaceutiques en quête des mille et une propriétés végétales. On extrait l'allicine de l'ail, car elle est bonne pour le cœur, tandis que le soja est utilisé pour la fabrication d'un médicament traitant le cancer du sein et que le phénol contenu dans le vin permet de protéger de l'infarctus et du cancer.

Et la santé dans tout cela ?

Aujourd'hui, nous nous précipitons chez le marchand de primeurs ou le pharmacien parce que l'action des glaciers a lessivé les minéraux de notre terre, il y a 40 000 ans. La monoculture et les pluies acides se sont chargées du reste. Les animaux et les plantes ne regorgent plus de minéraux et d'oligo-éléments comme la nature l'avait programmé au départ.

Les engrais et les fertilisants agressent notre alimentation

Aujourd'hui, nous absorbons une viande provenant d'animaux nourris avec de la farine de poisson, des hormones et des antibiotiques. Rien d'étonnant à ce que l'escalope ait le goût de sardine, que les hommes voient leurs seins gonfler et que les bactéries mortelles résistent à toute forme de traitement.
Nous dopons les plantes à coup d'engrais artificiels pour les faire pousser plus vite; elles n'ont plus le temps d'absorber dans le sol ce qui est bon pour leur santé. Les vitamines disparaissent pendant le transport et sur les étalages des supermarchés. Le temps est comprimé. L'industrie transforme les produits naturels en produits finis et leur teneur en nutriments est réduite à néant. Nous avons alors recours aux compléments vitaminés, dont les étiquettes attrayantes font formidablement marcher le commerce…

Des résultats bien inquiétants

En 1996, dans le cadre d'une étude, des nutritionnistes ont rempli à l'identique sur un marché et dans un supermarché deux paniers avec brocolis, haricots, fenouil, carottes, pommes de terre, épinards, pommes, bananes et fraises, puis ils les ont donnés à des chercheurs pour qu'ils testent la teneur de chacun des éléments en vitamines, minéraux et oligo-éléments. Ils ont ensuite comparé ces chiffres avec les taux officiels de 1985 : presque tous les fruits et légumes souffraient d'un déficit important en vitamines et minéraux.

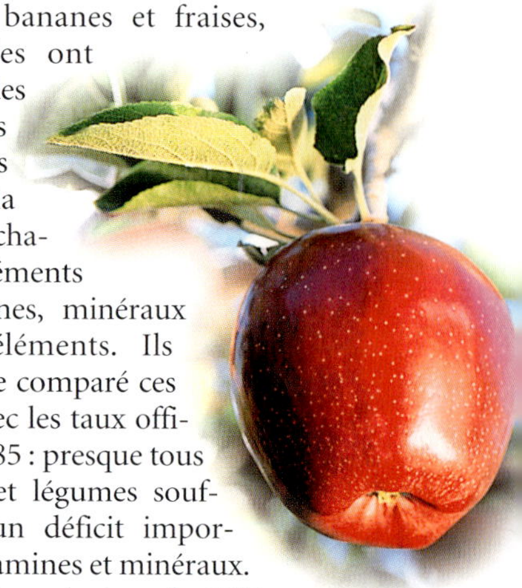

Les brocolis avaient perdu 68 % de calcium, 52 % d'acide folique et 35 % de magnésium; les épinards, 68 % de magnésium, 59 % de vitamine B6 et 58 % de vitamine C. Les bananes étaient encore plus gravement affectées : moins 12 % d'acide folique, moins de 84 % de magnésium et moins de 13 % de vitamine B soit au total, une perte de 92 % en nutriments essentiels. La teneur en calcium (-14 %) et en vitamine C (-7 %) des fraises avait également chuté considérablement. Seul leur taux de magnésium était supérieur de 8 %. Les pommes n'affichaient plus le même taux de vitamine C, et l'on a calculé une perte totale de 80 % sur l'ensemble des aliments collectés, avec tout de même une augmentation de 12 % du calcium et de 20 % du magnésium.

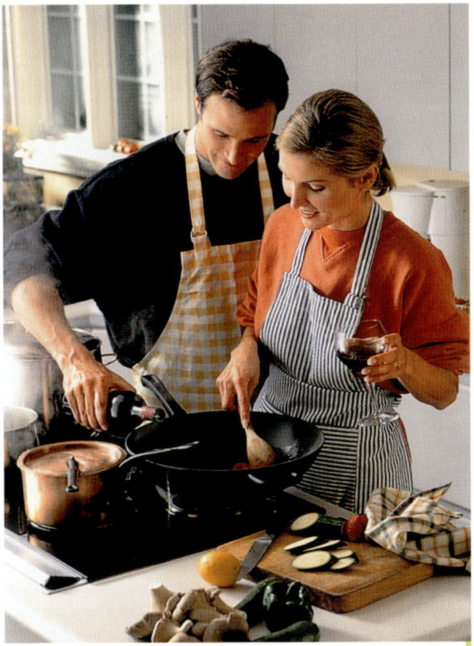

Les fruits et légumes perdent en vitamines et minéraux lorsque nous les cuisinons et surtout pendant la cuisson.

La dégradation se poursuit à la maison

Le chou-fleur, par exemple, contient de la vitamine C, du zinc et de la vitamine E. Or, pendant la cuisson, lorsqu'il est plongé dans 2 litres d'eau bouillante (à 80 °C), il perd l'essentiel de ses vitamines et la moitié de sa teneur en zinc et sélénium. Le restant de sélénium disparaissant avec la chaleur, il s'oxyde et arrive dans notre organisme après avoir perdu toutes ses propriétés.

Les enzymes sont eux aussi victimes de la chaleur
Dans la nature, les animaux se nourrissent de 20 fois plus d'enzymes que l'être humain. La marmite est la grande dévoreuse d'enzymes. Ceux-ci étant composés de protéines dénaturées à 65 °C sont donc inutilisables. Les enzymes sont pourtant très actifs, puisqu'ils nous aident à digérer et régulent notre métabolisme. Près de 10 000 d'entre eux déploient leur énergie à l'intérieur de notre organisme. Ils réparent les cellules, capitonnent les nerfs, brûlent les graisses, développent les muscles etc. Mais, ils n'aiment pas du tout la chaleur et fuient pain, soupe et pâtés. C'est ce qui explique qu'il nous faut impérativement dévorer la « vie ».

Boire et manger la vie

Une pomme que l'on enterre donne un pommier. Cela s'appelle la vie. Impossible d'obtenir le même résultat avec une tarte aux pommes.
Un haricot se met à germer dans un verre d'eau. L'eau, c'est aussi la vie. Le haricot germe également dans de l'eau minérale, du thé, et même du café. En revanche, dans un cognac, un verre de vin ou de bière, il dépérit. L'alcool tue la vie. C'est la raison pour laquelle on l'utilise dans les hôpitaux pour désinfecter et stériliser, c'est-à-dire pour détruire les bactéries.

Faites un compromis en faveur de votre santé
Si vous consommez 50 % de vos aliments sous leur forme crue (légumes, fruits, céréales), vous pouvez sans état d'âme consommer les 50 % restants sous forme de tarte, rôti, vin etc.
Dès que vous le pouvez, mangez un fruit et quotidiennement une assiette de salade crue. Cuisez vos légumes *al dente*, afin de préserver une partie de leur substantifique moelle. Mordez de temps en temps dans un steak tartare bien frais, un carpaccio ou un poisson cru, à la japonaise : c'est très bon pour les neurones.

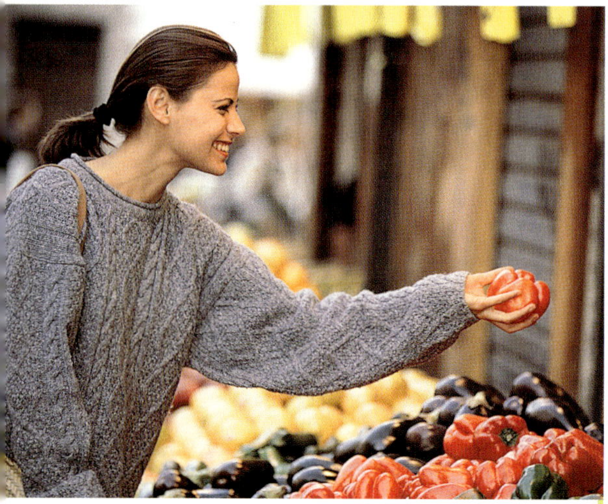

Quand vous faites vos achats, soyez attentif à votre corps. C'est lui qui vous dit les nutriments dont il a besoin

Écoutez votre corps

Lorsqu'un élève se précipite vers le tableau de la classe pour s'emparer de la craie verte et la grignoter, cela s'appelle l'intelligence somatique. Cet enfant est apparemment diabétique, et comme souvent dans ce cas, il souffre d'une carence en chrome (voir page 99 sq.). La couleur verte de la craie est riche en chrome. L'enfant ignore pourtant tout de sa maladie, de sa carence en chrome et de la présence du chrome dans la craie verte.

Voici un autre exemple : Aux États-Unis dans l'État d'Iowa, des enfants se mirent à manger les rouges à lèvres de leurs mères. Les rouges à lèvres sont riches en acides gras que l'on appelle Oméga 6. Or, il se trouve que dans cette région, les céréales s'étaient appauvries en Oméga 6 du fait de l'utilisation intensive d'engrais. Ces acides gras sont pourtant vitaux et nous en avons tous un besoin impératif.

Ces deux exemples illustrent clairement ce qu'est l'intelligence somatique. Le corps nous dicte ses besoins. L'organisme de ces enfants les pousse d'instinct à manger de la craie ou du rouge à lèvres.

L'intelligence somatique a toujours raison

Les femmes souffrant de nausées pendant les premières semaines de grossesse bénéficient également de cette intelligence somatique. Certains chercheurs ont fait le constat que les femmes nauséeuses pendant les deux premiers mois de grossesse mettaient au monde des enfants en meilleure santé, car la nausée limiterait l'absorption des aliments. Si le poisson contient un taux trop élevé de métal lourd, il est aussitôt attiré vers la lumière du jour. L'organisme lutte contre les substances nocives. Les femmes enceintes qui peuvent manger de tout pendant les premiers mois de leur grossesse sont plus enclines à faire des fausses couches que les autres.

Il vous est possible de solliciter votre intelligence somatique, car vous en étiez doté étant enfant. Lorsque vous aviez faim, vous mangiez en effet ce que vous aimiez autant qu'il vous plaisait, mais la cuillère en trop atterrissait sur les murs de la cuisine.

Ne mangez plus de manière automatique, mais écoutez les besoins de votre organisme, lui-même parfaitement apte à vous faire connaître ses besoins sans avoir à consulter des tableaux alimentaires. La page 54 sq. vous indiquera les astuces permettant de réveiller en vous cette intelligence-là.

Mieux vaut céder à ses envies

Ne vous étonnez pas de vos envies bizarres, et donnez plutôt à votre corps ce qu'il vous réclame. Il peut s'agir de profiteroles ou de 500 g de foie. Trois semaines avec des fringales de viande, sont le signe évident d'un besoin en fer. Lorsque vos réserves sont de nouveau pleines, l'envie de viande disparaît. Votre corps réclamera sans doute, ensuite, des légumes et des pâtes.

Ce principe est formidable parce que vous n'avez plus besoin de vous discipliner. Vous pouvez céder à toutes vos envies!

Cette manière de fonctionner est radicalement opposée à toute forme de régime. Un régime ne peut être efficace car il n'y a rien de plus stupide que de contrôler son comportement alimentaire par la raison. Au bout d'un moment, la volonté fait défaut et l'on rentre dans la première boulangerie qui passe. Laissez plutôt votre corps parler et écoutez ce qu'il a à vous dire.

Les nutriments essentiels purifient la nature

Faites en sorte de ne pas devenir une décharge publique. Votre action est, certes, limitée face à la pollution environnante, mais vous pouvez désintoxiquer votre corps. Les organismes officiels de la santé prétendent que nous avons tous en nous suffisamment de vitamines, mais ce discours est clamé de moins en moins fort et parfois on entend même dire que ce n'est pas tout à fait vrai. Il est exact que nous ne mourons plus du scorbut ni du béribéri, et nous pouvons effectivement freiner les maladies résultant de carences vitaminiques. Pourtant, vitamines et minéraux assument aujourd'hui d'autres fonctions : ils sont censés nous renforcer pour nous permettre d'être plus performants et ont pour mission de nous désintoxiquer. Ce sont des nutriments essentiels.

Les substances cancérigènes sont partout

Le trou dans l'ozone laisse filtrer les rayons ultra-violets cancérigènes. La laine des pullovers contient une substance très nocive. Les meubles libèrent de l'aldéhyde formique, les matières artificielles des hydrocarbures polychlorés, et la viande recèle des substances indésirables provenant de l'alimentation animale. L'homme est nocif par excellence. Les polluants se dissolvent dans la graisse et viennent se nicher dans nos tissus adipeux. Chaque jour nouveau apporte son lot de dioxine, mercure, benzène, plomb et PCB. Ceci n'est absolument pas exagéré, preuve en est le constat suivant : les crématoriums sont contraints de couvrir leurs fours de filtres pour empêcher que le métal lourd émanant des corps s'échappe par la cheminée.

➤ **CONSEIL**

Trois supers protections contre les radicaux libres

LES POLLUANTS attaquent nos cellules sous forme de radicaux libres. Observés à la loupe, les radicaux libres résultent de l'association de deux atomes d'oxygène auxquels manque une petite partie électrique qu'on appelle électron. C'est en essayant de retrouver l'électron manquant, que les radicaux détruisent les cellules organiques ou modifient le patrimoine génétique. Cette forme d'oxygène « sauvage » entre alors violemment en contact avec les cellules, qui réagissent en bombardant littéralement leurs voisines. Voilà comment un seul radical parvient à détruire des millions de cellules.

♦ **Conséquences :** la peau, les nerfs et les organes vieillissent plus vite. Nous nous exposons à l'artériosclérose, aux rhumatismes, à la maladie d'Alzheimer et au cancer.

♦ **Vous pouvez échapper à tout cela** à condition d'augmenter votre taux organique de purifiants sous forme d'antioxydants. Les vitamines C et E, de même que le sélénium, sont les plus importants..

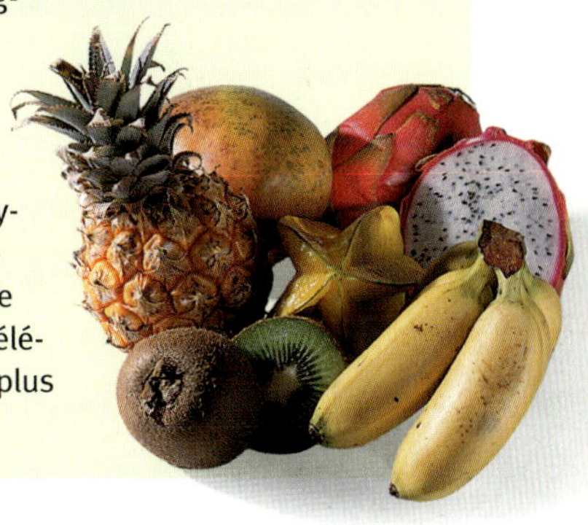

La vitamine C : un précieux antidote

Les rats peuvent supporter cent fois plus de dioxine que l'être humain. Leur sang est en effet doté d'un excellent contrepoison : la vitamine C. Les chevreuils n'écoutent pas la météo ni les mises en garde contre l'ozone. En dépit des multiples radicaux libres de l'air – l'ozone en fait partie et c'est un vrai poison – ils bondissent dans tous les sens à midi, en plein soleil, sans risquer la moindre crise d'asthme. Le sang des chevreuils est également riche en vitamine C (15 g).
Tous les animaux produisent leur propre vitamine C, soit une dose de 3 à 25 g par jour. Ils n'ont donc pas besoin de se faire vacciner contre la grippe, ne meurent pas du cancer, d'infarctus, ni d'autres maladies courantes dans notre civilisation.

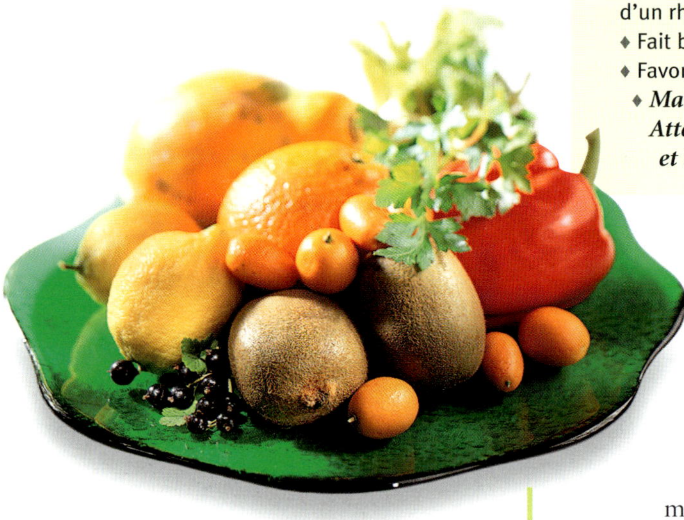

Le citron, le cassis, le poivron rouge et les fruits exotiques sont particulièrement riches en vitamine C.

La vitamine C, oui mais à quelle dose ?

➤ CONSEIL

Un garde du corps efficace

L'ABSORPTION de vitamine C permet une bonne prévention. Les études démontrent que la vitamine C :
- Capture les radicaux libres responsables de nombreuses maladies.
- Réduit le risque d'infarctus.
- Prévient le cancer de l'intestin, de l'œsophage, du larynx, de la cavité buccale et du pancréas.
- Prévient la cataracte.
- Augmente le bon cholestérol HDL.
- Empêche l'oxydation du cholestérol HDL et sa stagnation dans les vaisseaux.
- Renforce les défenses immunitaires : 3 g par jour peuvent réduire la durée d'un rhume de 6 à 4 jours.
- Fait baisser la tension artérielle.
- Favorise la cicatrisation.
- ***Maintient la jeunesse de la peau. Atténue considérablement les rides et les taches de vieillesse.***

Les organismes de santé recommandent 150 milligrammes de vitamine C par jour. Cette quantité vous mettra peut-être à l'abri du scorbut, mais n'empêchera aucun virus d'attaquer les zones rhino-pharyngées. La vitamine C exerce de multiples fonctions dans notre organisme : elle stimule les défenses, accélère la formation du tissu conjonctif, favorise la combustion des graisses, protège les vaisseaux sanguins ainsi que de nombreuses autres vitamines. Accor-

Mon conseil

La vitamine C en doses fractionnées

RÉPARTISSEZ votre apport en vitamine C sur toute la journée, parce qu'une trop grande quantité absorbée d'un coup est automatiquement éliminée. Qu'il s'agisse de pastilles ou de sachets (pharmacie), pensez à étaler vos prises ou bien choisissez des préparations qui libèrent progressivement ce formidable antidote.

dez-vous 1 à 3 g par jour de ce précieux contrepoison. C'est ce que conseillait déjà, dans les années cinquante, Linus Pauling, le père de la vitamine, auquel le prix Nobel a été décerné deux fois.

Et les reins dans tout ça?

On entend souvent dire que l'absorption de la vitamine C ne sert à rien, car nous l'éliminons, ou bien qu'elle provoque des calculs rénaux. Balivernes! Les excès ne sont pas bons, certes, mais il ne faut tout de même pas exagérer. Nos reins, chargés de la production d'hormones essentielles, emmagasinent 3 à 5 g de vitamine C. Il nous faut constamment alimenter ce réservoir, sans pour autant qu'il en déborde. Une absorption supérieure à 3 g par jour est parfaitement inutile.

Sous quelle forme l'absorber?

Il vous faudrait boire un quart de litre de jus d'orange par jour, en plus d'une papaye et de 250 g de fraises. En outre, la vitamine C est particulièrement sensible à la chaleur et au temps. Il est donc préférable d'avoir recours aux sachets et pastilles que l'on trouve en pharmacie.

Une arme à toute épreuve

➤ Lorsqu'un virus attaque l'organisme, des millions de cellules défensives s'activent. Elles contiennent 200 fois plus de vitamine C que les cellules normales. En cas de grippe, il vous faut impérativement absorber 3 g de vitamine C par jour.

➤ Les fumeurs ont besoin de 60 % de vitamine C en plus pour faire face aux attaques des 10 000 radicaux libres contenus dans chaque bouffée de tabac; 3 g par jour sont donc nécessaires.

➤ Le stress est un grand dévoreur de vitamine C. Lorsque vous êtes temporairement soumis à un gros stress, vous pouvez en absorber 2 à 3 g par jour en plus de fruits et légumes.

➤ Chaque kilo de graisse supplémentaire exige quelques grammes d'antidote pour brûler les nutriments. Les individus trop enrobés ont souvent un taux de vitamine C insuffisant. Cela explique aussi le fait qu'ils ne maigrissent pas. Sans notre contrepoison, le corps ne peut produire les hormones destinées à brûler les graisses : 3 g par jour sont donc recommandés en plus d'une alimentation riche en fruits et légumes.

➤ Dans les cas de cancer ou d'infarctus familial, protégez-vous avec 2 g de vitamine C par jour.

Les aliments riches en vitamine C

Taux pour 100 g d'aliment

1. Cerises	1700 mg
2. Argouses	450 mg
3. Cassis	177 mg
4. Poivron rouge	138 mg
5. Brocolis	115 mg
6. Fenouil	93 mg
7. Chou-fleur	85 mg
8. Papaye	80 mg
9. Kiwi	71 mg
10. Fraises	64 mg

La vitamine E protège le cœur et le cerveau

Ceci n'est pas une plaisanterie : la vitamine E est bonne pour le cœur à tout point de vue ! Même si les hommes en ont autant besoin que les femmes, elle est souvent qualifiée de vitamine féminine. Pas étonnant, car c'est l'un des secrets de la beauté, du bien-être et de la forme extérieure et intérieure, qu'il s'agisse de crème ou d'aliments qui en contiennent. La vitamine E est également un excellent antioxydant, peut-être même plus efficace encore que la vitamine C car elle pénètre dans des endroits de l'organisme plus difficiles d'accès. Elle freine le processus du vieillissement et protège de l'artériosclérose, des rides, des taches de vieillesse et du cancer. De récentes études démontrent qu'elle lutte contre la destruction des précieuses protéines de notre cerveau et de notre système immunitaire, tous deux comme chacun sait, particulièrement exposés au processus de vieillissement.

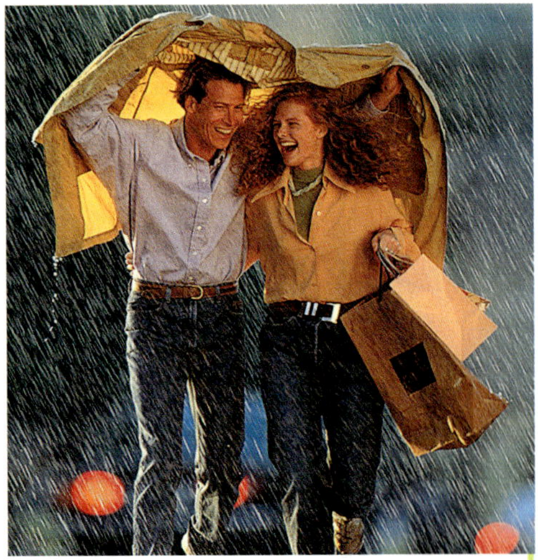

Un système immunitaire costaud protège notre santé par tous les temps. Pensez aux vitamines !

➤ INFO

Les pouvoirs de la vitamine E

L'ABSORPTION de vitamine E permet une bonne prévention. Les études démontrent que la vitamine E :

- **Capture** les radicaux libres responsables de nombreuses maladies.
- **Atténue** le risque d'infarctus et de séquelles après un infarctus.
- **Prévient** le cancer et protège les cellules de la destruction du patrimoine génétique.
- **Renforce** les effets de la vitamine A.
- **Protège** la peau des rayons ultraviolets.
- **Empêche** l'oxydation du cholestérol.
- **Renforce** le système immunitaire.
- **Préserve** la jeunesse de la peau, lutte contre les rides et les taches de vieillesse.

La vitamine E tient tête au cholestérol

Un infarctus sur deux pourrait être évité grâce à la vitamine E : c'est le résultat que nous livrent différentes études. Cela s'explique par le fait que le cholestérol n'est pas « mauvais » en soi, mais il le devient en situation de carence en vitamine E. À l'inverse, si votre apport est suffisant, vous pouvez parfaitement bien supporter un taux de 400 mg de cholestérol. Le phénomène est le suivant : 6 molécules de vitamine E stockent une molécule de cholestérol LDL et forgent une protection contre les radicaux libres. De cette manière, la vitamine E empêche l'oxydation du cholestérol LDL et son accumulation sur les parois internes des vaisseaux, l'une des causes de l'infarctus.

La vitamine E, oui mais à quelle dose ?

La vitamine E protège d'autres maladies liées au vieillissement comme le cancer, les rhumatismes, la maladie d'Alzheimer, et renforce les défenses immunitaires. Mais la dose conseillée par les organismes de santé est trop basse. Les spécialistes des propriétés traitantes des vitamines recommandent 400 milligrammes par jour.

Son absorption

Vous pouvez faire comme le cycliste, et boire en 8 heures une bouteille d'huile de germe de blé. Les cyclistes de compétition ont en effet besoin de 8 000 calories par jour, mais si vous travaillez essentiellement assis au bureau, 2 400 calories suffisent largement. Achetez de préférence la vitamine E en pharmacie.

Mon conseil : 400 milligrammes de vitamine E naturelle par jour (reconnaissable à la mention « alpha tocophérol ») en plus d'une alimentation saine. Plus le taux de cholestérol est élevé, plus votre besoin en vitamine E est important. Parlez-en à votre médecin et faites un bilan sanguin.

Les aliments riches en vitamine E

Taux pour 100 g d'aliment

1. Huile de germe de blé	174,5 mg
2. Noisettes	26,3 mg
3. Graines de tournesol	21,8 mg
4. Biscuits complets	7,6 mg
5. Fenouil	6,0 mg
6. Pois chiches	5,8 mg
7. Anguille	5,6 mg
8. Salsifis	5,0 mg
9. Crevettes	4,0 mg
10. Dindonneau	2,5 mg

Du sélénium pour la légèreté de l'être

Avant de découvrir que le sélénium était important pour le bien-être, il a fallu faire de tristes expériences : dans une province de Chine, des jeunes de 16 ans sont morts du cancer et d'affaiblissements du muscle cardiaque, parce que le sol était totalement dépourvu de sélénium. L'OMS a donc fait le constat que nous avions besoin du sélénium pour nous protéger du cancer. En général, les patients souffrant de cancer ont dans le sang un taux relativement bas de sélénium, soit entre 10 à 20 microgrammes par litre. Or 30 milligrammes suffisent à nous mettre à l'abri. Le sélénium entre dans la composition d'enzymes métaboliques et désamorce radicaux libres et métaux lourds comme le cadmium, le mercure et le plomb.

Le sélénium, oui mais à quelle dose ?

L'OMS indique que le taux moyen en sélénium des hommes sur notre planète est de 200 microgrammes par litre de sang. Or, les Allemands, les Suisses et les Autrichiens n'en ont que 70 microgrammes par litre. Pas étonnant si l'on regarde la carte de géographie : il y a 40 000 ans, les glaciers ont éliminé iode et sélénium du sol de ces pays. Dommage pour la légèreté de l'être et le dynamisme interne. Nous savons depuis peu que le sélénium préside aussi à la bonne humeur. Les sportifs de compétition qui remportent une épreuve le sourire aux lèvres ont un taux de sélénium de 200.

Quel est votre taux de sélénium ?
Faites calculer votre taux de sélénium par votre médecin et quand vous aurez comblé vos carences en atteignant le taux indiqué par l'OMS, vous commencerez à vous sentir pousser des ailes !
Attention : si vous atteignez les 240 microgrammes par litre, soit le niveau de sélénium de la population guatémaltèque, votre comportement léger et joyeux risquera d'exaspérer votre entourage.
Mon conseil : ayez recours aux préparations de sélénium de 100 à 200 microgrammes par jour. Parlez-en d'abord avec votre médecin.

➤ INFO

Une bonne prévention et une légèreté de l'être

LES ÉTUDES démontrent que le sélénium :

♦ **Capture** les radicaux libres responsables de nombreuses maladies et ralentit le processus de vieillissement.

♦ **Prévient** le cancer (surtout de l'intestin et du pancréas) et protège les cellules de la destruction du patrimoine génétique.

♦ **Renforce** les effets de la vitamine A, C et E (l'absorption du sélénium peut être freinée par de trop fortes doses de vitamine C).

♦ **Empêche** l'oxydation du cholestérol.

♦ **Réduit** le risque d'asthme.

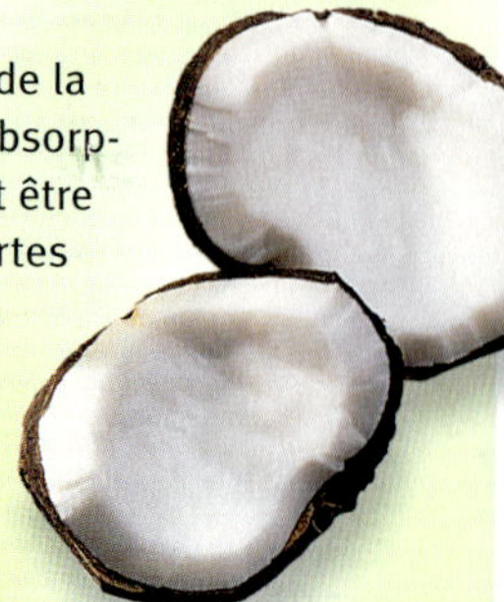

Les aliments riches en sélénium

Taux pour 100 g d'aliment

1. Noix de coco	810 µg
2. Cèpe	184 µg
3. Hareng saur fumé	140 µg
4. Germe de blé	110 µg
5. Pâtes aux œufs	66 µg
6. Grains de soja	60 µg
7. Pain complet	55 µg
8. Chou-rave	50 µg
9. Sébaste	44 µg
10. Filet de bœuf	35 µg

Les propriétés du bêta-carotène

Le bêta-carotène est la substance qui illumine les marchés : le vert des épinards, la couleur orange des carottes et le jaune des potirons. Les caroténoïdes nous signalent leur présence au travers de la couleur des aliments « prends-moi, je suis très bon pour toi ». Ces substances sont ensuite transformées en vitamine A dans notre organisme. Elles accrochent l'œil et préservent la santé de notre peau, de nos dents et de nos os. La vitamine A renforce les défenses immunitaires, protège notre corps des infections et notre peau du vieillissement.

Les légumes offrent un choix coloré

Des études auraient constaté que des fumeurs ayant absorbé trop de bêta-carotène auraient été davantage victimes de cancer. Ces études ont été mises en doute. Pourtant il est préférable de se reporter directement aux légumes.

À l'inverse des gélules, ils contiennent différents types de caroténoïdes aux effets variés. Ceux du chou-fleur et des légumes à feuilles vert foncé (lutéine et zéaxanthine) protègent de la dégénérescence de la macula; et l'on peut réduire de 57 % les risques de cécité dus à cette maladie en mangeant une grande quantité de chou et d'épinards. En revanche, les carottes ne sont d'aucune utilité dans ce cas-là. Les rougeurs des tomates dissimulent de la lycopine, un caroténoïde qui réduit les risques de cancer de la prostate. Plus vous mangez de tomates (de préférence en sauce), mieux vous vous portez.

> **Conseil**
>
> ***Mettez de la couleur dans votre assiette***
>
> Vous pouvez couvrir vos besoins en carotène (25 à 50 milligrammes) en mangeant les fruits et légumes rouge vif, verts et orange. Abricots, brocolis, potirons, pissenlits, mangues, carottes, melons, papayes, épinards, patates douces et tomates en sont riches.

La coenzyme Q10 : une pseudo-vitamine

Certains spécialistes classent la coenzyme Q10 (ubiquinone) parmi les vitamines, car elle se comporte comme celles-ci. Il s'agit d'une substance vitale qui s'active dans toutes les cellules organiques et fait également office d'antioxydant dans le combat contre les radicaux libres. Elle protège le cœur de plusieurs façons, fait baisser la tension artérielle, protège la rétine oculaire, prévient le cancer du sein et aide à lutter contre la parodontite (inflammation de la gencive).

Ses détracteurs prétendent que la coenzyme Q10 se trouve constamment dans les cellules organiques et que nous n'avons donc pas besoin d'un apport complémentaire, à moins de vouloir jeter notre argent par les fenêtres.

Étant donné la jeunesse des études portant sur la question, il est conseillé d'avoir recours au complément alimentaire seulement après avis médical. Comme son nom l'indique, l'ubiquinone a le don d'ubiquité et se trouve partout, dans tous les aliments en quantité plus ou moins importante. Les épinards, les cacahuètes et le cœur de bœuf en regorgent.

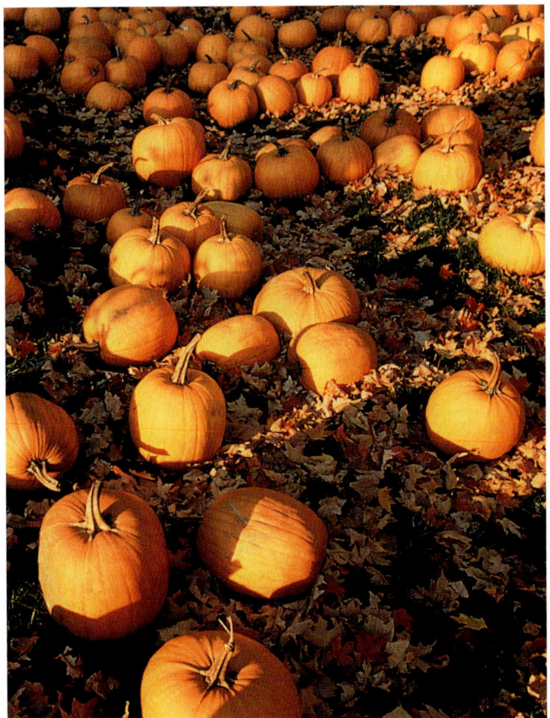

Cuisinez le potiron sous toutes ses formes lorsque la saison le permet. Il est riche en bêta carotène.

Les 15 RÈGLES d'or

Pour préserver le maximum de nutriments essentiels

➤ 1. Avec la peau

Évitez autant qu'il est possible d'éplucher les fruits et légumes. Il est préférable de bien les laver et de les frotter. C'est dans et sous la peau que se trouve l'essentiel des vitamines.

➤ 2. Manger cru plutôt que cuit

La cuisson dissipe plus de la moitié de la vitamine C et la cuisine à la vapeur 40 %. Vous tirerez le plus grand bénéfice de cette vitamine fragile en mangeant les fruits et légumes crus. À préciser : le citron chaud n'est d'aucune utilité contre le rhume. Les vitamines B sont également sensibles à la chaleur.

➤ 3. Ne pas maintenir les aliments au chaud, les réchauffer ni les laisser de côté

Rien de tel pour tuer les vitamines que de maintenir les aliments au chaud, les réchauffer ou les laisser de côté. Il est préférable de faire cuire les légumes un minimum de temps dans très peu de liquide. Les meilleures méthodes de cuisson sont :

- ◆ La cuisson à la vapeur avec très peu d'eau (autocuiseur, aluminium, en papillote).
- ◆ Dans la poêle : rapidement dans un wok ou bien utiliser une sauteuse et cuire en remuant.
- ◆ Cuire à l'étuvée dans très peu d'eau et utiliser le liquide de cuisson pour la sauce.
- ◆ Pocher : faites brièvement bouillir un liquide et plongez-y le poisson ou l'œuf par exemple.

➤ 4. Protéger les aliments de la lumière

De nombreuses vitamines sont sensibles à la lumière. Il est donc conseillé de ne pas conserver le lait dans une bouteille en verre transparent et de ranger les légumes.

➤ 5. Les couleurs ont leur importance

Consommez des légumes aux couleurs vives : haricots verts, épinards, mâche, chou vert, tomates et poivrons. La quantité de nutriments est fonction de l'intensité de la couleur des aliments. Ceci vaut également pour les fruits.

➤ 6. Préparer et manger

Passez les fruits et légumes sous l'eau du robinet entièrement mais rapidement, juste avant de les consommer. Coupez-les le moins possible.

➤ 7. Ne buvez pas de thé pendant les repas

Le thé gêne l'absorption des vitamines. Mangez d'abord, faites une pause, puis buvez votre thé.

➤ 8. Du jus d'orange avec la viande

La vitamine C favorise l'absorption du fer. Buvez un verre de jus de fruit pendant le repas.

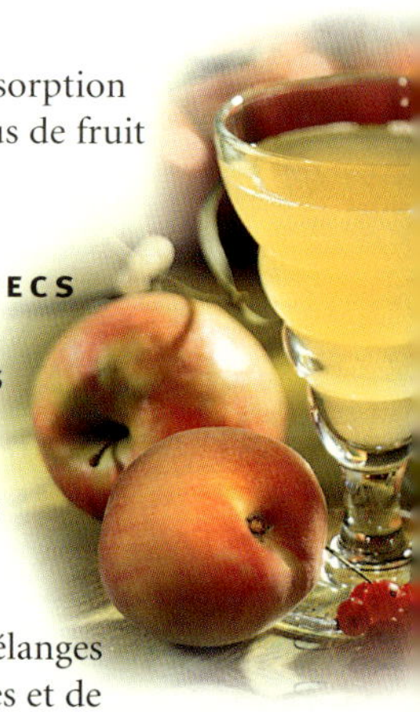

➤ 9. Des fruits secs plutôt que des bonbons vitaminés

Laissez de côté les bonbons vitaminés et préférez-leur les fruits secs, les barres de céréales sans sucre et les mélanges de noix de cajou, d'amandes et de raisins secs. Mais méfiez-vous des calories que ces aliments contiennent ! Si vous devez surveiller à votre ligne, tournez-vous plutôt vers les fruits frais et les légumes.

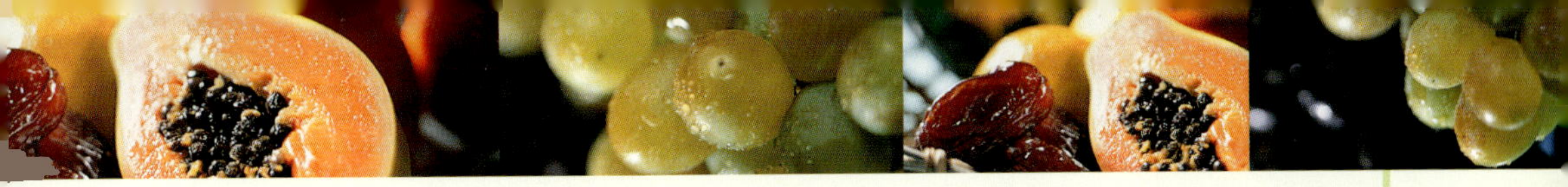

La papaye, le raisin et les groseilles sont très riches en vitamines.

➤ 10. Et pour les sportifs...

Les sportifs ont un besoin plus élevé en vitamines et en capteurs de radicaux libres. Il leur faut donc un bon apport en vitamines C et E et en bêta-carotène, de même qu'en vitamines B1, B2 et B3, en niacine et en acide pantothénique pour le développement musculaire (voir pages 136-139).

➤ 11. Les aliments de saison

Consommez de préférence les fruits et légumes en saison. Les délais de livraison sont alors très courts, ce qui garantit une bonne teneur en vitamines. En trois jours, un chou-fleur perd 50 % de ses vitamines. Ceci ne s'applique pas aux fruits exotiques comme les kiwis, papayes etc. qui comblent nos carences en hiver.

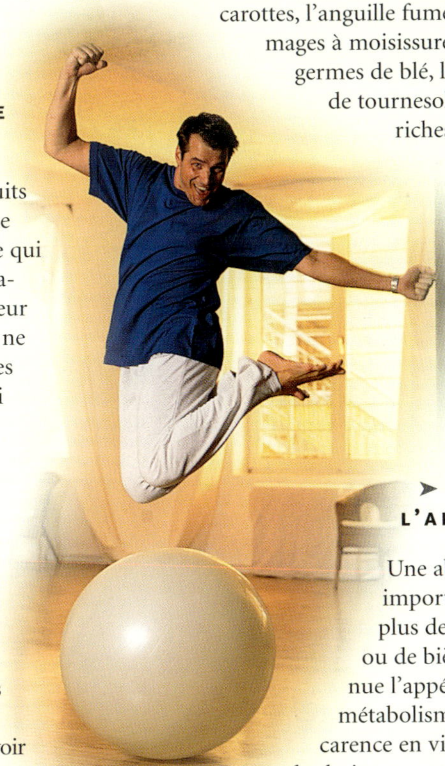

➤ 12. Les aliments surgelés

La congélation garantit une bonne teneur en vitamines car les légumes sont surgelés immédiatement après la récolte. Les produits surgelés sont de ce fait souvent plus riches en vitamines que ceux qui sont vendus sur le marché, après avoir été stockés et transportés.

➤ 13. Les aliments complets

Le riz blanc est pauvre en vitamines et le grain de blé perd 90 % de sa teneur en vitamine B1 au fil de sa transformation en farine blanche. Préférez-leur les aliments complets.

14. Les fumeurs ont besoin de vitamine C

La nicotine dissipe la vitamine C. Les fumeurs ont donc besoin de 60 % de vitamine C en plus. Les aliments riches en vitamines A et E protègent les poumons et le système immunitaire. On trouve de la vitamine A dans les carottes, l'anguille fumée et dans les fromages à moisissure noble. L'huile de germes de blé, les pousses de soja et de tournesol et les salsifis sont riches en vitamine E.

➤ 15. Évitez l'alcool

Une absorption trop importante d'alcool – soit plus de deux verres de vin ou de bière par jour – diminue l'appétit, perturbe notre métabolisme et provoque une carence en vitamine B. Préférez les boissons sans alcool. Elles ont bon goût et mettent en forme.

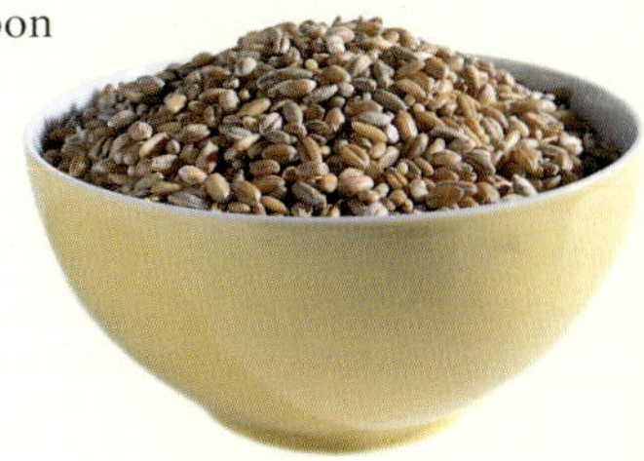

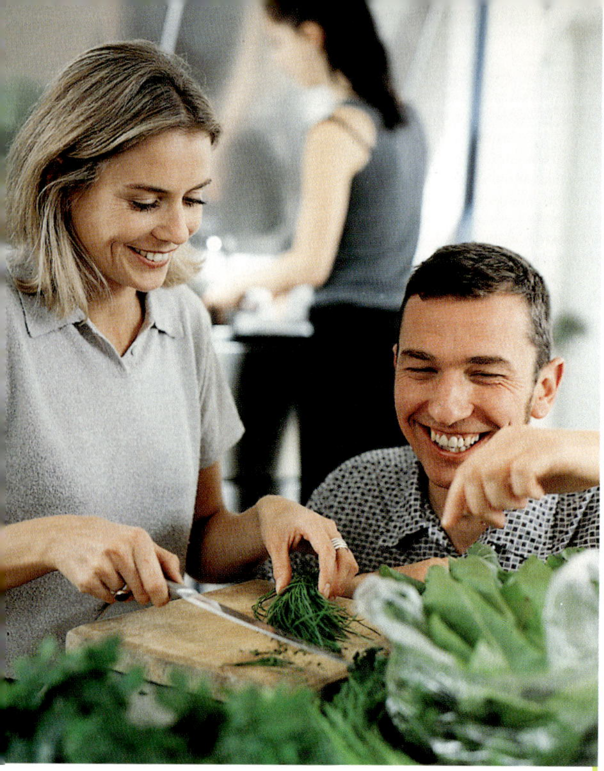

Les nutriments essentiels sont indispensables à notre santé. On les trouve dans notre alimentation.

Les protections naturelles du cœur

Vous êtes-vous déjà demandé pourquoi les chevreuils, les éléphants et les singes n'étaient pas sujets à la crise cardiaque? La réponse est simple : ces animaux produisent leur propre vitamine C et absorbent de l'acide folique en mangeant de l'herbe, du foin et des fruits. Depuis quelques années, les Américains prennent soin de leur cœur, parce qu'ils compensent leur « gastronomie fast-food » avec des comprimés vitaminés. Depuis qu'un Américain sur deux avale ces pilules, le nombre des maladies cardio-vasculaires a diminué de moitié. En Europe, en revanche, les statistiques n'ont annoncé aucune amélioration ces trente dernières années.

Les carences en vitamines sont mauvaises pour le cœur

L'artériosclérose vient de la formation de stries sur la paroi interne des vaisseaux. Pour les colmater, notre organisme envoie dans ces parois des molécules sanguines telles que le cholestérol LDL et les lipoprotéines (a). Le calcaire se dépose, et les artères deviennent dures et épaisses comme du plâtre. L'artériosclérose se développe insidieusement pendant des années jusqu'à l'issue fatale. Les vaisseaux sanguins perdent toute leur souplesse d'origine. Ce durcissement limite le flux sanguin jusqu'à ce qu'un bouchon (caillot) empêche tout écoulement. Les tissus environnants ne sont alors plus irrigués et dépérissent. Cette calcification atteint généralement les capillaires cérébraux et les artères coronaires. Elle provoque une attaque cérébrale ou un infarctus du myocarde.

Pourquoi les parois artérielles se fissurent-elles?

Parce qu'elles deviennent plus étroites du fait de carences en protéines et vitamine C. La vitamine C accélère la production de collagène, tissu conjonctif qui renforce les parois artérielles. La lysine et la proline sont deux composants importants de ces parois. Si notre organisme en manque, ou s'il est carencé en vitamine C, les cellules musculaires des parois de nos artères produisent une substance placebo qui compense sa mauvaise qualité par une surabondance. C'est ce que l'on nomme la « tumeur » sclérosante. Elle contribue au rétrécissement des vaisseaux sanguins et convie, en outre, les molécules graisseuses du sang à venir se nicher dans les parois.

Mon conseil

Protégez votre cœur

Vous pouvez protéger votre cœur en absorbant 1 à 3 g de vitamine C par jour, en plus de 400 milligrammes de vitamine E, de 400 microgrammes d'acide folique et de 400 milligrammes de magnésium. Discutez-en avec votre médecin traitant.

Faites de la prévention

La protection des vaisseaux est relativement simple. Il vous suffit d'absorber suffisamment de protéines afin d'assurer aux parois la quantité nécessaire en lysine et proline de même qu'en vitamine C et en vitamine E.
Ne vous découragez surtout pas : même si vous êtes atteint d'artériosclérose à un stade avancé, vous pouvez lutter efficacement contre cette maladie en prenant les bonnes mesures.

L'acide folique désintoxique l'homocystéine

Il existe une substance sanguine bien plus dangereuse que le cholestérol. C'est l'homocystéine, a priori inoffensive, car elle est très vite transformée en protéines dans le corps, à condition toutefois de ne pas avoir de carence en acide folique, ce qui est malheureusement le cas chez 50 % des individus. L'homocystéine stagne alors dans le sang et provoque des entailles dans les parois artérielles, favorise la production de la tumeur « sclérosante », ainsi que la formation de caillots sanguins. La moitié des infarctus pourrait être évitée si notre sang n'était pas carencé en acide folique.
L'homocystéine est probablement responsable des fausses couches tardives avec malformations de la colonne vertébrale et absence de cerveau. L'acide folique est effectivement nécessaire à la protection de l'embryon.

L'acide folique est vital

Des chercheurs de l'université de Washington ont découvert que 40 % des infarctus pouvaient être évités, ce qui sauverait ainsi la vie de centaines de milliers d'individus chaque année, si nous absorbions davantage d'acide folique, soit un minimum de 400 microgrammes par jour. Les légumes verts, les germes de blé et le foie en sont riches. Mais son absorption n'est pas évidente, car 30 % seulement de l'acide folique contenu dans les brocolis, par exemple, parviennent aux cellules de notre corps. Le stockage des aliments et leur préparation évacuent malheureusement une grande partie des vitamines. Il nous faudrait manger 1,3 kg de brocolis crus et fraîchement cueillis par jour pour couvrir nos besoins.
En conséquence, les autorités américaines en matière de santé, la FDA (Food and Drug Administration) ont imposé depuis 1998 l'enrichissement en acide folique d'aliments comme le pain, la farine et le riz.

➤ Conseil

Les méfaits des cantines

Ceux qui déjeunent souvent à la cantine sont exposés à une carence en acide folique. La chaleur et le réchauffement des aliments détruisent cette vitamine vitale. Les carences se manifestent par une grande fatigue intellectuelle, des problèmes digestifs et des perturbations dans la formule sanguine.

Méfiez-vous des effets secondaires

Une absorption quotidienne d'acide folique supérieure à 1 000 microgrammes n'est pas véritablement nocive en soi, mais peut être à l'origine d'une anémie pernicieuse (appauvrissement du sang) causée par une carence en vitamine B12. Si celle-ci se prolonge, elle peut provoquer de sérieuses perturbations nerveuses. Aussi, avant de vous prescrire l'acide folique à haute dose, le médecin doit d'abord éliminer le risque d'anémie pernicieuse et vous recommander un complément en vitamine B12.

Du magnésium pour renforcer le cœur

Aux États-Unis, on se souvient encore de ce qu'on a appelé la « Hard-Water-Story ». On s'est effectivement étonné du fait que les maladies cardiaques mortelles étaient beaucoup plus fréquentes dans certaines régions de l'Est des États-Unis. Les chercheurs américains ont constaté que l'eau du robinet de ces états était carencée en magnésium. À l'Est, la nappe phréatique est non calcaire et pauvre en magnésium, à l'ouest, en revanche, elle est calcaire et riche en magnésium. À la suite de ces études, le sel de cuisine en Finlande et au Japon a été enrichi en magnésium. Le même constat a été fait en Allemagne, où les femmes meurent plus souvent d'infarctus dans les villes où l'eau du robinet est non calcaire. Le sel optimise l'oxygénation des cellules, dilate les vaisseaux sanguins et prévient l'angine de poitrine, douloureux asthme cardiaque. Une thérapie comprenant du magnésium diminue considérablement les risques d'angine de poitrine. Les carences en magnésium perturbent le rythme cardiaque. Il n'est pas rare que le diagnostique du cardiologue indique que tout est normal, alors que le taux de magnésium n'a pas été calculé.

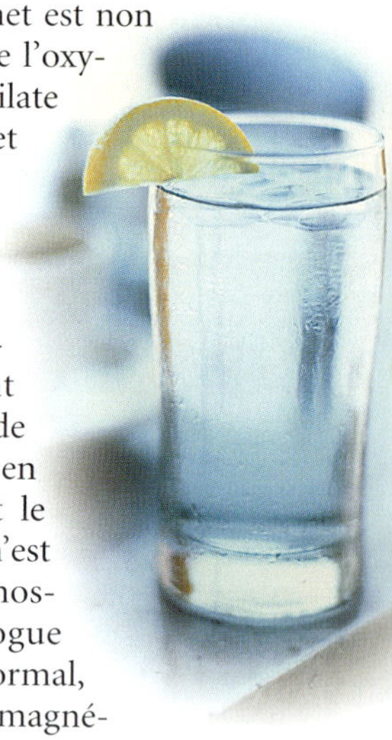

Mon conseil

Faites calculer votre taux d'homocystéine

S'IL EST TRÈS ÉLEVÉ, le médecin vous prescrira de l'acide folique à haute dose. Couvrez vos besoins quotidiens avec un compliment vitaminé de 400 microgrammes, et mangez des aliments riches en acide folique. Discutez-en avec votre médecin.

Un mélange de vitamines encore plus efficace !

Les vitamines B6 (pyridoxine) et B12 protègent également de l'homocystéine. Absorbez donc 10 à 40 milligrammes de vitamine B6 et 5 à 15 microgrammes de vitamine B12 tous les jours. Prenez conseil auprès de votre médecin traitant.

Les aliments riches en magnésium

Pour 100 g d'aliments

1. Germe de blé	350 µg
2. Foie cuit	200 µg
3. Épinards	204 µg
4. Jaune d'œuf	154 µg
5. Laitue	133 µg
6. Lentilles	104 µg
7. Céréales	98 µg
8. Brocolis crus	85 µg
9. Brocolis cuits	30 µg
10. Avocat	30 µg

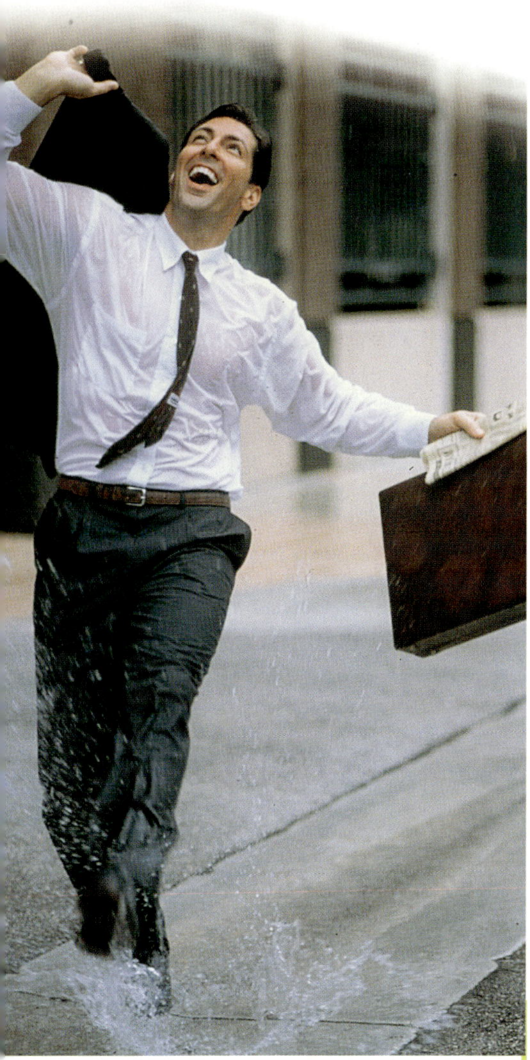

Ceux qui sont soumis au stress aux responsabilités importantes ont besoin eux protéines stimulant l'activité cérébrale : la phénylalanine et le tryptophane. Elles président à la bonne humeur, l'esprit de synthèse, la jeunesse, l'optimisme, la créativité et l'euphorie.

Le cocktail des supers hormones

L'aigle est bien connu pour être le roi des airs, le tigre, celui de la jungle, et le requin le maître des océans. Pourquoi le moineau, la vache et le paresseux n'ont-ils pas les mêmes aspirations? L'explication est simple: dès qu'ils ont abattu et déchiqueté leurs proies, ces « rois » des animaux produisent en un clin d'œil l'hormone qu'on appelle noradrénaline présidant à l'optimisme et au bonheur. Antagoniste de l'adrénaline, cette hormone positive du stress stimule notre créativité et nous rend plus vifs. La noradrénaline accélère le rythme cardiaque et participe à notre éveil mental.

La noradrénaline : une hormone facile à produire

C'est encore une fois à partir d'un acide aminé que l'organisme produit une hormone importante pour l'activité du cerveau : la phénylalanine. Il s'agit de l'une des substances psychotropes les plus efficaces que l'on trouve dans les aliments riches en protéines.
La phénylalanine est transformée dans le corps en tyrosine (acide aminé), puis en noradrénaline. Ces deux protéines sont en général systématiquement associées dans l'alimentation.
La tyrosine permet d'améliorer la mémoire, et des études ont montré qu'elle limitait la baisse des performances physiques et psychiques en situation de stress. Elle est également utilisée comme antidépresseur.

➤ INFO

Un couple inséparable

NOTRE ORGANISME produit la noradrénaline présidant à notre vivacité d'esprit à partir de deux acides aminés, la phénylalanine et la tyrosine. On les trouve dans la viande, le poisson, la volaille, les produits à base de soja et le fromage maigre. On en absorbe également en consommant des aliments non traités comme des légumes crus, des produits à base de céréales, du riz complet, des pommes de terre, des œufs et du lait.

Des hormones en séries

La noradrénaline libère à son tour l'ACTH, hormone de la créativité, qui rend les idées claires et l'esprit alerte. Celle-ci brûle la graisse située entre les neurones et facilite ainsi le flux des pensées. L'ACTH est d'ailleurs utilisée comme dopant illicite dans certaines activités sportives exigeant une concentration intense. Elle contribue au ralentissement du pouls et de la tension artérielle pour permettre à l'esprit d'être plus percutant.
À chaque fois que l'ACTH et la noradrénaline stimulent le cerveau, le taux d'endorphines s'élève dans le sang. Ce sont des narcotiques et analgésiques naturels qui nous font oublier la douleur et nous plongent tout entiers dans le bonheur.
Ces trois hormones associées, la noradrénaline, l'ACTH et les endorphines, nous rendent agressifs, euphoriques, optimistes et nous donnent un moral d'acier.
C'est ce même cocktail vitaminé que produisent l'aigle, le tigre et le requin lorsqu'ils dévorent leurs proies.

Magnésium et vitamine C
Deux catalyseurs sont nécessaires au déclenchement de la formidable action des hormones par l'intermédiaire des protéines : le magnésium et la vitamine C, qui sont généralement carencés chez la plupart d'entre nous. Faites une analyse sanguine qui vous permettra de connaître votre taux (voir pages 27-29).
Mangez du poisson maigre et vous vous sentirez bientôt des ailes.

L'hormone maîtresse

La sérotonine est l'hormone qui donne du peps et développe l'esprit de synthèse : exactement les qualités dont un patron doit être pourvu. Pour vérifier cette thèse, les chercheurs ont prélevé du sang sur des singes du zoo de San Diego.

Mon conseil

Des recettes de sérotonine pour la journée

◆ **Pour se mettre en forme :** du fromage blanc maigre ou un yaourt et une grande portion de fruits une heure plus tard.
◆ **Au déjeuner :** une bonne assiette de salade avec du fromage frais et des fruits en dessert. Ou bien : du poisson arrosé de citron (et non de sauce) puis un sorbet au fruit ou une soupe de fruits froide.
◆ **Avant de dormir :** « protéines plus glucose ». Exemple : yaourt maigre ou escalope de dinde et un chocolat avant de se laver les dents.

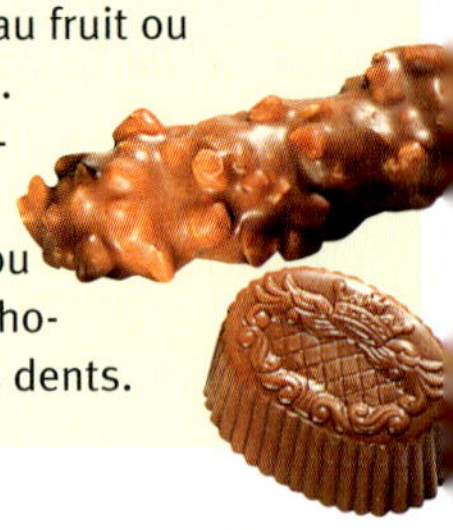

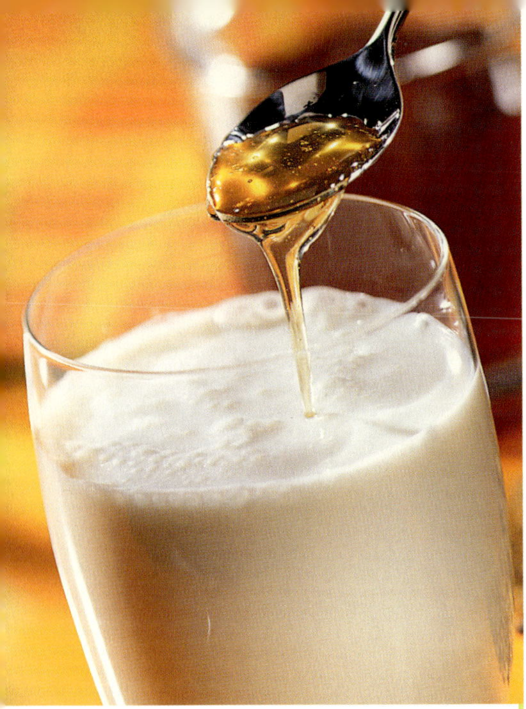

Le miel dans le lait ouvre le passage du tryptophane vers le cerveau. Le mélange des deux est excellent au goût et pour la forme.

la sérotonine à partir du tryptophane. Le tryptophane atténue le stress et agit contre les troubles du sommeil. Il vous suffit de manger des protéines maigres, sachant que la graisse ralentit la digestion et l'émission de sérotonine dans le cerveau parce que les acides aminés n'évoluent alors que très lentement dans le sang.

➤ INFO

Pas de bonheur sans tryptophane

LES ACIDES AMINÉS, à partir desquels le cerveau fabrique le neurotransmetteur sérotonine se trouvent dans la viande de bœuf, la volaille comme le poulet et la dinde, le thon, les légumes secs, le lait, les dattes séchées et les bananes.

Ils ont constaté que le singe dominant avait deux fois plus de sérotonine que les autres. Si on fait sortir le dominant de la cage, le « vice-chef » des singes prend sa place et son taux de sérotonine augmente rapidement. Les chercheurs se sont donc demandés si la sérotonine pouvait transformer un simple employé en chef. Pour le savoir, ils ont injecté de la sérotonine dans l'organisme d'un jeune singe discret. Ils ont alors constaté que celui-ci s'est assis sur la branche du chef.

Le tryptophane : la mesure du bonheur

Votre taux de tryptophane peut révéler si vous abordez la vie avec sérieux, bonheur ou bien avec un sentiment de dépression. À moins que vous ne soyez doué pour survoler les événements. Car l'organisme produit de

Franchissez les obstacles avec bonheur
Le premier obstacle est facile à franchir. Consommez des protéines pures sous forme d'escalopes de dinde, de poisson maigre, de lentilles – sans sauce, sans beurre, sans lard – qui sont rapidement absorbées dans le sang. Puis vient le second obstacle en pleine tête. L'escalope que vous avez consommée contient 20 acides aminés qui rivalisent pour atteindre le cerveau. Parmi ceux-ci, 7 freinent la course du tryptophane et donc la production de sérotonine. Mais là encore, il vous est possible d'agir : Une heure après le poisson maigre, mangez un dessert léger. Les glucides (glucose) attirent alors l'insuline qui envoie les 7 acides aminés gênants dans les cellules musculaires. Le tryptophane file alors tout droit et afflue dans le cerveau où il se transforme en sérotonine. Vous retrouvez enfin votre bonne humeur.

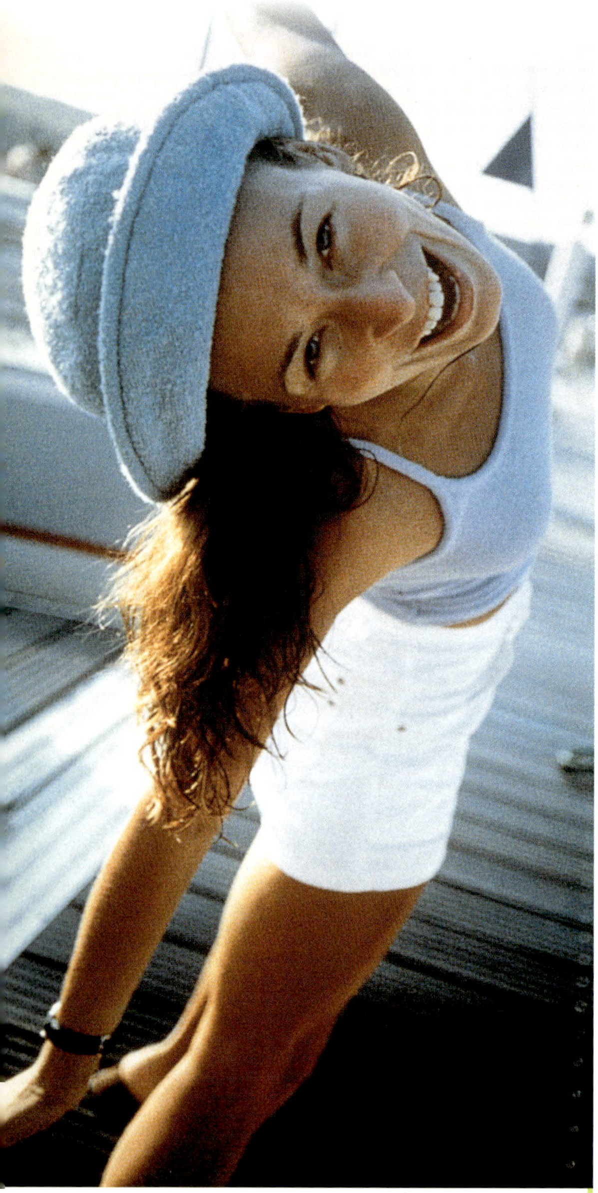

Les fruits et les protéines sont les stimulants naturels de notre organisme. En revanche, les plats tout préparés ont sur notre corps l'effet de somnifères.

Une mauvaise alimentation fatigue

Vous êtes-vous déjà demandé pourquoi vous vous sentez fatigué après le repas ? La cause est liée à votre système immunitaire. Votre corps réagit à une alimentation inadaptée comme s'il était blessé. Lorsque vous vous coupez le doigt, les bactéries prolifèrent dans la plaie. De la même manière, l'organisme combat les bactéries qu'il ne connaît pas. Il envoie une armée de globules blancs qui meurent en luttant et se transforment en pus. Pendant le combat, le corps libère des interleukines, substance médiatrice qui afflue dans le cerveau et provoque de la fatigue.
Il nous faut donc faire preuve de stratégie : lorsque nous souffrons d'une inflammation sérieuse, d'une pneumonie par exemple, notre organisme libère une quantité importante d'interleukines. Si nous restons alités, le corps peut lutter contre l'inflammation en toute efficacité.
En conclusion : dès que les globules blancs doivent s'opposer à un intrus, un neurotransmetteur met le corps dans un état de fatigue, afin que toute l'énergie qu'il déploie soit mise au service des globules blancs. C'est exactement ce qu'il se passe lorsque nous mangeons.

Le combat interne contre la nourriture

La nourriture est un corps étranger, considéré comme tel par l'intestin, et aussitôt attaqué. On parle de digestion-leucocytose. Les globules blancs évoluent dans les parois intestinales et luttent contre les molécules alimentaires étrangères au corps en termes d'immunologie. L'organisme libère des interleukines, qui nous fatiguent selon le processus que nous venons d'expliquer. Cependant, l'alimentation ne peut être perpétuellement considérée comme un

corps étranger. Notre système immunitaire s'adapte et apprend à accepter les nouvelles molécules provenant de l'alimentation. Cette adaptation se fait sur 100 000 ans.
L'être humain s'est adapté à son alimentation, il y a 4 millions d'années et ce processus a nécessité 100 000 ans. De la même façon, les Européens se sont lentement accoutumés aux fraises et aux kiwis. Les allergies aux fraises et aux kiwis sont encore nombreuses, parce qu'il n'y a pas 100 000 ans que nos intestins pratiquent ces fruits. Mais l'adaptation se fait progressivement.

La marmite ne nous est pas familière

Il y a 3,9 millions d'années, nous nous sommes adaptés à l'alimentation et nous nous sentions frais et dispos après le repas. Pourquoi alors nous sentons-nous fatigués aujourd'hui ? La réponse est simple : la marmite ou la casserole ont été inventées, il y a 8 000 ans seulement et elles ont modifié les molécules alimentaires en terme immunologique. Le combat reprend à la case départ et l'organisme doit à nouveau faire un effort d'adaptation. Il faudra encore attendre 92 000 ans avant que le processus arrive à son terme…

Les vertus de la salade de fruits

Si nous mangions comme aux temps primitifs, nous nous sentirions frais et dispos. Notre nourriture d'alors est celle de tous les chimpanzés aujourd'hui ! Ceux-ci mangent 80 % de fruits et légumes et 20 % d'asticots, de vers, de grenouilles et… de congénères. Ils se sont adaptés à ce type d'alimentation et grimpent de branche en branche sans ressentir la moindre fatigue.
Mangez donc une pleine assiette de salade de fruits, plus copieuse qu'à l'accoutumée. Vous aurez l'estomac lourd, mais vous vous sentirez tonique. Au bout d'une heure, votre estomac se videra, car les fruits ne contiennent pas la moindre graisse, et vous vous sentirez en pleine forme.

Mon conseil

Respectez votre courbe énergétique

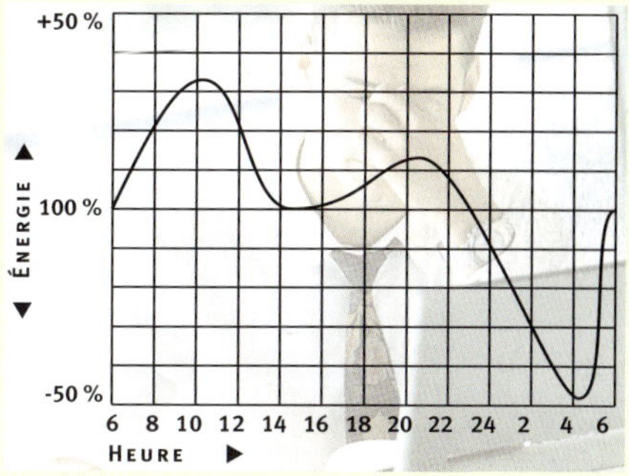

♦ **10 heures :** une barre lactée ou chocolatée en second petit-déjeuner fait décliner votre capacité énergétique. Préférez-leur des fruits et un yaourt.

♦ **13 heures :** le déjeuner de la cantine peut vous convenir si vous choisissez les bons aliments. Commandez une salade copieuse avec du poulet sans peau, ou bien un filet de poisson arrosé de citron ou encore un filet de viande maigre (veau ou bœuf). Des pommes de terre au fromage blanc ou une assiette de légumes feront également l'affaire. Si vous ne trouvez rien de tout cela à la cantine, filez dans un bar de sushi ou bien appelez un service pizza et commandez une salade niçoise bien copieuse.

♦ **16 heures :** vous ressentez une baisse d'énergie ? Votre taux de sucre dans le sang chute et vous avez besoin de douceurs. Mangez alors une banane. Rien ne vaut ce que la nature met à notre disposition. Les gâteaux et chocolats n'auront qu'un effet rapide et court.

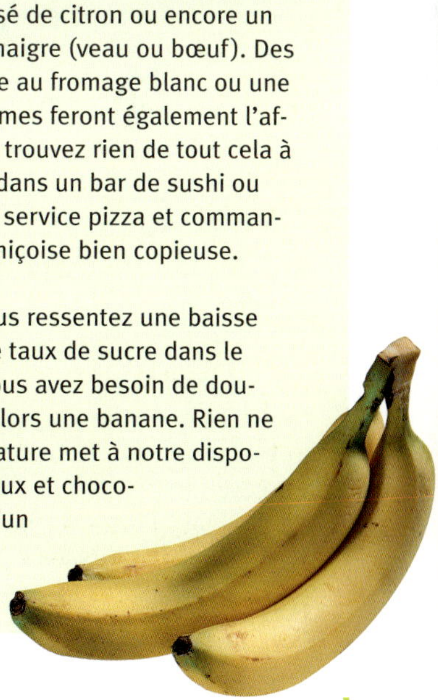

Un stimulant naturel

Pour répondre à nos exigences quotidiennes, nous n'avons pas besoin de stimulants artificiels. Nous sommes aptes à mettre la machine en route naturellement.

La tyrosine maintient éveillé

La tyrosine est l'acide aminé qui fut administré à haute dose aux pilotes bombardiers pendant la guerre des Malouines pour les maintenir éveillés 20 heures d'affilée.
Mais nous n'avons pas besoin d'avaler des pilules pour en bénéficier, car notre organisme peut produire lui-même de la tyrosine si nous l'y aidons : Il suffit de manger des protéines sans graisse toutes les 4 heures. C'est seulement lorsque notre taux protéique sanguin est élevé que le cerveau peut produire de la tyrosine. Celle-ci peut vous permettre de rester éveillé 20 heures d'affilée si vous le souhaitez.

Pas de tyrosine sans phénylalanine
Notre organisme produit de la tyrosine à partir de l'acide aminé phénylalanine. Faites calculer votre taux par votre médecin. S'il est élevé et situé entre 51 et 61 milligrammes par litre, il est apte à la fabrication de la tyrosine. S'il est trop bas, il vous faut absolument manger une alimentation plus protéinée.

La testostérone : un garant de dynamisme

À quoi sert le zinc dans les crèmes pour bébés? Il permet de cicatriser les fesses irritées du nourrisson et veille à la production rapide d'un nouvel épiderme. Le zinc est un oligo-élément qui produit des protéines organiques à partir de l'alimentation et veille à la rapidité de la division cellulaire.
Il favorise la croissance des enfants et tonifie le système immunitaire. Les comprimés effervescents destinés à lutter contre la grippe en contiennent. En outre, le zinc est excellent pour notre dynamisme interne, parce qu'associé aux protéines et à la vitamine B6, il se transforme en testostérone, hormone de la libido et de notre tonus interne. C'est la testostérone qui nous permet de travailler tard la nuit.

Les femmes en ont aussi besoin
La testostérone ne fait pas uniquement partie du corps de l'homme, mais également de celui de la femme, qui en dispose d'un dixième seulement.
De son taux dépendent les temps de veille et de fatigue, les hauts et les bas et le tonus. Le zinc, les protéines et la vitamine B6 permettent de remédier aux carences.

➤ **CONSEIL**

Les aliments riches en zinc

◆ On trouve du **zinc** surtout dans les huîtres, le blé concassé, les graines de sésame, les pépins de potiron, les lentilles, les grains de soja, le camembert, le crabe et les crevettes. Ces aliments sont également riches en protéines permettant la production de testostérone.

◆ Si vous **manquez** de tonus, discutez-en avec votre médecin et demandez-lui de calculer votre taux de zinc ou de testostérone. S'ils sont trop bas, n'hésitez pas à absorber 15 milligrammes de zinc par jour ainsi que 10 à 40 milligrammes de vitamine B6.

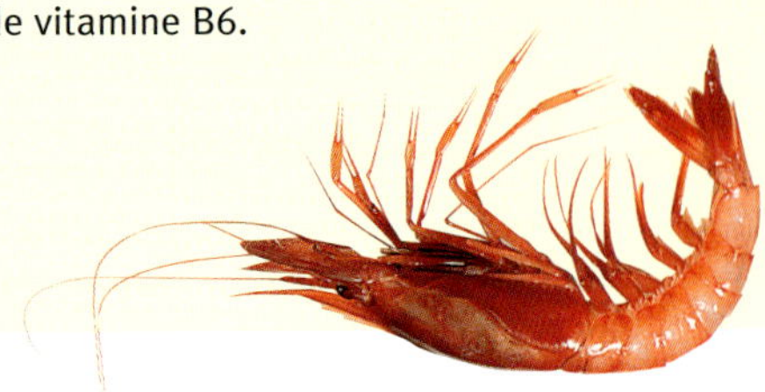

La thyroxine maintient la forme

La thyroïde contrôle le dynamisme interne et la volonté. Sans thyroxine, hormone thyroïdienne, nous nous sentons fatigués, sans ressort et paresseux. Avec elle, nous sommes pleinement éveillés et prêts à l'action. Si la thyroïde produit moins d'hormones, l'organisme tout entier tourne au ralenti.
Il est possible de calculer les valeurs thyroïdiennes (voir page 25). Ne négligez pas les carences : si vous vous sentez constamment fatigué, sans entrain ni tonus, et que vous avez les idées noires, prenez conseil auprès de votre médecin.

À la base : la tyrosine et l'iode
Les hormones thyroïdiennes sont composées de tyrosine et d'iode, tandis que le sélénium, qui est un oligo-élément, en favorise la production. La plupart des individus manquent de protéines, d'iode et de sélénium. C'est pourquoi nous sommes toujours fatigués. En revanche, les Italiens absorbent naturellement plus d'iode.

La thréonine : source de jouvence et d'énergie

Il existe un autre acide aminé tonifiant : la thréonine. Elle agit sur la paroi interne des vaisseaux en les dilatant, et c'est grâce à elle qu'un octogénaire paraît gai et vif en dépit des 40 cigarettes qu'il fume par jour. Ces individus-là ont généralement un taux élevé de thréonine et des vaisseaux sanguins particulièrement dilatés. Un taux élevé de thréonine protège de l'infarctus, de l'attaque cérébrale et de la démence évolutive.
La thréonine dilate également les vaisseaux sanguins du cerveau, nous permettant d'avoir les idées claires et une plus grande capacité de concentration.

➤ **INFO**

Notre sang reflète notre forme

VOUS ARRIVE-T-IL souvent de vous sentir épuisé et vidé de toute énergie ? Si c'est le cas, discutez-en avec votre médecin et faites calculer vos hormones thyroïdiennes (voir page 25). Élevez votre taux protéique à 8 milligrammes/décilitre et absorbez 150 à 200 microgrammes d'iode et de sélénium par jour. Pourquoi certains individus qui ne font aucun sport et qui fument deviennent-ils vieux ? La théronine est l'une des réponses.

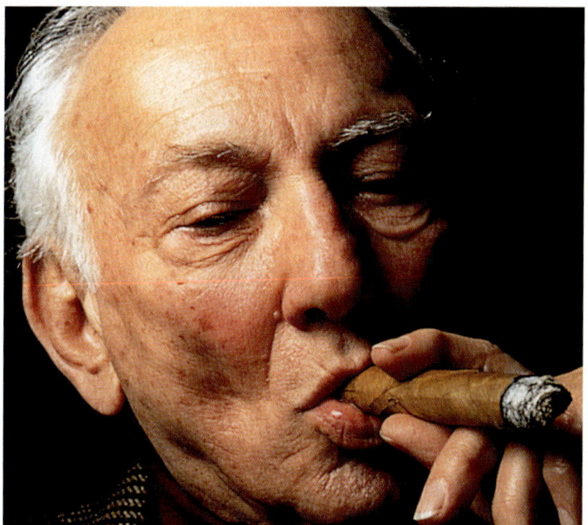

Pourquoi certains individus qui ne font aucun sport et qui fument deviennent-ils vieux ? La thréonine est l'une des réponses.

Connaissez-vous votre taux de thréonine ?
Faites le calculer par votre médecin. Une carence est presque toujours à l'origine de fatigues et de douleurs cardiaques.
Votre taux de thréonine devrait se situer entre 120 et 188 mg/l. Et si vous en avez 250 mg/l, ce n'est pas si mal ! Au contraire !

Mon conseil

Les astuces naturelles

Si vous ne prenez pas de complément alimentaire, veillez à respecter les trois règles suivantes :

- **Mangez frais** : fruits et légumes frais et n'hésitez pas à manger du poisson cru comme les Japonais.

- **Mangez** des protéines non lipidiques : poisson maigre, fromage frais, volaille fraîche. Les protéines sont essentielles au tonus et les graisses sont cause de fatigue et de tristesse.

- **Évitez** de consommer des plats tout préparés. Presque toutes les indications commençant par E sur l'étiquette correspondent à une substance que les défenses immunitaires rejettent. Ce sont les conservateurs, les arômes artificiels, les moyens techniques et les colorants... et après le combat, le corps a besoin de repos.

Fabriquez votre propre Viagra®

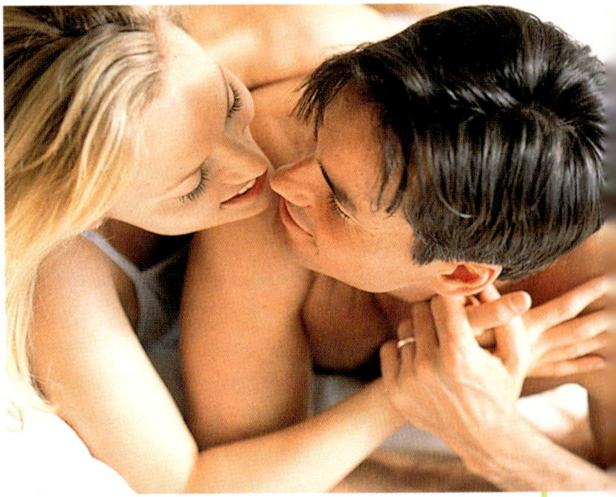

Vous n'avez pas besoin de losanges bleus. Virilité et bien-être = flux sanguin maximum, irrigation optimale + détente

Si vous faites un infarctus dans la région de Fribourg et que vous êtes transporté à la clinique de l'université, on vous fera une infusion d'arginine. Cet acide aminé aide en effet à la dilatation des vaisseaux. Associé à l'oxygène, il produit de l'azote (NO en chimie). Il s'agit d'une molécule mystérieuse, découverte il y a 10 ans seulement.
Cette molécule dilate les vaisseaux, comme le savent les patients souffrant du cœur. Ceux-ci ont dans la poche, une capsule ou un spray d'urgence contenant de la nitroglycérine qui se transforme en azote dans l'organisme et dilate rapidement les artères. Si une personne en bonne santé avale l'une de ces capsules, elle sera prise de terribles maux de tête, car l'azote dilate également les vaisseaux du cerveau. C'est ainsi qu'il agit sur le cœur.

Et le Viagra® ?

Le Viagra® empêche la décomposition d'une substance cellulaire qui stimule considérablement la production d'azote. Il veille à ce qu'une grande quantité d'azote dilate les vaisseaux. Les effets du losange bleu sont effectivement sensationnels. Pourtant, le recours à un moyen chimique est parfaitement inutile. De l'arginine et de l'oxygène dans le sang mènent au même résultat, et pas seulement une heure durant, mais constamment.

Oxygène + arginine = azote
C'est de cette manière que vous pourrez dilater vos vaisseaux sur la durée. La course à pied augmente le taux d'oxygène dans le sang et vous pouvez également consommer des aliments riches en arginine pour obtenir les mêmes effets que le chimique Viagra®.
Le blé complet, les flocons d'avoine, les yaourts maigres, le steak, le filet de porc fumé, le blanc de poulet, le flétan, le saumon, le homard, les crevettes, les fruits à coque et le sésame sont riches en arginine.

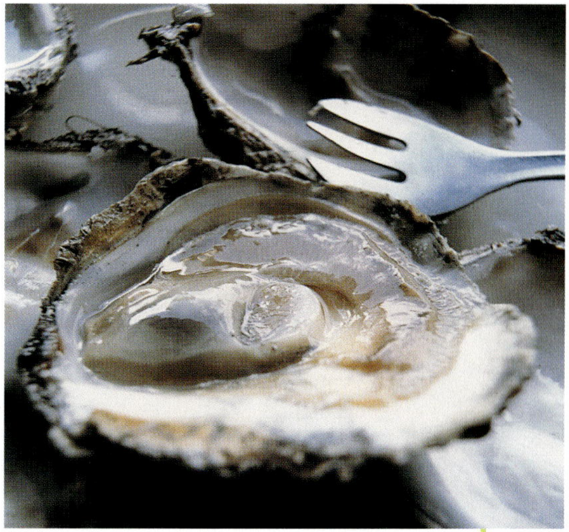

Ce que l'on dit des huîtres est exact : leur chair peut transformer la vie sexuelle masculine.

La testostérone développe l'appétit sexuel

Le secret de l'huître se résume à du zinc plus des protéines. Le plus célèbre des aphrodisiaques naturels est effectivement très efficace. Les huîtres permettent à l'organisme de produire plus de testostérone, qui est le ressort le plus important de l'activité sexuelle. Des chercheurs grecs ont étudié de près le taux de testostérone de jeunes recrues âgées de 18 à 22 ans. Ils en ont conclu qu'une très faible augmentation de testostérone permettait d'avoir un orgasme supplémentaire par semaine – indépendamment du fait d'avoir ou non une partenaire.
Le fait de courir permet à votre corps de produire davantage de testostérone. Il vous suffit simplement d'avoir un taux suffisant de protéines, de zinc et de vitamine B6. Les huîtres vous le confirmeront.

➤ INFO

Les huîtres aphrodisiaques

LES HUÎTRES constituent la plus grande concentration naturelle de zinc : 100 g de chair d'huître contiennent 70 milligrammes de zinc. La même quantité de foie de bœuf n'en contient que 3,3 milligrammes. Les hommes qui n'absorbent pas suffisamment de zinc ne produisent pas assez de testostérone. Leur sperme peut être carencé. Des études ont démontré que des hommes impuissants ont repris une activité sexuelle après absorption de zinc.

➤ INFO

Tant pis pour les fumeurs

LES PROBLÈMES artériels les plus terribles et les troubles de circulation sanguine sont causés par la nicotine.
Trois bouffées de cigarettes suffisent à contracter les parois des vaisseaux de 40 %. Les fumeurs sont donc davantage exposés au risque d'impuissance que les autres.

Le manganèse augmente le taux de testostérone
Beaucoup d'individus ont trop peu de manganèse et manquent totalement d'énergie. Si c'est votre cas, buvez du thé, car il contient une forte dose de ce précieux oligo-élément. Le thé est ainsi apte à développer l'appétit sexuel.

Le magnésium aide à déplacer les montagnes…
Le magnésium est le sel de la paix intérieure et détend la musculature. Il réchauffe les mains froides et l'organisme en accélérant la circulation sanguine. Il dilate les vaisseaux, ce qui explique que les infusions de magnésium sont idéales dans le traitement de l'impuissance et de la frigidité.
Le magnésium peut se grignoter : les pépins de potiron, les graines de lin, le sésame et les cacahuètes grillées en sont riches.

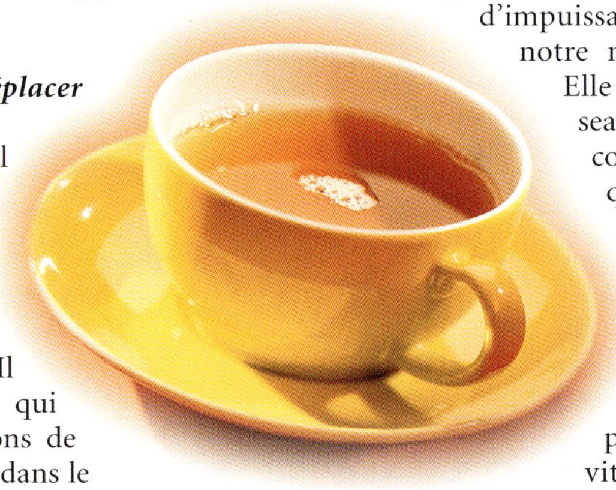

L'adrénaline rend impuissant
L'adrénaline, hormone du stress, resserre les vaisseaux sanguins. L'adrénaline est en réalité l'une des causes les plus fréquentes de l'impuissance, même chez les jeunes. C'est seulement lorsque nous sommes calmes, détendus, sans pression que le sang circule le mieux.
L'adrénaline peut s'éliminer en courant une demi-heure, avec un pouls comme décrit page 79. Veillez également à l'absorption suffisante de vitamine B5 anti-stress appelée aussi acide pantothénique. On la trouve dans le foie de veau, les cèpes, les produits complets et les brocolis.

Rien de plus terrible que la graisse

La graisse vient se loger dans les vaisseaux sanguins, réduit leur diamètre et freine la circulation sanguine.
Avec la nicotine et le stress, la graisse compte parmi les causes principales de problèmes croissants d'impuissance connus dans notre monde « civilisé ». Elle calcifie les vaisseaux de tout notre corps. Les substances qui détruisent les masses adipeuses des vaisseaux favorisent la circulation sanguine sur la durée et agissent positivement. La vitamine C (voir page 110) et l'hormone de croissance (STH) en font partie. Cette hormone qui ôte les masses adipeuses des vaisseaux est stimulée par le sommeil profond et sa production est favorisée par les protéines sans graisse (voir page 104). Les personnes ayant une activité sexuelle soutenue devraient dormir beaucoup.

Les 11 RÈGLES d'or

L'ART DE PRÉSERVER SON SYSTÈME IMMUNITAIRE

➤ 1. Courez

Pratiquez le jogging ultra-light au moins 4 fois par semaine ou bien faites du vélo (30 à 45 minutes) pour développer les cellules défensives.

➤ 2. Riez

Le rire fait office de turbo sur le système immunitaire. Le rire augmente notamment la production des lymphocytes T et fait chuter d'environ 50 % le cortisol qui est une hormone du stress nocive pour les défenses.

➤ 3. Faites des réserves de soleil

Vous devriez vous exposer au soleil 15 à 30 minutes par jour ou bien aller au solarium une fois par semaine. La lumière stimule la production des substances immunitaires qui s'activent en cas de virus ou de cellules cancéreuses. Mais attention : trop de soleil affaiblit les défenses.

➤ 4. Dormez suffisamment

Le sommeil est une vraie cure pour nos défenses. Une partie des neurotransmetteurs présidant au sommeil profond renforce le système immunitaire.

➤ 5. Perdez du poids

Les kilos superflus affaiblissent considérablement les défenses.

➤ 6. Nourrissez-vous de bonnes graisses

Mangez tous les jours une portion de graisses poly-insaturées (huile végétale et de poisson) pour prévenir une faiblesse des défenses ou favoriser la cicatrisation.

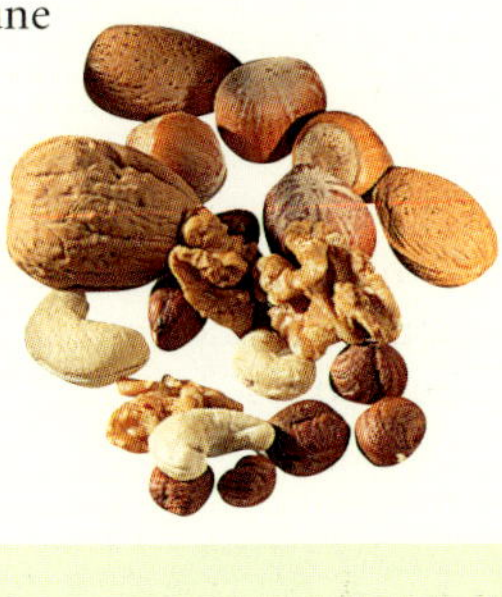

➤ 7. Mangez des yaourts pro biotiques

Mangez-en deux fois par jour minimum. Ils contiennent des bactéries d'acide lactique particulières (bifido-bactéries) qui luttent contre les germes pathologiques dans l'intestin et les empêchent de se répandre dans le sang. Il est important pour le système immunitaire que la flore intestinale trouve son équilibre avec les 400 types de bactéries existant depuis la naissance. Ceux qui ne digèrent pas les produits laitiers devraient avaler des capsules de bactéries E-coli (en pharmacie).

➤ 8. Attention aux carences en protéines

Elles affaiblissent le système immunitaire. Sans protéines, l'organisme ne peut en effet pas se défendre. L'acide aminé valine est particulièrement important pour l'immunité.

➤ 9. Prenez des antioxydants tous les jours

Pensez à absorber 1 à 3 g de vitamine C, 400 milligrammes de vitamine E naturelle, 100 à 200 microgrammes de sélénium et 25 à 50 mg de bêta carotène (pharmacie).

➤ 10. Prenez de la vitamine C tous les jours

La prise quotidienne de 3 g de vitamine C renforce les défenses immunitaires, réduit la durée des rhumes et prévient les virus. La vitamine C stimule la production d'anticorps.

➤ 11. N'oubliez pas le zinc tous les jours

Si vous prenez 25 à 50 milligrammes de zinc par jour, vos rhumes seront moins pénibles et de plus courte durée. Les plaies cicatriseront plus vite. Mangez des fruits à coque, des céréales complètes (germes de blé…) et des légumes à feuilles vertes.

Un corps en forme grâce aux nutriments essentiels

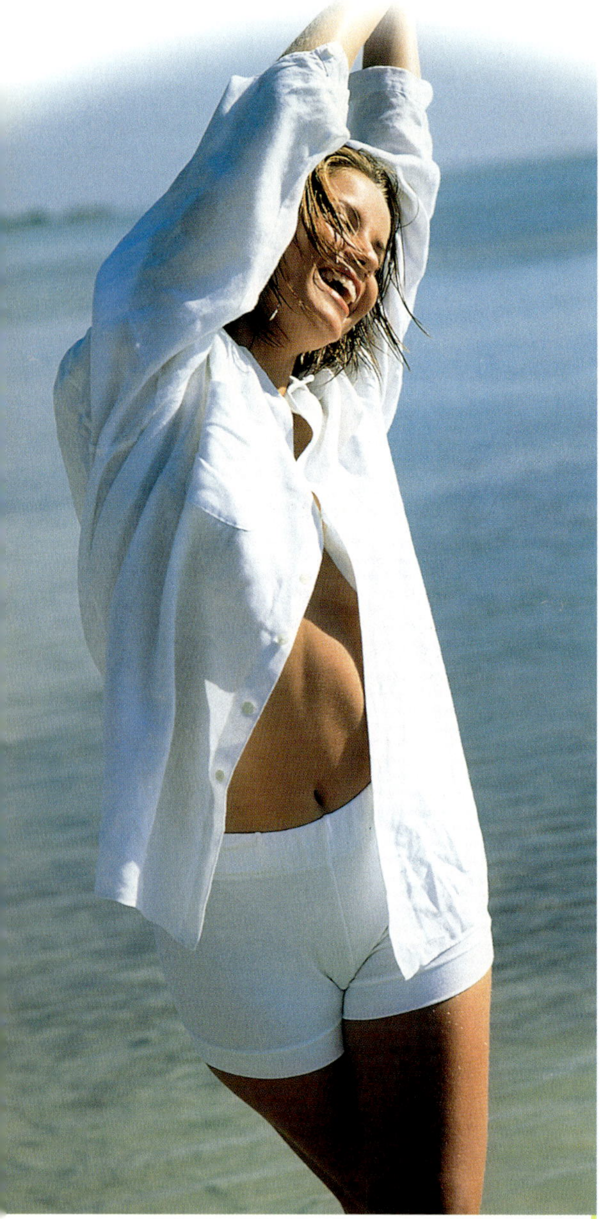

Avez-vous déjà réfléchi à ce que vous pouviez faire pour la brillance de vos cheveux et la souplesse de votre peau?

La beauté se mange

La beauté est d'abord une question de nature. Notre organisme commence par alimenter système immunitaire, nerfs et organes avec les nutriments essentiels et met le supplément à la disposition de notre coquetterie. Voici quelques indications qui vous permettront de connaître les nutriments adaptés aux différentes parties du corps.

Les carences du corps sont souvent visibles

Des cheveux clairsemés
On reconnaît souvent les végétariens purs et durs à la pauvre qualité de leurs cheveux. Les acides aminés nécessaires aux cheveux sont la méthionine et la cystéine que l'on trouve principalement dans les protéines animales comme la viande et les produits laitiers.

Des cheveux fins
Pour la formation des cheveux, notre organisme a besoin de vitamine B6 et de zinc (voir page 126). Pas de muscle, pas de derme, pas de pousse de cheveux sans vitamine B6 et sans zinc.
Les ongles sont également sensibles aux carences en zinc. Une mauvaise cicatrisation, des taches blanches sur les ongles et la chute de cheveux peuvent révéler une carence en zinc. Le saumon, les sardines, la volaille, le foie de veau, le filet de bœuf, la levure, les lentilles, le chou vert et l'avocat sont riches en vitamine B6.

Des stries sur les ongles, une peau sèche avec des impuretés, des yeux sans éclat et des cheveux clairsemés
Toutes ces manifestations peuvent exprimer une carence en vitamine A. On la trouve dans le foie de veau et dans ses précurseurs comme le bêta-carotène, dans les avocats, les brocolis, la laitue, le fenouil, le chou vert, les mangues, le melon, les carottes et les poivrons.

Des cheveux grisonnants
La vitamine B10 PABA (para-amino-benzoique) empêche les cheveux de grisonner et prévient leur chute, de même que l'apparition de taches blanches sur les mains et le visage. On en trouve dans le foie, les germes de blé, la mélasse et le yaourt. Les bactéries intestinales sont aptes à produire de la vitamine B10.

Les taches de vieillesse
Ce ne sont rien d'autre que des graisses devenues rances qui se localisent sous la peau. La vitamine E protège les graisses de l'oxydation et les empêche donc de se transformer. Elle préserve la souplesse des tissus conjonctifs, raffermit la peau et atténue le vieillissement dermatologique lié aux rayons ultra-violets.

Une peau malsaine
La peau attire des déchets protéiques et la protéine dégénérée laisse le derme blême. La broméaline, enzyme de l'ananas, aide à le décrasser. Les problèmes de peau peuvent également exprimer une carence en Oméga 3. L'huile de lin dans la salade maintient l'élasticité et la jeunesse du derme. Le maquereau, le hareng, le saumon et le thon sont riches en Oméga 3.

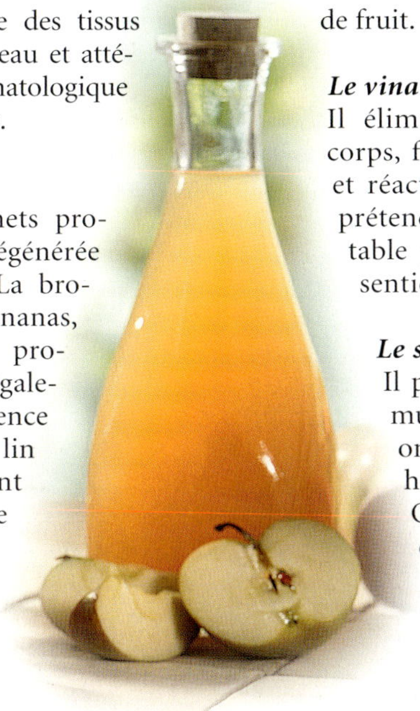

Mon conseil

Contre les taches de vieillesse

OUVREZ une capsule de vitamine E et étalez l'huile qu'elle contient sur les endroits de la peau qui sont tachés.

La cellulite
La vitamine C veille à la résistance du tissu conjonctif et à la fermeté de la peau. On en trouve dans le cassis, le poivron, le kiwi et les choux de Bruxelles. L'arginine est également excellente.

Les élixirs culinaires de beauté

La levure de bière
Elle contient 16 acides aminés, 14 minéraux et 17 vitamines, parmi lesquelles la vitamine B6 excellente pour la peau et les cheveux. Prenez une cuillerée à café par jour de levure en flocons dans un quart de litre de jus de fruit. Mélangez et buvez.

Le vinaigre de pomme
Il élimine les bactéries, purifie le corps, facilite la digestion, détoxique et réactive le métabolisme. Certains prétendent qu'il s'agirait d'un véritable placebo. Peut-être, mais l'essentiel est que ça marche !

Le silicium
Il préserve le tissu conjonctif, stimule la pousse des cheveux et des ongles, la production osseuse et hormonale et le métabolisme. On le trouve sous la forme d'acide silicique dans les céréales, les produits au blé complet, la banane, les haricots verts, le persil et le poireau.

➤ INFO

L'eau : l'élixir de beauté le moins coûteux

LE TISSU CONJONCTIF situé sous la peau emmagasine l'eau. Si vous ne buvez pas suffisamment – moins de 2 litres par jour – l'eau du derme est attirée à l'intérieur de l'organisme. En conséquence, la peau se dessèche et se ride.

Les yaourts pro biotiques
Impuretés de la peau, allergies, ballonnements peuvent résulter de troubles de la flore intestinale. Les souches bactériologiques des yaourts pro biotiques la reconstituent. Celles-ci viennent se nicher dans les muqueuses intestinales provoquant une démultiplication des cultures de bactéries positives, qui protègent de la maladie et renforcent les défenses.

Le thé vert
Cette boisson préserve la jeunesse de la peau et protège l'organisme du vieillissement : 4 tasses par jour de ce délicieux élixir permettent de neutraliser les radicaux libres. C'est aussi une excellente prévention contre le cancer.

Les germes de blé
Ce sont les compléments multiples de la nature. Prenez une cuillère quotidienne de germes de blé après le repas et vous récolterez ainsi des acides gras insaturés, de la vitamine B, D et E, de même que des substances minérales comme le fer, le cuivre et le phosphore.

Un dopage autorisé

Vous pouvez gagner en beauté, mais également en masse musculaire. Vous n'êtes pas obligé pour cela de vous lancer dans un entraînement intensif. Il vous suffit de courir quotidiennement pour développer vos muscles qui sont composés de protéines. Cela paraît banal, mais c'est pourtant essentiel, car les glucides et les graisses ne leur sont d'aucune utilité. Mangez donc des protéines. À bon entendeur, salut !

Des nutriments essentiels pour les muscles

Le potassium : Cette substance minérale remplit les réserves de glucides, rétablit l'équilibre hydrique et contrôle les muscles. En cas de carence, les muscles ne fonctionnent plus, les jambes sont lourdes et faibles. On souffre alors d'apathie et de manque d'entrain. On en trouve dans les pousses de soja, les abricots secs, les germes de blé, les pommes de terre, le froment, les épinards, les bananes, les légumineuses et le riz complet.

Le calcium : Il stabilise les os et se charge de transmettre l'influx nerveux aux muscles. Les carences nuisent à la contraction musculaire, freinent notre course, affaiblissent notre musculature et perturbent la coordination des mouvements. Les graines, les fruits à coque, le lait et les produits laitiers sont riches en calcium.

Une alimentation bien choisie embellit la peau et les cheveux, et développe harmonieusement nos muscles.

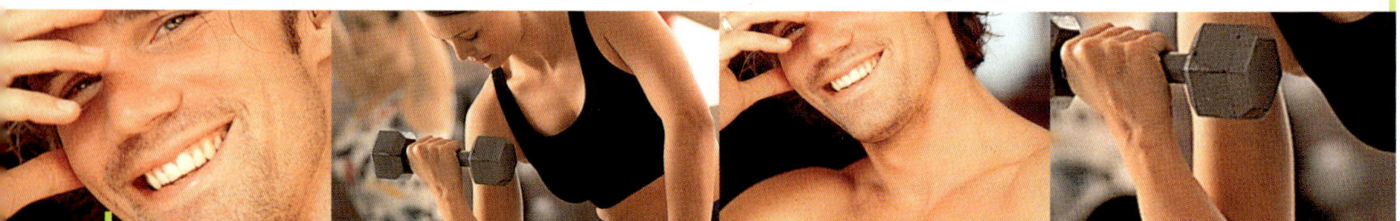

Le phosphore : Il permet de transformer l'énergie provenant de notre alimentation en énergie musculaire. Cette substance minérale est essentielle à la contraction des muscles et au métabolisme de l'énergie dans le muscle. Les carences sont devenues plus fréquentes. Le phosphore est souvent associé au calcium dans notre alimentation : viande, fromage, céréales, levure. La proportion calcium/phosphore ne doit pas dépasser 1/1,2. Cela peut se produire chez les grands consommateurs de charcuterie, de fromage fondu et de colas.

Le magnésium : sans magnésium, nous ne pouvons fournir d'effort et développer nos muscles qui en ont besoin en grande quantité. Le magnésium est partout dans l'organisme et il est indispensable à la stimulation nerveuse et musculaire. Près de 300 substances organiques en sont dépendantes. Lorsque nous transpirons en courant, nous éliminons cet élixir vital dont il nous faut impérativement nous approvisionner régulièrement.

Le zinc : Cet oligo-élément est indispensable à la production des protéines organiques et au développement musculaire. Associé au manganèse, il participe à la production de testostérone. Le blé concassé, le sésame, les pépins de potiron, les lentilles, la viande fumée, les produits complets et les fruits de mer sont source de zinc.

Le fer : Élément constitutif de l'hémoglobine, ce minéral transporte l'oxygène vers les muscles. Sans fer, pas d'effort possible, nos muscles sont ramollis. Les sportifs ont plus de globules rouges que les autres, car l'entraînement les multiplie et ils ont donc davantage besoin de fer. L'armée d'enzymes qui part à la conquête de nos bourrelets se nourrit aussi de fer. Celui-ci s'élimine avec la transpiration, et notre organisme ne peut en assimiler plus de 20 % par l'intermédiaire de l'alimentation. Les abats, les pousses de soja, les légumineuses, la viande, les aliments complets, la volaille et le vin rouge en sont riches.

➤ **INFO**

La vitamine C encore et toujours

AIDÉ PAR LA VITAMINE C, notre intestin assimile mieux le fer. Préparez-vous un plat d'aliments d'origine végétale et animale riches en fer et buvez un verre de jus d'orange.

La vitamine B2 (Riboflavine) : Elle stimule le transport de l'oxygène dans le sang et participe au métabolisme des protéines. Nos besoins augmentent après un effort physique, qu'il s'agisse d'un entraînement ou d'une compétition. On en trouve en grande quantité dans les germes de blé, le fromage à pâte pressée et les champignons.

La vitamine B6 (Pyridoxine) : Elle participe également au métabolisme des protéines. Nos besoins sont proportionnels à notre consommation de protéines. On en trouve dans le riz complet, la volaille, la viande de veau, le pain de froment complet et les bananes.

La vitamine B12 (Cobalamine) : Elle participe à la production des globules rouges et est donc indispensable pour les sportifs d'endurance. L'haltérophile en a besoin, parce qu'elle est nécessaire à la production cellulaire. On la trouve essentiellement dans les aliments d'origine animale. Il est conseillé aux sportifs végétariens d'en absorber sous forme de complément alimentaire.

Aperçu des principaux nutriments essentiels

Les 7 minéraux*	Importants pour...
Sodium	Régulation de l'équilibre hydrique dans les cellules organiques et à l'extérieur. Rythme cardiaque. Transmission des influx nerveux et des contractions musculaires. Stabilisation de la tension artérielle. Stimulation des enzymes.
Calcium	Formation et protection des dents et des os. Transport de l'influx nerveux. Participe à la contraction musculaire.
Potassium	Régulation de l'équilibre hydrique. Stimulation de l'influx nerveux et du travail musculaire. Rythme cardiaque, production protéique, chute de la tension artérielle.
Magnésium	Formation des dents et des os. Transmission de l'influx nerveux vers les muscles. Coagulation sanguine (protège de la thrombose). Renforcer les défenses. Répartition de l'adrénaline en cas de stress. Oxygénation des cellules.
Phosphore	Formation des os et des dents. Régulation de la contraction musculaire. Production d'énergie dans les cellules. Coagulation sanguine. Influx nerveux. Capacités cérébrales. Endurance physique.
Soufre	Production du tissu conjonctif. Peau. Ongles. Régulation du taux de sucre dans le sang. Détoxication de l'organisme. Production de bile.
Chlorure	Répartition du liquide dans les cellules et en dehors. Production d'acide chlorhydrique. Transport des hormones.

Les principaux oligo-éléments*	
Fer	Production de l'hémoglobine qui assure le transport de l'oxygène. Production d'enzymes stimulant le métabolisme. Production d'énergie lors d'efforts d'endurance.
Fluor	Inhibition des bactéries de la bouche provoquant les caries. Production d'os, de tendons et de tissu conjonctif résistants.
Zinc	Renforcer les défenses. Cicatrisation des plaies. Production d'insuline. La santé de la peau et des cheveux. Hormone de croissance et hormone sexuelle. Dispositif enzymatique.
Sélénium	Protection des cellules et des graisses contre l'oxydation (en association avec la vitamine E). Prophylaxie des cancers. Maintien de l'élasticité des tissus organiques. Détoxication.
Cuivre	Pigmentation de la peau et des cheveux. Production de globules rouges. Déroulement du métabolisme enzymatique. Système immunitaire.
Iode	Production des hormones thyroïdiennes qui assure la croissance et la production d'énergie des cellules. Transformation de la nourriture en énergie.
Manganèse	Stimulation des enzymes antioxydants. Exploitation des graisses. Production du cartilage. Détoxication. Préservation de la jeunesse cellulaire.
Chrome	Taux du sucre dans le sang (préserve du diabète type II). Accroissement de la combustion des graisses. Transformation des glucides.

** Les minéraux sont cités en fonction de l'importance de leur rôle dans le métabolisme.*

Contenus dans…**	Besoins quotidiens d'après le Dr Strunz	Symptômes des carences
Sel de cuisine, viande salée et fumée, charcuterie et poisson, pain, fromage, eau minérale.	2–3 g	Faiblesses, troubles nerveux, manque d'entrain, chute de tension, crampes musculaires.
Lait, produits laitiers (incluant les produits maigres), légumes à feuilles vertes, légumineuses, fruits à coque, agrumes, saumon, sardine.	1000–1500 mg	Faiblesses musculaires et crampes, fragilité osseuse, nervosité, altérations de la peau, des cheveux, des dents.
Céréales complètes, pain, légumes à feuilles vertes, haricots, viande, lait, bananes, oranges.	2–4 g	Lourdeurs et faiblesses musculaires, troubles cardio-vasculaires, constipation, chute de tension, collapsus, maladies de peau.
Pousses de soja, fruits à coque, poisson, lait, céréales complètes, pain, légumes verts.	300–600 mg	Douleurs musculaires, étourdissements, hébétude, énervement, troubles du rythme, perte de poids.
Poisson, viande, œufs, céréales complètes, fruits à coque, levure, fromage.	Env. 1 g	Faiblesses musculaires, douleurs osseuses, troubles nerveux.
Jaune d'œuf, viande, lait, poisson, fromage, fruits à coque, légumes.	–	Gerçures et sécheresse de la peau, ongles cassants, chute des cheveux, nervosité.
Tous les aliments salés comme la charcuterie et les poissons en conserve, le pain, le fromage.	2–3 g	Difficultés digestives, faiblesses musculaires.

Viande, foie, poisson, jaune d'œuf, légumes verts, céréales complètes, noisettes, pain, haricots, produits à base de soja, abricots.	25–50 mg	Anémie, épuisements fréquents, fatigue, perte d'appétit.
Poisson, viande, produits laitiers, thé, café, eau du robinet et eau minérale, pousses de soja.	1–4 mg	Caries, calcification osseuse.
Viande, poissons, fruits de mer, haricots, céréales complètes, œufs, fruits à coque.	25–50 mg	Perte d'appétit, peau squameuse, chute des cheveux, cicatrisation lente, fragilité infectieuse.
Viande, poisson, céréales complètes, produits laitiers, pousses de soja.	100–200 µg	Fragilité infectieuse, problèmes de vue, troubles cardiaques.
Foie, poisson, coquillages, légumes à feuilles, pois, noisettes, champignons, céréales complètes.	2–4 mg	Anémie, faiblesse immunitaire, éruptions cutanées.
Poissons de mer, légumes (selon la teneur en iode du sol), sel iodé.	150–200 µg	Goitre, troubles de croissance, surcharge pondérale, difficultés de concentration, fatigue.
Ananas, fruits à coque, légumineuses, céréales complètes, légumes, levure de bière, cacao.	2–5 mg	Fragilité osseuse, troubles nerveux, infections fréquentes.
Thé noir, cacao, miel, fruits à coque, céréales complètes, fromage, viande, champignons.	150–250 µg	Augmentation du taux de cholestérol, abattement, nervosité.

*** Aliments à teneur particulièrement élevée.*

Les vitamines

Les vitamines	Importantes pour...
Vitamine A (rétinol) La fontaine de jouvence	Vue. Renouvellement constant des cellules. Éclat de la peau. Santé des muqueuses. Défenses pour lutter contre virus et bactéries. Protection de la peau contre les agressions de la pollution et du soleil.
Vitamine D (calciférol) Le contrôle osseux	Stabilité osseuse. Résistance dentaire. Travail musculaire. Apaisement nerveux. Système immunitaire. Détoxication (plomb).
Vitamine E (tocophérol) Une carapace	Protection des cellules et d'importantes substances organiques contre les radicaux libres. Prophylaxie du cancer. Jeunesse cellulaire. Souplesse des parois des vaisseaux. Fonctionnement des organes de reproduction. Force musculaire et endurance.
Vitamine K Le cicatrisant	Coagulation sanguine. Cicatrisation. Métabolisme osseux. Vitalité et longévité.
Vitamine C Le garde du corps	Lutte contre les maladies. Oxygénation des cellules. Exploitation du fer. Équilibre psychique. Dents et gencives. Minceur. Lutte contre les rides. Protection anti-âge. Santé nerveuse.
Vitamine B1 (thiamine) Une douche vivifiante	Transformation des glucides en énergie. Fonctions cardiaques. Protection du système nerveux. Fraîcheur intellectuelle.
Vitamine B2 (riboflavine) Pour une forme Olympique	Développement musculaire par le sport. Production d'hormones du stress (adrénaline). Métabolisme des graisses et protéines. Dosage de l'énergie. Oxygénation cellulaire. Santé de la peau.
Vitamine B3 (niacine) Une protection nerveuse	Santé du système nerveux. Mise à disposition de l'énergie. Production et combustion des graisses et protéines. Métabolisme cérébral. Capacité d'oxygénation du sang.
Vitamine B5 (acide pantothénique) Le baume de la peau	Production de coenzymes A. Prophylaxie des inflammations. Production d'hormones anti-stress. Dosage de l'énergie. Combustion des graisses. Santé de la peau et des cheveux.
Vitamine B6 (pyridoxine) Le bon associé	Production d'acides aminés. Formation des globules rouges. Système immunitaire. Taux de sucre dans le sang. Acidité gastrique. Équilibre hydrique. Activité nerveuse. Équilibre entre sodium et potassium.
Acide folique Le messager du bonheur	Résistance nerveuse. Dynamisme. Bonne humeur et bien-être. Renouvellement cellulaire. Croissance. Activité du tube digestif. Fonctionnement du foie. Formation des globules rouges. Appétit.
Vitamine B12 (cobalamine) La cure pour le sang	Formation des globules rouges. Croissance. Humeur. Résistance nerveuse. Fraîcheur intellectuelle. Métabolisme de l'énergie et du fer. Production osseuse. Activité musculaire.
Biotine La vitamine de la beauté	Santé de la peau. Cheveux et ongles. Muqueuses. Énergie nerveuse. Santé de la flore intestinale. Régulation du taux de sucre dans le sang.
Choline Le carburant cérébral	Protection des neurones. Métabolisme des graisses. Régulation du taux de cholestérol. Fonctionnement du foie. Détente. Jeunesse.

* *réparties selon qu'elles sont liposolubles ou hydrosolubles.*

Contenues dans...**	Besoins quotidiens d'après le Dr Strunz	Symptômes des carences
Foie, carottes, épinards, chou vert, potiron, tomates, abricots, poivrons, jaune d'œuf, beurre.	2000–5000I.E. Bêta carotène : 25-50 mg	Héméralopie, perturbations visuelles dans l'obscurité, ongles cassants, peau sèche, éruptions dermatologiques, perte d'appétit, infections fréquentes.
Jaune d'œuf, foie, poissons de mer, produits laitiers, avocats, champignons.	3–15 µg	Rachitisme des enfants, ramollissement osseux, déchaussement des dents, faiblesses musculaires, grossissement articulaire, énervement, perturbations nerveuses.
Huiles végétales pressées à froid, graines, noisettes, pépins, céréales complètes, jaunes d'œuf, légumes à feuilles vertes	400 mg	Fatigue, manque d'énergie, flétrissement de la peau, taches de vieillesse, stérilité, irritation nerveuse.
Légumes à feuilles vertes, chou, flocons d'avoine, jaune d'œuf, fromage, tomates, foie, produits laitiers.	30–120 µg	Difficultés de cicatrisation des plaies, saignements de la gencive et du nez, fatigue, perturbations intestinales, douleurs menstruelles.
Agrumes et autres fruits frais, salade, légumes, pommes de terre, pousses de soja.	1–3 g	Refroidissements, mauvaise santé de la gencive, varices, hémorroïdes, fatigue, difficultés de concentration, perturbations du sommeil, manque de résistance nerveuse.
Viande de porc, céréales complètes, fruits à coque, graines, légumes, pommes de terre, foie, légumineuses, levure de bière.	10–40 mg	Difficultés de concentration, crampes musculaires, fatigue, irritabilité, perte d'appétit, humeur dépressive, perturbations du rythme cardiaque.
Foie, poulet, œufs, lait, fruits à coque, graines, poissons de mer, céréales complètes, salade.	10–40 mg	Seulement dans les cas de sous-alimentation ou de privation de produits laitiers : yeux brûlants, gerçures au coin des lèvres, peau squameuse, difficultés de concentration.
Viande maigre, poisson, volaille, légumes, germes de blé, levure de bière, fruits à coque.	50–200 mg	Fatigue, faiblesse musculaire et nerveuse, irritabilité, perte d'appétit, teint brouillé, diarrhées.
Abats, légumineuses, produits complets, jaune d'œuf, légumes verts, blé concassé, produits laitiers, gelée royale.	10–30 mg	Troubles dermatologiques, mauvaise cicatrisation des plaies, chute des cheveux, cheveux grisonnants précocement, surdité et crampes dans les membres, difficultés d'apprentissage, irritabilité.
Muscle, foie, produits complets, germes de blé, levure de bière, poisson, avocats, bananes, légumineuses.	10–40 mg	Troubles dermatologiques, humeur dépressive, irritation, chute des cheveux, chutes de tension, gerçures au coin des lèvres, difficultés de concentration, faiblesses musculaires.
Foie, rognons, viande maigre, légumes à feuilles vert foncé, fraises, fromage, levure de bière, pommes de terre, pousses de soja, lait.	400–1000 µg	Fatigue intellectuelle, agitation, angoisses, perturbations du sommeil, manque d'entrain, pertes de mémoire, troubles de la croissance, anémie.
Viande, foie, rognons, poisson, œufs, lait, fromage, levure.	5–15 µg	Anémie, troubles des muqueuses, fatigue, dépression, nervosité, problèmes de vue.
Oranges, foie, jaune d'œuf, tomates, farine de soja, pousses de soja, levure de bière, noisettes.	100-500 µg	Peau trop sèche ou trop grasse, cheveux ternes, ongles cassants, épuisement, douleurs musculaires.
Jaune d'œuf, foie, produits complets, légumes, levure de bière, lécithine.	–	Perte de mémoire, difficultés de concentration, perturbations du sommeil, angoisses, problèmes de tension.

** *Aliments à teneur particulièrement importante.*

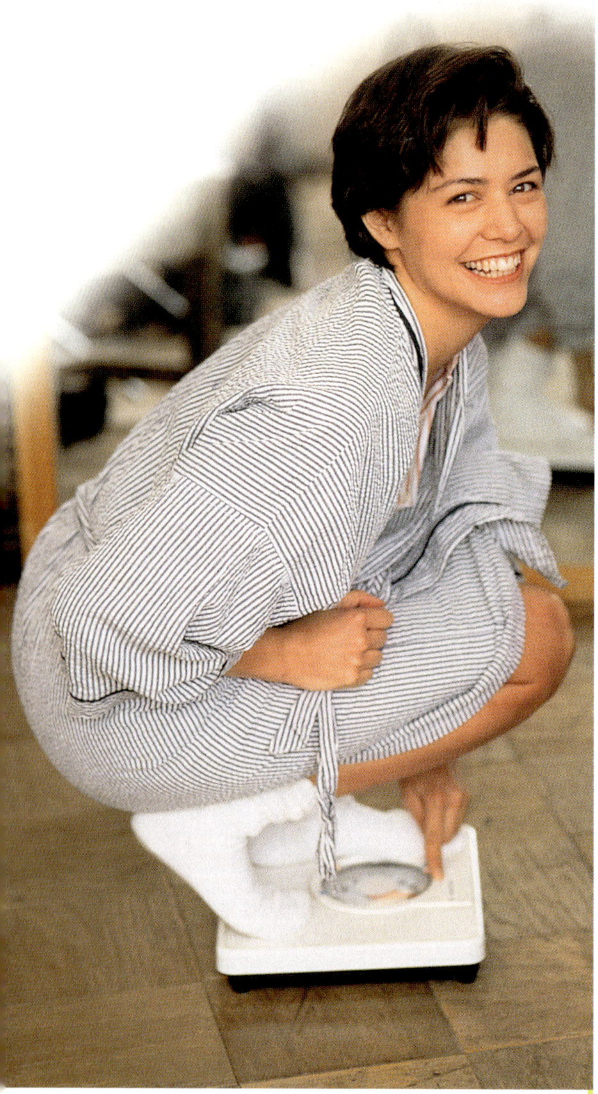

Si vous voulez perdre rapidement quelques kilos, nourrissez-vous de fruits et légumes et enfilez vos chaussures de jogging.

La solution, c'est la combustion vitale des graisses

« Encore un régime? » dites-vous. Vous en avez déjà tellement essayé, sans aucun succès véritable. Au lieu de maigrir, vous avez continué à prendre du poids et votre humeur en a pris un sérieux un coup. Les cures d'amaigrissement ont entamé votre confiance en vous, votre moral et votre entrain.
Il est grand temps de vous tourner vers le principe de la combustion vitale des graisses. Cette méthode est là pour vous aider! Elle vous rendra votre bonne humeur et un corps harmonieux sans exiger de vous l'impossible.

La majorité des régimes échouent

Pour 95 % des individus qui souhaitent perdre du poids, les régimes amaigrissants produisent exactement l'effet contraire. La lutte contre les kilos aboutit à une importante reprise de poids. On ne s'affine pas en cessant de s'alimenter, bien au contraire. Le corps ne fait que perdre ses repères et son métabolisme se modifie. Alors qu'en temps normal, il consume sucres et calories, le voilà qui se met à brûler des protéines 7 jours sur 7! En bref, il s'autoconsume, entame ses muscles, ses défenses, son sang, et il s'affaiblit constamment. C'est seulement au bout du septième jour que votre corps comprend votre demande et qu'il se met à brûler lentement des graisses. Pas complètement, mais seulement 40 % de calories sous forme de graisse. Au final, vous n'avez rien gagné et vous vous sentez complètement frustré.

Un premier succès rapide
Pendant un régime amaigrissant, les réserves de sucre des muscles et du foie sont d'abord sollicitées. Avec chaque gramme de sucre, vous éliminez de l'eau, et c'est exactement ce que vous indique la balance.

Puis le corps devient « nécessiteux »
À chaque kilo perdu, le corps consume moins d'énergie, car un régime amaigrissant fait fondre les muscles brûleurs de graisses. L'organisme se met donc sur le programme « économique » ce qui complique la perte de kilos supplémentaires.
Après la période de jeûne imposé, les cellules adipeuses vidées de leur contenu se révoltent contre l'esprit et les nerfs. À peine ont-elles consommé leur premier hot-dog qu'elles réclament avec autorité : « Encore un autre, et vite ! ». Le corps fait donc ses provisions pour parer aux prochains cris de famine et remplit ainsi son réservoir de graisse.

C'est l'effet yo-yo
L'organisme réclame encore et toujours, même quand les réservoirs de graisse sont pleins, car, si les cellules se souviennent des graisses qui leur parvenaient auparavant, elles ont aussi en mémoire la quantité de protéines qu'elles avaient. Elles n'auront de répit que lorsque toutes les protéines perdues auront repris leur place dans les muscles, le système immunitaire et le tissu conjonctif. C'est alors seulement que le corps n'aura plus faim. Mais voilà que les réservoirs de graisse sont plus saturés qu'avant le début du régime. C'est ce qu'on appelle l'effet yo-yo.

Les avantages de la combustion vitale des graisses

Perdre du poids, c'est possible, mais ce n'est pas simple. Tous ceux qui y parviennent font généralement du jogging et modifient leurs habitudes alimentaires. En résumé, le régime dure toute la vie. Si vous parvenez à vous adapter, vous vaincrez définitivement les poignées d'amour.

Une « diète » peut être formidable
Le mot « diète » provient du grec et signifie « conception de la vie ». Modifier son mode de vie vaut vraiment le coup quand on souhaite être plus heureux, plus actif et faire en sorte que les nutriments essentiels servent notre moral. Dans votre corps affiné et dynamique, vous vous sentirez tout simplement beaucoup mieux.

Mon conseil

Avant de commencer

PRENEZ toujours conseil auprès de votre médecin avant de commencer un régime. Faites un check-up et surtout faites contrôler votre taux de protéines. Si vous avez des problèmes de reins, par exemple, une trop grande absorption de protéines peut être nocive.
Si vous souhaitez conserver la ligne, il est recommandé de poursuivre la course à pied et la modification de vos habitudes alimentaires après le régime.

La thérapie par le jogging : jogging ultra-light et intervalle training

Prenez 10 jours de vacances que vous consacrerez essentiellement à votre corps.
Ce serait encore mieux si vous parveniez à convaincre votre conjoint ou un ami de vous accompagner. À deux, c'est beaucoup plus facile et agréable.

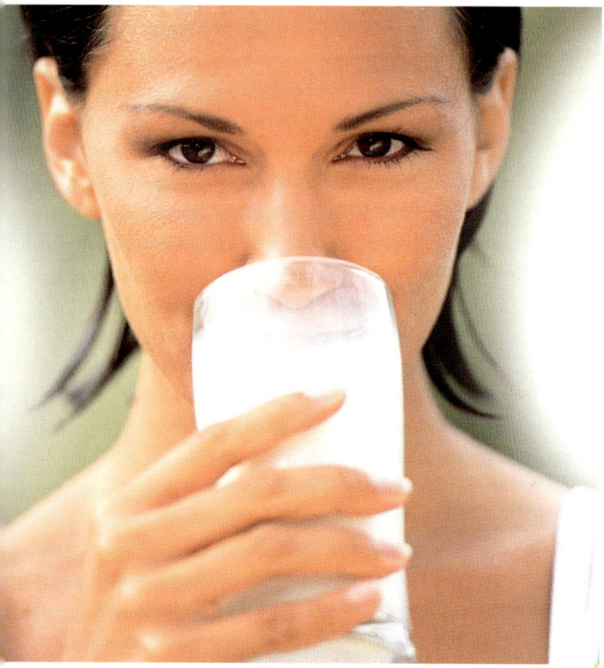

Les boissons protéinées que l'on trouve en pharmacie accompagnent idéalement la combustion vitale des graisses.

Seuls ceux qui courent parviennent à lutter contre l'effet yo-yo. En outre, une activité physique régulière augmente votre seuil, c'est-à-dire que vous continuez à brûler des calories après la phase d'activité, lorsque vous êtes assis sur le divan ou bien vous dormez.

Un entraînement à intervalle

Ceux qui le souhaitent peuvent même faire en sorte que leurs cellules organiques libèrent plus d'enzymes brûleurs de graisses. Pour cela, il suffit d'introduire un entraînement à intervalle deux fois par semaine dans votre jogging : faites un sprint de 7 secondes toutes les minutes. Vous courez ainsi un peu plus vite ce qui permet à votre organisme de produire plus d'enzymes.

Courez 60 à 90 minutes par jour

Vous devez mettre en route votre machine de combustion des graisses entre deux et trois fois par jour. Faites du jogging par phases de 30 minutes en respectant votre bon pouls comme indiqué page 79. Surveillez-le afin qu'il ne dépasse à aucun moment votre pouls de combustion des graisses. C'est seulement à ce prix que votre corps éliminera effectivement ses graisses et que vous perdrez progressivement du poids.

Faut-il vraiment courir ?

Oui, absolument, car le jogging empêche l'organisme de descendre en dessous d'un certain seuil, de mettre son métabolisme en position « programme économique » et de brûler tout simplement moins de calories.

> INFO

La combustion vitale…

- **Empêche** l'entraînement intensif qui fait baisser votre seuil. Le corps n'a plus recours au programme économique et son métabolisme peut ainsi travailler au maximum, même après la période de régime.
- **Nécessite l'absorption d'un complément protéiné** pharmaceutique pour empêcher l'organisme de détruire ses fourneaux à graisses. Les réserves protéiques des muscles ne sont donc pas entamées. En outre, les protéines stimulent la combustion des graisses.
- **Permet** de s'alimenter en fruits et légumes, constituant un apport conséquent en nutriments essentiels.
- Permet un **succès** rapide avec la perte de 500 g à 1 kg par jour.

En variant la vitesse, vous permettez à vos muscles de mieux doser leur énergie. Respectez bien la durée des 7 secondes pour le sprint, indispensable pour courir en aérobie. Les muscles non saturés brûlent les graisses et non les glucides.

Les protéines pures font maigrir

Si vous annulez complètement votre consommation de calories, votre corps dévorera ses propres protéines. Pour empêcher ce phénomène, vous devez – pendant la phase de combustion vitale des graisses – apporter un complément de protéines à votre organisme. Vous bénéficierez ainsi des effets spécifiquement dynamisants des protéines sur le corps. Si l'être humain n'avait que des protéines à sa disposition, il mourrait tout simplement de faim. Pour transformer les protéines alimentaires en protéines organiques, notre corps envoie de l'énergie. Ce qui signifie qu'il utilise les calories pendant que nous mangeons.

Pour ne pas perdre en masse musculaire pendant le régime amaigrissant et pour produire plus de petits fourneaux à graisses, votre corps a besoin d'un apport en protéines sans graisse.

Mon conseil

Mangez des protéines pures

REMPLACEZ pendant 10 jours vos repas par une boisson protéinée : versez 4 fois par jour 3 cuillerées de poudre protéinée (pharmaceutique) dans un verre d'eau ou de lait écrémé. Mélangez et buvez. Vous trouverez des informations complémentaires à la page 104 de cet ouvrage.

Fruits et légumes préservent la vitalité et rassasient

Mangez des fruits et légumes lorsque vous avez faim. Vous vous dopez ainsi aux vitamines, minéraux et oligo-éléments et vous maintenez l'activité intestinale grâce aux fibres.

Les ananas, papayes, kiwis, pastèques, fraises, abricots et mangues sont particulièrement adaptés, parce qu'ils contiennent des enzymes qui scindent les protéines alimentaires de sorte que l'organisme peut les assimiler. Ils veillent également à l'assimilation des acides aminés. Si possible, mangez toutes les deux heures un fruit ou une portion de légumes.

Boire abondamment

Buvez 3 litres d'eau minérale par jour. Le thé noir et le thé vert sont également autorisés. Renoncez à l'alcool pendant les 10 jours de régime.

Et après avoir retrouvé la ligne ?

Continuez votre jogging 30 minutes par jour et réadaptez-vous doucement à une alimentation

➤ INFO

La théorie du point d'ancrage

LONGTEMPS on a cru qu'il était impossible de maigrir, car le corps tend constamment vers son ancien poids (point d'ancrage). Il est tiraillé par la faim, emmagasine des calories et reprend les kilos perdus. Aujourd'hui, nous savons qu'en faisant du sport et en stabilisant le nouveau poids atteint pendant 3 à 6 mois, le corps finit par accepter ce nouveau point d'ancrage.

plus « normale ». Ne vous jetez pas sur la nourriture au risque de reprendre les kilos perdus.
Continuez d'abord en remplaçant deux repas par la boisson protéinée, puis un. Mangez beaucoup de fruits et légumes en évitant les graisses comme indiqué pages 96-97. Cuisinez des recettes méditerranéennes (voir page 148 sq.).
Contrôlez évidemment votre poids de manière stricte, car vous devez le maintenir pendant 3 à 6 mois. C'est à ce prix que votre corps s'adaptera à votre ligne et à votre nouveau point d'ancrage.

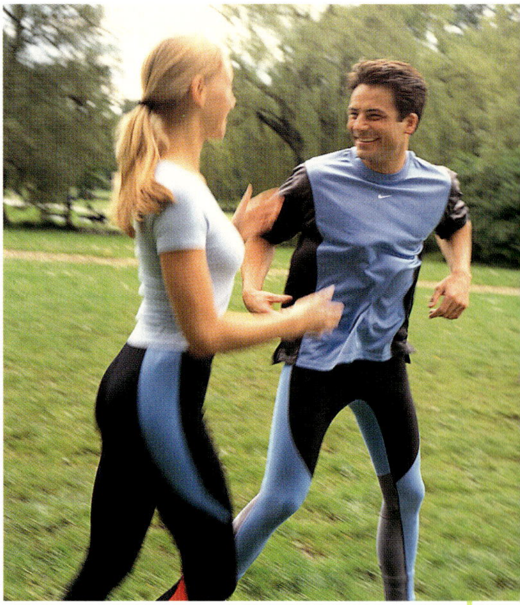

Il est préférable de prendre quelques jours de vacances pour commencer votre programme minceur. À deux, il est plus facile de changer ses habitudes alimentaires et de faire du jogging.

Exploitez l'énergie des brûleurs de graisses

Comme vous l'avez compris maintenant, les régimes font généralement grossir. Le verrou sur le frigidaire ou la cure ne sont d'aucune utilité pour vos kilos superflus. Demandons-nous maintenant ce qui parvient à expulser les molécules graisseuses des cellules adipeuses et à les conduire dans nos petites chaudières cellulaires (mitochondries) ? Qu'est-ce qui permet également aux mitochondries de brûler les graisses en masse ?
La réponse est simple : ce sont les protéines et les nutriments essentiels. Sans eux les poignées d'amour subsisteraient. Les hormones ne sont rien d'autre qu'une longue chaîne de protéines, et les hormones stimulent la combustion des graisses. Les nutriments essentiels constituent l'étincelle d'allumage de la production hormonale.

L'hormone de croissance fait maigrir en dormant

L'hormone de croissance est le plus grand brûleur de graisses de notre organisme (voir page 122 sq.). Elle nous fait maigrir la nuit. En phase de sommeil profond, notre organisme produit de la somatotropine et 1,2 g des acides aminés arginine et lysine suffisent à stimuler la production de cette hormone de croissance qui développe les muscles, fait fondre la graisse et raffermit la peau. On trouve ces deux acides aminés dans les flocons d'avoine, les produits laitiers (surtout dans le lait, le cottage cheese, la ricotta et le yaourt), les œufs, la volaille et les fruits de mer. La vitamine C (page 145) et la vitamine B6 (viande, aliments complets et à base de soja) sont également nécessaires à la production de cette hormone.

Le glucagon inhibe l'insuline

L'hormone glucagon est l'adversaire de l'insuline et elle inhibe sa tendance à faire grossir. Alors que l'insuline dirige toutes les molécules graisseuses vers les hanches après l'absorption d'une sucrerie, le glucagon veille à l'aspiration des graisses et à leur transformation en énergie.

Mais sa production est également dépendante de l'apport en protéines.
Le glucagon est constitué essentiellement de 29 acides aminés. S'il n'est pas présent en quantité suffisante dans notre organisme, les cellules graisseuses restent pleines.

L'iode dynamise et fait fondre les bourrelets

Quel est le secret de la minceur des Asiatiques ? Ils mangent des algues comme nous consommons des pommes de terre. Les algues contiennent 1 000 fois plus d'iode que la plupart des aliments.
Sans iode, nous prenons du poids, car son absence empêche la production de la thyroxine, hormone thyroïdienne indispensable à la combustion des graisses. Si notre corps n'en a pas suffisamment, la machine humaine tourne au ralenti : la peau, les ongles et les cheveux sont mous, secs et cassants et l'intestin paresseux. Nous perdons en énergie et nous grossissons.

➤ INFO

Attention aux carences en iode !

L'IODE est indispensable à la thyroïde, le moteur de notre métabolisme. Les Allemands sont souvent carencés, ce qui explique que dans le sud du pays, beaucoup d'individus ont un goitre. Celui-ci résulte du gonflement de la thyroïde qui tente du mieux qu'elle peut de récupérer une petite quantité d'iode dans le sang.

➤ CONSEIL

Maigrir en dormant !

LES SUBSTANCES LIPOSOLUBLES (solubles dans la graisse), les hormones et les nutriments essentiels participent à la combustion des graisses. Il est même conseillé d'en absorber avant d'aller dormir. Dirigez-vous vers le réfrigérateur avant de vous mettre au lit et servez-vous un verre de lait ou bien un morceau de blanc de dinde arrosé de citron, ou encore un yaourt avec des flocons d'avoine.

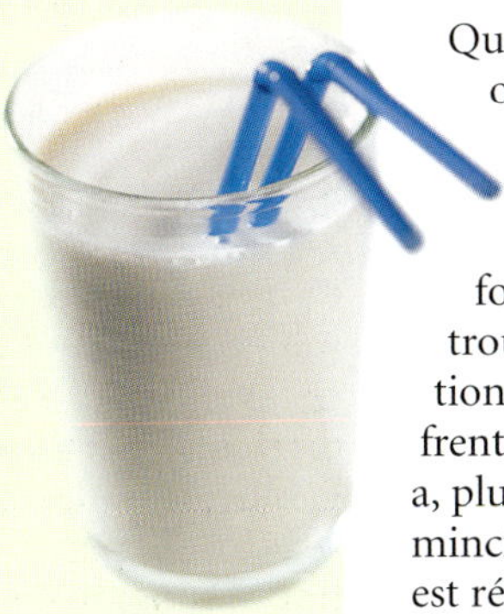

Pour produire de la thyroxine, la thyroïde a besoin de tyrosine. Que l'un de ces éléments vienne à manquer dans l'alimentation, et l'élimination des graisses est stoppée. On trouve de la tyrosine dans le fromage, les produits laitiers et le soja – ce qui explique la minceur des Asiatiques.

La vitamine C stimule l'élimination des graisses

Quand un renard mange grassement, son organisme produit de la vitamine C. C'est ainsi qu'il garde la ligne. Ce phénomène est identique chez presque tous les animaux, mais l'être humain fonctionne différemment. Il a besoin de trouver cette vitamine dans son alimentation. Beaucoup de personnes enrobées souffrent de carences en vitamine C. Moins on en a, plus notre production hormonale aidant à mincir (noradrénaline, adrénaline, cortisol) est réduite.

Si vous voulez maigrir, vous pouvez accélérer l'élimination en prenant 3 g de vitamine C par jour. Ceci garantit l'alimentation des capsules surrénales, lieu de production des hormones minceur. Un surplus ne peut être nocif, car la vitamine C est hydrosoluble et s'évacue donc facilement. Ne vous contentez pas des compléments pharmaceutiques, mais une fois par jour pensez à presser 4 citrons dans un verre d'eau minérale. Ceux-ci regorgent de flavonoïdes qui s'associent à la vitamine C dans son travail de combustion et la rendent 20 fois plus active.

La carnitine achemine les graisses

Cette substance protéique importante a un rôle minceur dans notre métabolisme. Elle achemine la graisse du sang vers les cellules pour les faire fondre. Les muscles en ont particulièrement besoin, parce que sans elle, ils faiblissent. Ceux qui n'absorbent pas suffisamment de protéines perdent en carnitine. Les sportifs y sont particulièrement sensibles et prennent des compléments, de même que les personnes trop enrobées.
Notre organisme produit peu de carnitine, et seulement lorsqu'il est suffisamment approvisionné en vitamines C et B6, et en fer. Principaux pourvoyeurs : viande maigre, volaille et produits laitiers.

La méthionine participe à la fonte des graisses

Les obèses manquent souvent de méthionine. Les carences se traduisent par un manque d'énergie et de la fatigue, un affaiblissement du système immunitaire et une augmentation des risques de cancer. La méthionine est essentielle à la production des protéines. Cet acide aminé est un constituant des protéines des muscles, éléments indispensables à la fonte des graisses. Sans lui, la production d'adrénaline, hormone du stress, est impossible. Principales sources : foie, jaune d'œuf, viande, poisson, volaille, fromage, yaourt, lentilles et produits à base de soja.

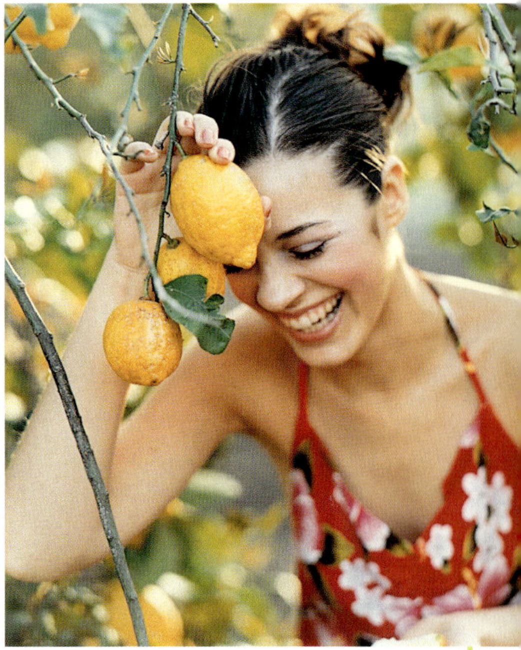

Mangez des citrons et autres fruits riches en vitamine C. Ils contiennent des substances qui brûlent les graisses.

La taurine élimine les bourrelets

Cette substance est utilisée par les branchés Techno pour leurs boissons énergétiques. Efficace dans la fonte des graisses, cette protéine incite l'hypophyse à produire l'hormone de croissance STH qui développe les muscles et fait fondre les graisses.
Plus l'apport alimentaire en taurine est riche, plus l'hypophyse est productive. La taurine participe également à la détoxication du foie et à la digestion des graisses. Les femmes fortes souffrent souvent de carences en taurine du fait que les œstrogènes superflus produits par les cellules adipeuses frei-

nent la production de taurine. Cette protéine minceur se trouve dans le crabe, les moules, la viande et le foie.

Et le magnésium dans tout ça ?

Le magnésium préside à l'énergie physique et intellectuelle des muscles et des nerfs. Il organise l'oxygénation des cellules et donc la combustion des graisses. Pas de fonte graisseuse sans oxygène. Les carences en magnésium se traduisent par un état nerveux, des difficultés de concentration, un manque d'entrain et des troubles du sommeil. Résultat : les kilos prolifèrent et se cramponnent. En théorie, cette substance minérale se trouve dans les fruits frais et les légumes, mais pas en pratique. Les engrais et les pluies acides ont fait disparaître le magnésium de l'alimentation des pays européens. Pour absorber les 400 mg quotidiens nécessaires, il nous faudrait manger 1 kg de fromage, 1,4 kg de pommes de terre, 11 bananes ou 3 tablettes de chocolat. Tout ceci n'est pas très bon pour la ligne…

➤ INFO

Du magnésium pur

L'ALIMENTATION est aujourd'hui inapte à combler nos besoins en magnésium. C'est en pharmacie que nous trouvons les compléments alimentaires nécessaires : soit 400 milligrammes par jour.

La noradrénaline brûle les graisses

Dès que notre corps et notre esprit ont besoin de noradrénaline – hormone positive du stress – les capsules surrénales en émettent une dose, qui atteint à la vitesse de l'éclair les cellules adipeuses où elle aspire les graisses pour les transformer en énergie et nous dynamise tout entiers. Pour en savoir plus sur la noradrénaline, référez-vous à la page 121.

➤ CONSEIL

Des calories saines

ÉVITEZ de consommer les plats tout préparés et « mangez la vie ». Moins les aliments sont traités, plus ils contiennent de nutriments essentiels : chaque calorie contient vitamines, minéraux et oligo-éléments indispensables à notre santé et notre bien-être.

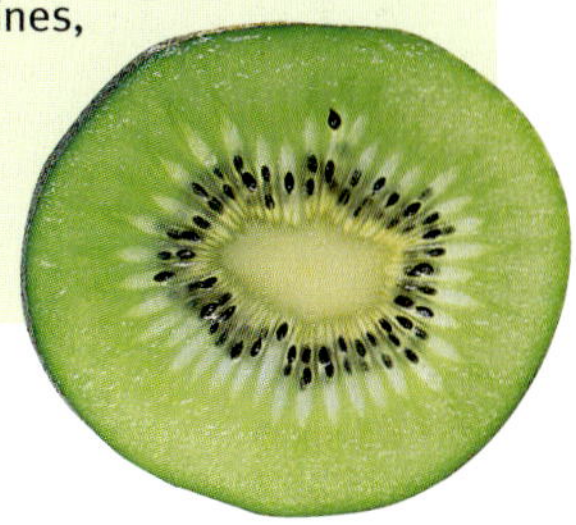

La cuisine méditerranéenne est excellente pour la ligne

Après avoir effectué votre programme sur 10 jours, vous êtes maintenant prêt à vous plonger dans la cuisine méditerranéenne, excellente pour la santé. Les pages suivantes mettent à votre disposition quelques recettes qui vous permettront de couvrir une semaine.

Une semaine de cuisine méditerranéenne

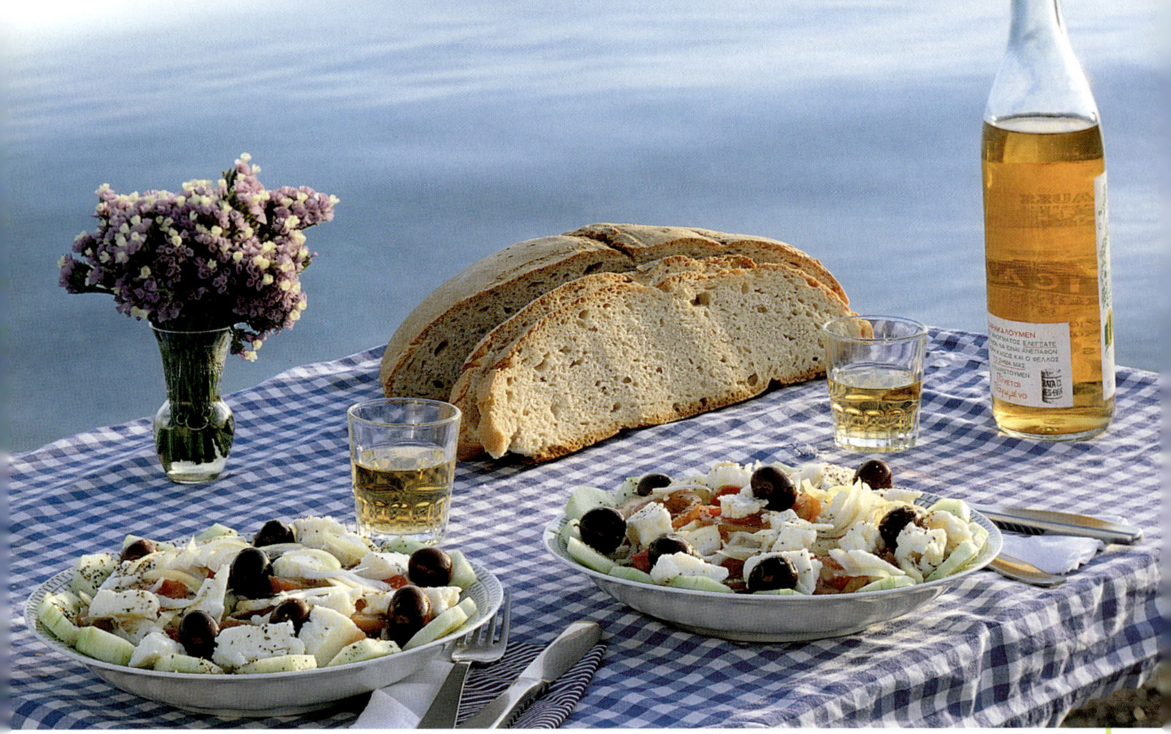

Si vous souhaitez atteindre l'âge avancé des Crétois, il vous suffit d'apprendre à préparer les recettes suivantes et les intégrer à votre quotidien. Chacune d'entre elles est prévue pour deux personnes.

Premier jour

Matin : fromage blanc aux pommes

◆ 1 pomme ◆ 1 cs de jus de citron ◆ 250 g de fromage blanc maigre ◆ 100 g de crème fraîche ◆ 4 cs de concentré de jus de pomme ◆ Zeste râpé d'un 1/2 citron non traité ◆ 2 cs de graines de tournesol

Temps de préparation : 10 minutes

Par portion : 1 110 kJ/270 kcal
21 g P* · 12 g L** · 14 g G***

** P = protéines ** L = lipides *** G = glucides*

1 Épluchez et râpez finement la pomme. Ajoutez le jus de citron. Mélangez fromage blanc, jus de pomme et zeste de citron râpé jusqu'à obtention d'une crème lisse.
2 Ajoutez la pomme au mélange obtenu et mélangez puis versez le tout dans deux petits bols. Saupoudrez de graines de tournesol grillées.

Déjeuner léger : steak tartare méditerranéen

◆ 150 g de steak tartare ◆ 1 jaune d'œuf ◆ 1 cc de vinaigre balsamique ◆ 1 cs d'huile d'olive pressée à froid ◆ sel, poivre noir ◆ 1/4 de cc de paprika ◆ 1/2 oignon blanc ◆ 3 filets de sardines ◆ 2 cornichons ◆ 4 olives vertes fourrées au paprika ◆ 3 branches de thym ◆ 1 bouquet de persil ◆ 2 grandes feuilles de laitue ◆ 1 cs de petites câpres

Temps de préparation : 30 minutes

Par portion 1 240 kJ/290 kcal
23 g P · 17 g L · 7 g G

1 Mélangez viande, jaune d'œuf, vinaigre balsamique et huile d'olive. Assaisonnez de sel, poivre et paprika. Mettez au frais. Épluchez l'oignon et hachez-le menu. Lavez les sardines et hachez-les menu. Coupez en petits dés cornichons et olives. Lavez et effeuillez thym et persil.
2 Lavez les feuilles de salade et coupez-les. Disposez-les sur une assiette et déposez le tartare au milieu. Répartissez dessus oignons, sardines, cornichons, olives, câpres, thym et persil. Arrosez de citron.

Soir : spaghettis bolognaise aux légumes

◆ 150 g de courgettes et 150 g d'aubergines ◆ 1/4 de poivron rouge et 1/4 de poivron vert ◆ 2 échalotes ◆ 1 gousse d'ail ◆ 1 cs d'huile d'olive ◆ sel, poivre ◆ 6 cs de vin rouge ◆ 2 branches de thym ◆ 1 branche de romarin ◆ 200 g de purée de tomate ◆ 1/8 l de bouillon de légume ◆ 200 g de spaghettis ◆ 200 g de tomates ◆ 30 g de parmesan frais râpé

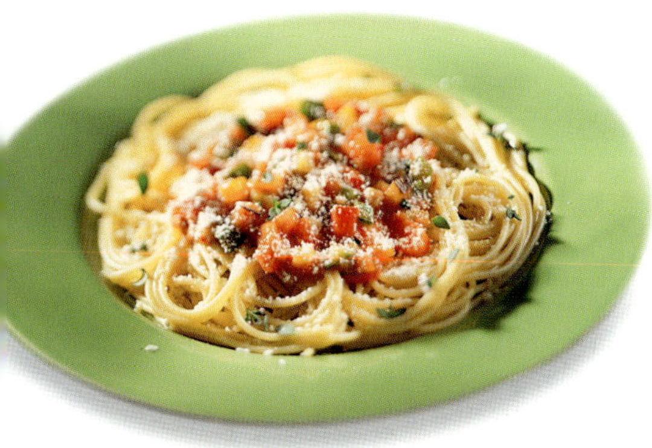

Temps de préparation : une heure

Par portion : 2 340 kJ/560 kcal
19 g P · 12 g L · 82 g G

1 Lavez et frottez courgettes, aubergines et poivrons et coupez-les en petits dés. Épluchez échalotes et ail et coupez-les en petits dés. Faites revenir le tout dans l'huile chaude pendant 2-3 minutes. Salez et poivrez.
2 Arrosez de vin et laissez cuire à feu moyen pendant 5 minutes. Lavez les herbes, effeuillez thym et romarin, hachez-les et ajoutez-les avec la purée de tomate aux autres légumes. Arrosez de bouillon chaud. Laissez cuire 30 minutes à demi couvert. Remuez de temps à autre.
3 Versez les spaghettis dans l'eau bouillante salée. Échaudez les tomates puis trempez-les dans l'eau froide, ôtez leur la peau, coupez-les en quartiers, videz-les et coupez-les en dés. Mélangez à la préparation de légumes et laissez cuire 5 minutes supplémentaires. Assaisonnez de sel et poivre. Servez avec les nouilles et le parmesan.

Dessert : carpaccio aux fraises avec du yaourt à la menthe

◆ 250 g de fraises ◆ 1/2 citron vert ◆ 1 cs de sirop d'érable ◆ 1 cs de vin de Xérès sec ◆ 100 g de yaourt ◆ 2 cc de miel ◆ 4 feuilles de menthe

Temps de préparation : 30 minutes

Par portion : 670 kJ/150 kcal
3 g P · 2 g L · 26 g G

1 Lavez et frottez les fraises puis émincez-les. Disposez-les sur deux assiettes en les superposant légèrement. Mélangez le jus de citron vert, le sirop d'érable et le xérès et arrosez les fraises.
2 Mélangez yaourt et miel. Coupez les feuilles de menthe et ajoutez-les au mélange. Versez un peu de yaourt à la menthe sur le carpaccio. Garnissez le dessert de feuilles de menthe fraîche à discrétion.

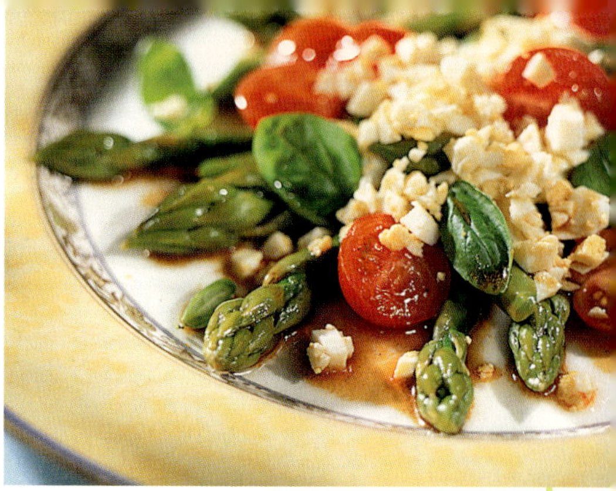

Les asperges vertes aux tomates-cerises constituent un déjeuner léger et délicieux.

Deuxième jour

Matin : salade de raisin et banane au fromage blanc

◆ 1 banane ◆ 250 g de raisin blanc et noir ◆ 1 pomme acide (boskoop) ◆ 1 cs de jus de citron ◆ 1 cs de sucre en poudre ◆ 250 g de fromage blanc entier ◆ 1 cs de sirop d'érable au miel (magasins bio) ◆ 1 cs de poudre de pistache

Temps de préparation : 10 minutes

Par portion : 1 440 kJ/340 kcal
7 g P · 7 g L · 59 g G

1 Épluchez la banane et coupez-la en rondelles. Lavez le raisin, coupez les grains en deux et épépinez-les.
2 Coupez la pomme en quartiers, épluchez-les et épépinez-les puis émincez-les. Mélangez tous les fruits dans un plat. Arrosez de jus de citron et saupoudrez de sucre.
3 Ajoutez le sirop d'érable au fromage blanc et mélangez-les doucement aux fruits. Versez le tout dans deux bols et saupoudrez de pistaches.

Déjeuner léger : salade d'asperges vertes et tomates-cerises

◆ 500 g d'asperges vertes ◆ sel ◆ 1 cc de beurre ◆ 1 pincée de sucre ◆ 150 g de tomates-cerises ◆ 2 cs de vinaigre de vin blanc ◆ 1 cc de vinaigre balsamique ◆ poivre noir ◆ 3 cs d'huile d'olive pressée à froid ◆ 1 cs d'huile de pépins de potiron ◆ 5 feuilles de basilic ◆ 1 œuf dur

Temps de préparation : 30 minutes

Par portion : 1 440 kJ/340 kcal
9 g P · 30 g L · 6 g G

1 Frottez les asperges, épluchez le dernier tiers et coupez-le en lamelles de 5 cm de long. Faites bouillir de l'eau salée avec du beurre et du sucre et plongez-y les asperges 10 minutes. Jetez l'eau de cuisson et égouttez les asperges.
2 Lavez les tomates et coupez-les en deux. Mélangez les 2 sortes de vinaigres et ajoutez-y sel et poivre. Mélangez progressivement les 2 sortes d'huiles, puis ajoutez asperges, tomates et basilic.
3 Épluchez l'œuf, hachez-le menu et saupoudrez sur la salade.

Soir : dorade grillée à la purée de céleri

◆ 1 dorade rose prête à cuire (env. 400 g) ◆ sel, poivre noir ◆ 1 gousse d'ail ◆ 1 cs d'herbes hachées (persil p. ex.) ◆ romarin, sauge ◆ huile d'olive pour enduire
Pour la purée :
◆ 400 g de pommes de terre farineuses ◆ 2 branches de céleri (env. 75 g) ◆ 1 cs d'huile d'olive pressée à froid ◆ 1 cs de crème fraîche ◆ sel et poivre noir

Temps de préparation : 1 heure

Par portion : 1 680 kJ/400 kcal
23 g P · 16 g L · 35 g G

> **Conseil**

Pour éviter les graisses

La cuisson au grill est idéale pour éviter les graisses. Enduisez très légèrement d'huile, ajoutez herbes et épices et passez au grill : poissons, légumes et viandes sont un vrai régal !

1 Lavez le poisson puis épongez-le. Ouvrez-le avec un couteau pointu. Salez et poivrez l'intérieur et l'extérieur. Épluchez l'ail, pressez-le et ajoutez les herbes, puis versez le mélange à l'intérieur du poisson. Enduisez la dorade d'huile et laissez-la macérer.
2 Lavez les pommes de terre et faites-les cuire pendant 20 minutes tout juste recouvertes d'eau. Préparez le grill. Faites griller la dorade 10 minutes, tournez, puis faites griller de nouveau 5-6 minutes.
3 Lavez le céleri, frottez-le et coupez-le en petits dés. Égouttez les pommes de terre, épluchez-les puis écrasez-les grossièrement. Mélangez céleri, huile d'olive et crème fraîche à la purée de pomme de terre. Assaisonnez de sel et de poivre et servez avec la dorade.
4 Une salade verte avec une vinaigrette à la mayonnaise peut servir d'accompagnement. En boisson, un vin blanc sec fera l'affaire.

Dessert : œufs en neige aux trois purées de fruits

◆ 1 blanc d'œuf ◆ 1 cc de sucre roux ◆ 1/8 l de lait ◆ 1/4 de gousse de vanille ◆ 100 g de framboises ◆ 3 cc de miel ◆ 1 kiwi ◆ 2 cc de jus de citron ◆ 125 g d'abricots

Temps de préparation : 40 minutes

Par portion : 710 kJ/170 kcal
5 g P · 3 g L · 29 g G

1 Battez en neige blanc d'œuf et sucre roux.
2 Faites cuire dans une casserole le lait, la vanille obtenue en grattant la gousse, et la gousse. À l'aide de 2 cuillères à café, versez 6 petites boules de neige dans le lait cuisant à feu doux. Laissez mijoter 2 minutes et retournez une fois. Otez les œufs en neige à l'aide d'une écumoire et laissez refroidir.
3 Triez les framboises, lavez-les succinctement et réduisez-les en purée à l'aide d'une cc de miel, puis passez-les au tamis. Épluchez le kiwi, coupez-le en petits morceaux puis écrasez-le en ajoutant une cc de miel et du jus de citron. Échaudez les abricots et plongez-les dans l'eau froide pour les peler et les dénoyauter. Écrasez la chair en ajoutant le restant de jus de citron et de miel.
4 Répartissez les purées de fruit sur deux grandes assiettes. Posez les œufs en neige dessus et servez immédiatement.

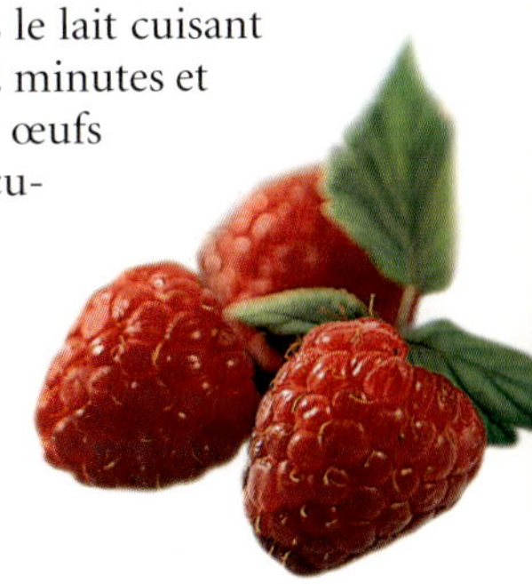

> **Conseil**

Boisson énergétique milk-shake à la papaye et noix de coco

Enlevez les graines d'1/2 papaye (env. 200 g). Épluchez-la et coupez-la en dés. Mixez en ajoutant 2 cs de jus de citron vert, 1 cs de sirop de citron vert et 100 g de lait de coco. Versez 250 g de lait écrémé et mixez plus fort. Préparez 2 verres avec 2 glaçons chacun. Versez la boisson et garnissez chacun des verres d'un quartier de papaye.

Par portion : 520 kJ/120 kcal
5 g P · 1 g L · 22 g G

Troisième jour

Matin : yaourt aux noix et aux agrumes

◆ 1 pamplemousse rose ◆ 2 oranges sanguines ◆ 250 g de yaourt ◆ 2 cs de sirop d'érable ◆ 2 cs de poudre de noix ◆ 2 cc de noix hachées

Temps de préparation : 15 minutes

Par portion : 1 220 kJ/290 kcal
9 g P · 8 g L · 41 g G

1 Épluchez le pamplemousse et l'orange et ôtez bien la partie blanche sous la peau. Éliminez membranes et pépins et passez la chair au chinois pour en recueillir le jus.
2 Mélangez le jus, le yaourt, le sirop d'érable et la poudre de noix en remuant. Répartissez dans deux bols et décorez de chair d'agrumes. Saupoudrez ensuite de noix hachées.

Déjeuner : Tomates au tsatsiki

◆ 4 tomates de taille moyenne (env. 400 g) ◆ sel ◆ 100 g de yaourt grec (à 10 % de MG) ◆ 75 g de petit concombre ◆ 1 petite gousse d'ail ◆ 1/2 cc de vinaigre de vin blanc ◆ 1 cc d'huile d'olive pressée à froid ◆ poivre noir ◆ 2 branches de persil

Temps de préparation : 35 minutes

Par portion : 540 kJ/130 kcal
4 g P · 8 g L · 8 g G

1 Lavez les tomates et découpez leur un chapeau. Videz-les à l'aide d'une cuillère à café. Retournez-les, tête en bas sur du papier de cuisine.
2 Lavez le concombre et coupez les extrémités. Râpez-le grossièrement avec la peau. Ajoutez 1/4 de cc de sel et laissez dégorger 10 minutes. Passez-le ensuite au chinois et faisant pression dessus avec une cuillère. Ajoutez-le au yaourt. Épluchez l'ail, pressez-le puis ajoutez-le au concombre. Mélangez le tout avec l'huile et le vinaigre. Assaisonnez de sel et poivre. Farcissez les tomates et garnissez-les de persil. Replacez le couvercle.

Soir : brochettes d'espadon aux légumes

◆ 300 g d'espadon ◆ jus d'1/2 citron ◆ sel, poivre noir ◆ 1 petite courgette (125 g env.) ◆ 1/2 poivron rouge (100 g env.) ◆ 1 oignon blanc ◆ 8 feuilles de sauge fraîche ◆ 2 cs d'huile d'olive ◆ rondelles de citron pour la garniture

Temps de préparation : 30 minutes

Par portion :
1 400 kJ/330 kcal
31 g P · 19 g L · 5 g G

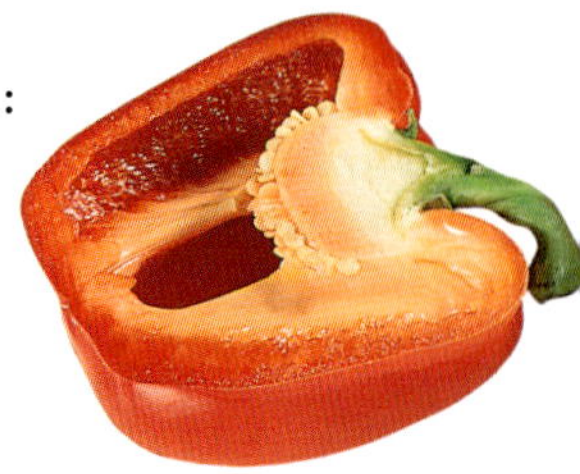

➤ Conseil

Boisson énergétique : Képhir à la poire

ÉPLUCHEZ une petite poire bien mûre. Coupez-la en quartiers, épépinez-les et coupez-les menu. Mixez-les en ajoutant 1 cs de jus de citron, 1 cs de sucre vanillé, 5 cs de jus d'orange et 1/2 cc de zeste de citron râpé. Versez dans la purée obtenue 300 g de kéfir et mixez de nouveau. Remplissez ensuite 2 grands verres. Saupoudrez de menthe.

Par portion : 740 kJ/180 kcal
5 g P · 5 g L · 23 g G

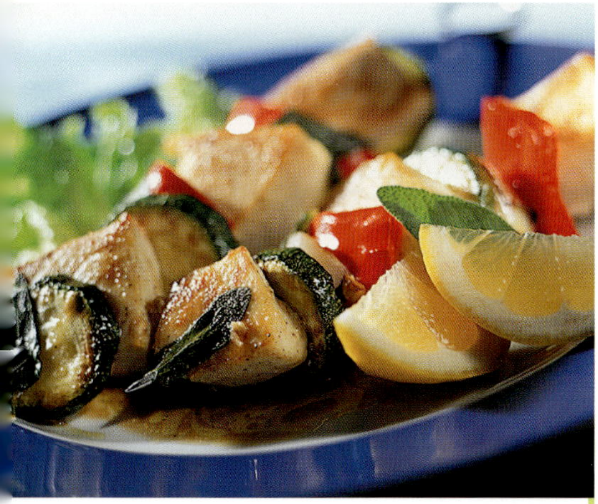

Consommez une fois par semaine du poisson de la mer : dégustez ces délicieuses brochettes d'espadon.

1 Passez brièvement sous l'eau froide les filets de poisson. Épongez-les et coupez-les en dés. Arrosez-les de jus de citron et assaisonnez de sel et poivre.
2 Lavez la courgette, grattez-la et coupez-la en rondelles de 1 cm d'épaisseur. Lavez le poivron et coupez-le en petits morceaux. Épluchez les oignons et coupez-les en 8. Lavez et égouttez les feuilles de sauge.
3 Enfilez tour à tour morceaux de poisson, légumes et sauge sur la brochette. Cuire la brochette dans l'huile d'olive à feu moyen entre 12 et 15 minutes. Servez avec du citron, du pain et de la salade.

Dessert : sorbet au yaourt et à l'abricot

◆ 1 cs de sucre brun ◆ 1/2 branche de menthe ◆ 500 g d'abricots mûrs (ou de baies surgelées) ◆ 1/2 citron ◆ 75 g de yaourt ◆ sucre en poudre ◆ citronnelle

Temps de préparation : 40 minutes
(+ 2 1/2 heures de congélation)

Par portion : 760 kJ/180 kcal
4 g P · 2 g L ·34 g G

1 Faites chauffer 1/8 l d'eau avec le sucre et la branche de menthe. Laissez bouillir 10 minutes jusqu'à épaississement du liquide. Retirez du feu, ôtez la branche de menthe et laissez refroidir le sirop.
2 Échaudez les abricots puis trempez-les dans l'eau froide. Épluchez-les et coupez-les en deux (décongelez les baies). Coupez menu la chair des fruits puis réduisez-la en purée. Ajoutez le jus de citron, le yaourt et le sirop.
3 Répartissez le mélange dans des bols en acier inoxydable et congelez pendant une heure. Au bout de 30 minutes, remuez le mélange à l'aide d'un fouet puis replacez-le au congélateur.
4 Saupoudrez 2 assiettes de sucre en poudre. Formez des boules de sorbet et déposez-les sur l'assiette. Garnissez de citronnelle et servez.

➤ Conseil

Faites comme les Crétois

UNE ENQUÊTE lyonnaise affirme que la cuisine méditerranéenne réduit le risque d'infarctus et de mort prématurée de 70 %. D'autres études tendent à prouver que la cuisine du sud sert de prévention contre le cancer. Les principes de base sont simples :

◆ **Remplacez** toutes les graisses par de l'huile d'olive et de colza.
◆ **Évitez** beurre, crème et margarine au tournesol. Préférez-leur la margarine au colza ; sa combinaison d'acides gras équivaut à celle de l'huile d'olive.
◆ **Consommez** légumes secs, fruits frais, légumes et céréales complètes à volonté.
◆ **Réduisez** votre consommation de viande, charcuterie, fromage au profit des poissons de mer et de la volaille.
◆ **Ne buvez pas plus** d'un verre de vin rouge pendant le repas.

Quatrième jour

Matin : toasts à la framboise et à la ricotta

◆ 50 g de ricotta (fromage frais italien) ◆ 50 g de faisselle ◆ 1 cs de gelée de framboise ◆ 2 cc de jus d'orange ◆ 75 g de framboises fraîches ◆ 4 tranches de toast de pain complet ◆ 4 petites feuilles de menthe pour la garniture

Temps de préparation : 10 minutes

Par portion : 1 400 kJ/330 kcal
14 g P · 5 g L · 54 g G

1 Mélangez ricotta, faisselle, gelée de framboise et jus d'orange.
2 Passez les framboises sous l'eau froide, égouttez-les et triez-les puis ajoutez-les au mélange.
3 Faites griller légèrement les toasts et tartinez-les du mélange. Garnissez chaque toast d'une feuille de menthe.

Déjeuner : Taboulé à la menthe

◆ 100 g de semoule à couscous ◆ 1/8 l de bouillon de légume ◆ 3 tomates ◆ jus d'1/2 citron ◆ 1/2 poivron jaune ◆ 1 oignon blanc ◆ 1 gousse de piment rouge ◆ 1/2 bouquet de persil ◆ 2 tiges de menthe fraîche ◆ sel, poivre noir ◆ 3 cs d'huile d'olive pressée à froid ◆ 100 g de yaourt ◆ 1/2 cc de paprika

Temps de préparation : 35 minutes

Par portion : 940 kJ/220 kcal
2 g P · 19 g L · 8 g G

1 Versez la semoule dans un plat et arrosez-la d'eau bouillante. Couvrez pendant 15 minutes.
2 Pelez les tomates et coupez-les en petits morceaux. Versez le jus et les pépins dans le couscous.
3 Ajoutez le jus de citron. Lavez le poivron et l'oignon blanc et coupez-les en petits dés ou émincez-les. Épépinez le piment et coupez-le menu. Lavez menthe et persil et coupez grossièrement les feuilles. Ajoutez tous les ingrédients au couscous et mélangez. Salez et poivrez largement et ajoutez l'huile d'olive.
4 Répartissez la salade sur les assiettes, puis versez le yaourt. Saupoudrez de paprika. Servez avec du pain blanc et un vin blanc sec ou bien un rosé.

Soir : blanc de poulet gratiné aux artichauts

◆ 4 petits artichauts (ou 120 g de cœur d'artichaut en boîte) ◆ 1 citron ◆ 350 g de blanc de poulet ◆ 250 g de petites tomates ◆ 3 cs d'huile d'olive ◆ sel, poivre noir ◆ 1 gousse d'ail ◆ 1/2 bouquet de persil ◆ 25 g de parmesan fraîchement râpé ◆ 1 cs de chapelure

➤ Conseil

Boisson énergétique : cocktail au yaourt et à la banane

ÉPLUCHEZ une banane et coupez-la en rondelles que vous réduirez en purée en ajoutant 5 cs de jus de fruit multivitamines et 100 g de yaourt. Ajoutez 200 ml de lait écrémé froid et mixez le tout. Répartissez le mélange dans deux grands verres. Garnissez les cocktails d'une petite brochette de banane et de citronnelle.

Par portion : 630 kJ/150 kcal
6 g P · 4 g L · 21 g G

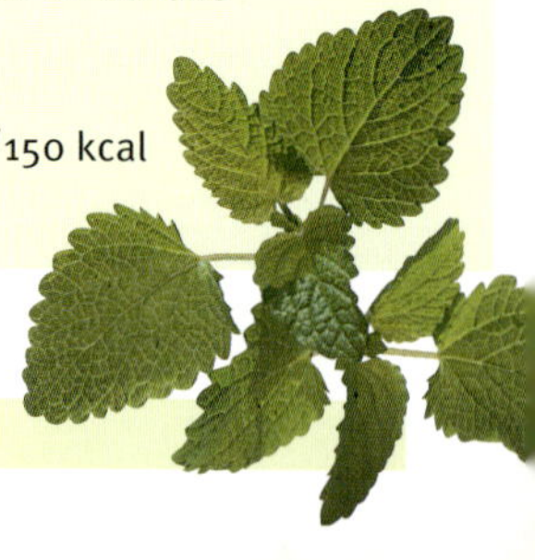

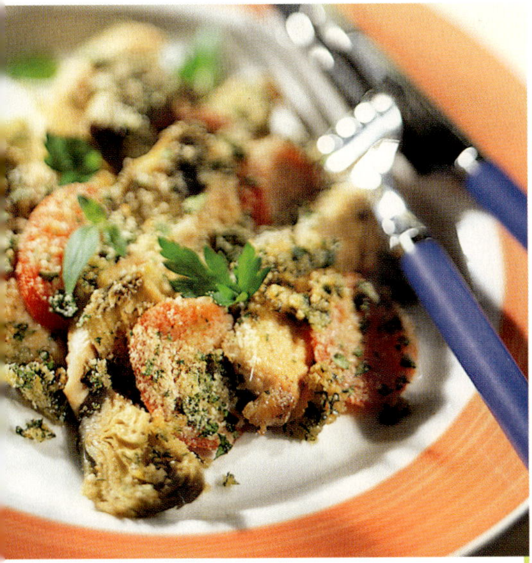

Dégustez le quatrième jour un délicieux blanc de poulet gratiné aux artichauts : recette typiquement méditerranéenne.

Temps de préparation : 1 heure
(+20 minutes de cuisson)

Par portion : 2 460 kJ/590 kcal
52 g P · 24 g L · 31 g G

1 Lavez les artichauts puis équeutez-les. Ôtez les premières feuilles et découpez les autres depuis la pointe jusqu'à la chair. Épluchez fonds d'artichauts et queues. Coupez les artichauts en 8 et plongez-les dans de l'eau avec un peu de jus de citron, de sorte qu'ils restent clairs (égouttez les cœurs d'artichauts en boîte et coupez-les en 8).
2 Découpez le blanc de poulet en tranches de 4 x 4 cm et aplatissez-les légèrement. Lavez les tomates, équeutez-les et coupez-les en rondelles puis évidez-les.
3 Faites chauffer 1 cs d'huile d'olive. Faites revenir les artichauts 3 minutes à feu moyen. Ajoutez 3 cs d'eau. Couvrez et laissez mijoter 10 minutes. Retirez-les du feu et laissez-les refroidir.
4 Saisissez la viande dans 1 cs d'huile d'olive chaude à feu moyen puis ôtez-la du feu. Préchauffez votre four à 225 °C (air pulsé 200 °C). Badigeonnez d'huile un plat à gratin. Superposez en plusieurs couches viande, tomates et artichauts. Salez, poivrez et arrosez du jus de citron restant.
5 Épluchez la gousse d'ail et hachez-la menu. Lavez le persil et hachez-le menu. Mélangez ail, persil, parmesan et chapelure. Saupoudrez sur les légumes et arrosez du restant d'huile. Enfournez pendant 20 minutes jusqu'à obtention d'une couleur brun-doré. Servez le plat avec des pommes de terre ou du pain ainsi qu'un vin blanc frais.

Dessert : bouillie d'agrumes

◆ 1 orange sanguine ou non ◆ 1/2 pamplemousse rose ◆ 1/2 pamplemousse jaune ◆ 1 petit citron non traité ◆ 1/8 l de jus d'orange ◆ 6 cs de vin blanc sec ◆ 1 clou de girofle ◆ 40 g de tapioca ◆ 2 cs de miel

Temps de préparation : 1 heure
(+ 2 heures de repos au réfrigérateur)

Par portion : 740 kJ/180 kcal
2 g P · 0,5 g L · 34 g G

1 Pelez les agrumes à vif. Ôtez les membranes et recueillez le jus. Échaudez le citron et pelez finement le zeste puis ôtez la partie blanche sous la peau et découpez le fruit.
2 Mélangez le jus d'agrume (1/8 l env.) avec le jus d'orange (1/4 l). Faites chauffer le jus de fruits, le vin, le zeste de citron et le clou de girofle. Ajoutez le tapioca et laissez dégorger 20 minutes en remuant. Puis versez les fruits et le miel et laissez macérer 5 minutes. Versez le mélange dans deux coupes et laissez-les reposer au frais pendant 2 heures.

Cinquième jour

Matin : musli aux baies

◆ 6 cs de flocons d'avoine complète ◆ 2 cs de graines de sésame ◆ 2 cc de sucre brun ◆ 400 g de baies (fraises, framboises, groseilles ou cassis) ◆ 200 g de yaourt au lait entier ◆ 2 cc de sucre vanillé

Temps de préparation : 15 minutes

Par portion : 1 600 kJ/380 kcal
13 g P · 13 g L · 49 g G

1 Faites griller les flocons d'avoine et le sésame sans graisse jusqu'à ce qu'ils brunissent. Ajoutez du sucre. Augmentez le feu pendant 3 minutes en remuant puis laissez refroidir.
2 Lavez succinctement les baies puis triez-les. Coupez les fraises en fines rondelles.
3 Mélangez le sucre vanillé au yaourt. Répartissez ensuite le musli dans deux coupelles puis ajoutez les fruits et le yaourt.

Déjeuner : crudités aux crevettes et à l'ail

◆ 75 g de carottes ◆ 75 g de céleri rave ◆ 75 g de betterave rouge ◆ 3 cc de jus de citron ◆ 3 cc d'huile de noix ◆ sel, poivre noir ◆ 6 crevettes de grande taille fraîches ou surgelées ◆ 1 cs d'huile d'olive ◆ 1 gousse d'ail

Temps de préparation : 30 minutes

Par portion : 1 100 kJ/200 kcal
18 g P · 16 g L · 7 g G

1 Frottez et épluchez les carottes, le céleri et la betterave rouge. Râpez-les séparément puis ajoutez 1 cc de jus de citron et la même quantité d'huile de noix. Assaisonnez de sel et poivre. Disposez les crudités séparément sur deux assiettes.

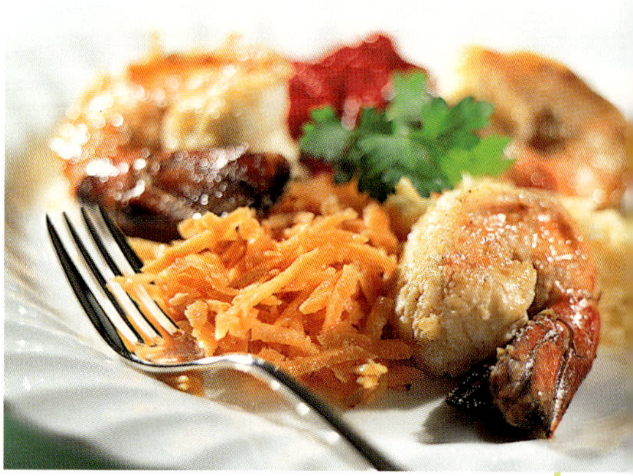

Consommez des crudités une fois par jour : à l'ail et aux crevettes, elles sont délicieuses !

2 Épluchez les crevettes et lavez-les (laissez-les décongeler si elles ne sont pas fraîches), égouttez-les et coupez-les dans le sens de la longueur. Videz-les.
3 Faites chauffer l'huile d'olive. Épluchez la gousse d'ail et hachez-la menu. Ajoutez-la aux crevettes. Faites revenir le tout 2 minutes à feu moyen. Salez et poivrez. Présentez les crevettes autour des crudités et servez immédiatement avec du pain et un Bourgogne.

➤ **CONSEIL**

Boisson énergétique : milk-shake aux myrtilles

LAVEZ ET TRIEZ 150 g de myrtilles puis réduisez-les en purée en ajoutant 50 ml de jus de pomme, 2 cs de concentré de jus de pomme, 2 cs de flocons d'avoine instantanés, 2 cs de jus de citron et un peu de zeste râpé de citron. Versez 250 g de lait froid et mixez. Servez le mélange dans 2 verres et garnissez d'un brin de menthe.

Par portion : 740 kJ/180 kcal
6 g P · 2 g L · 32 g G

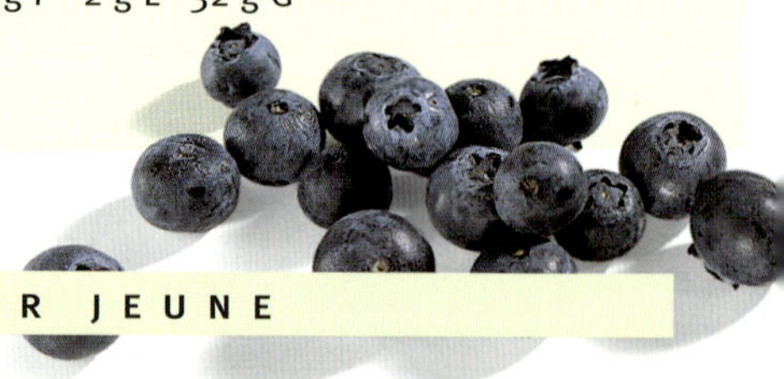

Soir : risotto aux champignons et salade de trévise

◆ 5 cèpes séchés ◆ 6 cs de vin blanc sec ◆ 1 petit oignon ◆ 1 petite gousse d'ail ◆ 1,5 cs d'huile d'olive ◆ 150 g de risotto (avorio ou vialone) ◆ 1 cc de feuilles de thym frais ◆ sel, poivre noir ◆ 1/2 l de bouillon de légume ◆ 100 g de champignons de Paris ◆ 100 g de pleurotes ◆ 25 g de lard persillé ◆ 100 g de salade de Trévise (chicorée) ◆ 1/2 bouquet de persil plat ◆ 30 g de parmesan fraîchement râpé

Temps de préparation : 40 minutes
(+ 1/2 heure pour faire mariner les champignons)

Par portion : 2 430 kJ/580 kcal
16 g P · 24 g L · 54 g G

1 Passez les cèpes sous l'eau froide et faites-les mariner dans le vin pendant 30 minutes.
2 Épluchez oignon et gousse d'ail, coupez-les en petits dés et faites-les revenir dans 1 cs d'huile d'olive. Versez le riz et mélangez-le.
3 Faites égoutter les cèpes et prélevez le liquide dans lequel ils ont mariné pour le verser sur le riz. Laissez réduire à feu moyen en remuant. Coupez les cèpes et ajoutez-les au riz. Mélangez. Assaisonnez de thym, sel et poivre. Versez le bouillon progressivement sur le risotto et poursuivez la cuisson 30 minutes en remuant constamment.
4 Nettoyez les champignons de Paris et les pleurotes puis émincez les premiers et coupez plus grossièrement les seconds. Découpez le lard en petits dés.
5 Faites revenir le lard dans le restant d'huile. Ajoutez les champignons et faites-les revenir 3 minutes. Salez et poivrez. Mélangez au risotto puis laissez mijoter en couvrant 2-3 minutes.
6 Lavez la salade de trévise, essorez-la et découpez les feuilles en fines lamelles. Lavez le persil et hachez-le menu. Ajoutez le tout au risotto. Saupoudrez de fromage et servez tout de suite.

Dessert : salade de fruit à la nougatine

◆ 100 g de raisin blanc ◆ 100 g de raisin noir ◆ 100 g de quetsches ◆ 1 petite poire (150 g env.) ◆ 1/2 pomme acide ◆ 1 petite orange ◆ 1/4 de citron non traité ◆ 1 cs de miel ◆ 1 cc de sucre vanillé ◆ 3 cs de vin blanc sec ◆ 2 cs de crème fraîche
Pour la nougatine :
◆ 15 g de noix décortiquées ◆ 15 g de sucre brun

Temps de préparation : 1 heure
(+ 20 minutes pour faire mariner les fruits)

Par portion : 1 300 kJ/310 kcal
4 g P · 5 g L · 57 g G

1 Pour la nougatine, hachez finement les noix. Faites-les revenir 5 minutes dans une poêle à feu moyen. Laissez fondre du sucre dans la poêle. Mélangez les noix jusqu'à ce qu'elles soient recouvertes de caramel. Laissez refroidir la nougatine en un seul morceau sur une feuille de papier aluminium.
2 Lavez les fruits. Coupez les raisins en deux puis épépinez-les. De même pour les quetsches. Coupez pomme et poire en quartiers, puis en petits morceaux après avoir retiré les pépins. Pelez bien l'orange à vif pour la débarrasser de la partie blanche, ôtez les membranes en prélevant le jus puis découpez la chair.
3 Faites cuire dans une casserole jus d'orange, jus du citron et sa peau râpée, miel, sucre vanillé et vin, puis laissez réduire à feu fort pendant 2 minutes et enfin refroidir. Ajoutez les fruits et laissez-les macérer 20 minutes.
4 Répartissez la salade de fruits sur deux coupelles, ajoutez-y une cs de crème fraîche et saupoudrez de nougatine.
Cette salade peut également servir d'en-cas.

Sixième jour

Matin : pain complet aux carottes et fromage

◆ 100 g de carottes ◆ 2 cc de vinaigre de fruit ◆ sel aux herbes ◆ 1/2 cc de miel ◆ 1 cs d'huile de noisette ◆ 100 g de faisselle ◆ 4 tranches de pain complet ◆ 2 cc de persil haché

Temps de préparation : 15 minutes

Par portion : 1 400 kJ/330 kcal
15 g P · 8 g L · 40 g G

1 Frottez et épluchez les carottes et râpez-les finement. Ajoutez le vinaigre de fruit, le sel, le miel et l'huile de noisette.
2 Recouvrez les carottes de faisselle. Tartinez de mélange les 4 tranches de pain. Saupoudrez-les de persil.

Déjeuner : salade verte aux lentilles

◆ 200 ml de bouillon de légume ◆ 1 feuille de laurier ◆ 1 branche de thym ◆ 1 petite gousse d'ail ◆ 50 g de lentilles du Puy ◆ 150 g de mélange de salade (roquette, pissenlit, épinard, frisée) ◆ 1 filet d'anchois ◆ 2 cs de vinaigre de vin rouge ◆ 1/2 cc de moutarde de Dijon ◆ sel, poivre noir ◆ 3 cs d'huile d'olive pressée à froid

Temps de préparation : 40 minutes

Par portion : 1 530 kJ/360 kcal
15 g P · 20 g L · 27 g G

1 Faites cuire dans une casserole le bouillon de légume avec le thym, le laurier et l'ail épluché. Ajoutez les lentilles et laissez cuire à feu doux pendant 25-30 minutes.
2 Triez les feuilles de salade en ôtant les parties dures, puis lavez et essorez-les.
3 Pour la vinaigrette, lavez le filet d'anchois et hachez-le menu. Mélangez dans un saladier vinaigre, moutarde, sel, poivre et anchois. Ajoutez l'huile en fouettant la sauce.
4 Égouttez bien les lentilles et ôtez l'ail et les herbes. Tournez lentilles et salade dans la vinaigrette et disposez-les sur deux assiettes. Servez avec du pain et un vin blanc sec.

➤ **CONSEIL**

Boisson énergétique : cocktail au lait et aux herbes

LAVEZ ET HACHEZ finement une pleine poignée de cerfeuil, un bouquet de persil et 6 feuilles de basilic. Mixez avec 2 cc de jus de citron et 300 ml de lait. Assaisonnez de sel, poivre et d'un peu de sauce Worcester. Préparez deux grands verres avec 2 glaçons chacun et versez la boisson. Garnissez d'un brin de persil.

Par portion 460 kJ/110 kcal
6 g P · 5 g L · 9 g G

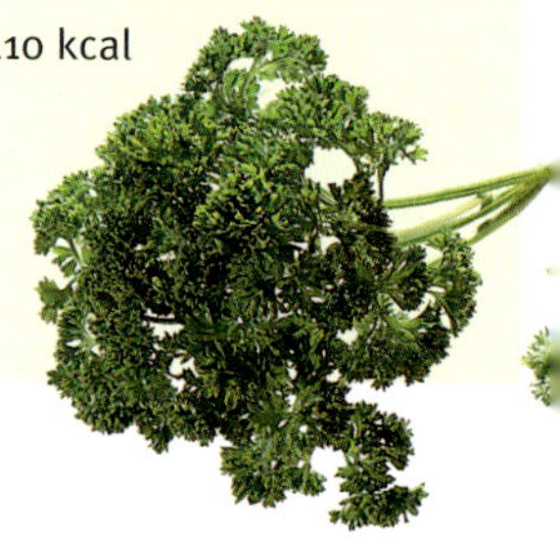

Soir : médaillon de veau à la sauce verte

◆ 4 escalopes fines de veau (60 g env.) ◆ 4 tranches de jambon de Parme ◆ 8 feuilles de sauge ◆ 1 cs de beurre ◆ sel, poivre noir

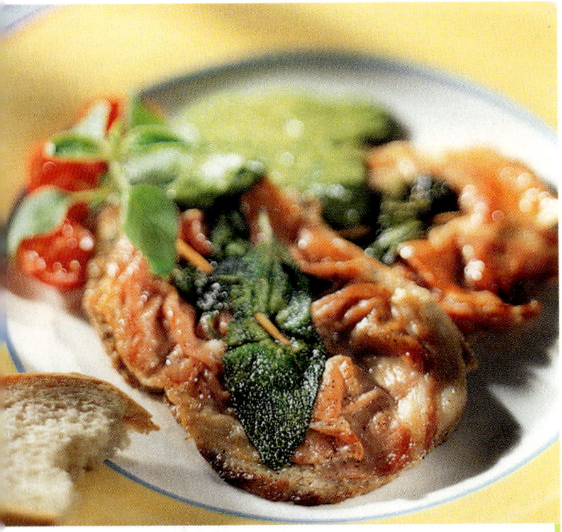

Le médaillon de veau recouvert de jambon de parme et de sauge compte parmi les recettes italiennes les plus réputées.

Pour la sauce verte :
◆ 2 filets d'anchois ◆ 3/4 d'un petit pain rassis ◆ 2 bouquets de persil ◆ 1 gousse d'ail ◆ 1 cs de câpres ◆ 6 cs de fond de veau ◆ 2,5 cs d'huile d'olive pressée à froid ◆ 1 cc de vinaigre de vin rouge ◆ poivre noir

Temps de préparation : 25 minutes

Par portion 3 590 kJ/860 kcal
6 g P · 2 g L · 14 g G

1 Pour la sauce aux herbes, lavez les anchois et hachez-les menu. Faites de la chapelure à partir du pain. Lavez le persil et hachez-le menu. Épluchez la gousse d'ail et pressez-la.
2 Écrasez persil, anchois, ail et câpres dans le fond de veau et réduisez en purée. Ajoutez la chapelure, puis l'huile progressivement.
3 Assaisonnez la sauce verte de vinaigre et de poivre, puis laissez-la au réfrigérateur jusqu'au moment de servir.
4 Aplatissez les escalopes avec le revers de la main. Posez une tranche de jambon et 2 feuilles de sauge sur chaque escalope et fixez-les à l'aide d'une pique pour brochette.
5 Faites fondre le beurre dans une grande poêle, puis cuire les escalopes 2-3 minutes de chaque face. Ôtez la viande du feu. Poivrez et salez légèrement. Servez-la avec la sauce verte, du pain et des pommes de terre sautées.

Dessert : poire en gelée

◆ 1 poire mûre (william p. ex.) ◆ 2 cs de jus de citron ◆ 2 feuilles de gélatine blanche ◆ 1/8 l de jus de poire ◆ 6 cs de vin rouge ◆ 1/4 de bâton de cannelle ◆ 1 morceau de zeste de citron non traité ◆ 3 cc de sirop d'érable ◆ 1 cs de gelée de groseilles ◆ 4 cs de yaourt ◆ 1/4 cs de cannelle

Temps de préparation : 30 minutes
(+ 2 heures pour la gelée)

Par portion : 760 kJ/180 kcal
6 g P · 2 g L · 31 g G

1 Coupez la poire en quartiers, épluchez-les puis ôtez cœur et pépins. Émincez-les et disposez harmonieusement les lamelles sur 2 grandes assiettes. Arrosez-les aussitôt de jus de citron.
2 Faites cuire dans une casserole jus de poire, vin, bâton de cannelle, zeste de citron, 2 cc de sirop d'érable et groseilles sans cesser de remuer, et retirez du feu avant ébullition.
3 Ôtez le bâton de cannelle et le zeste de citron. Exprimez la gélatine et diluez-la dans le bouillon chaud en remuant. Versez-la sur les fruits et placez les assiettes 2 heures au réfrigérateur pour que le mélange se solidifie.
4 Avant de servir, mélangez le restant de sirop d'érable et de cannelle au yaourt et versez-en un peu sur la gelée.

Septième jour

Matin : musli à la mangue

◆ 75 g de blé concassé et 75 g d'avoine concassée ◆ 150 g de yaourt maigre ◆ 1 petite mangue ◆ 1 cs de noix de coco râpée ◆ 1 cc de jus de citron vert ◆ 2 cc de miel d'acacia ◆ 2 cs de crème fraîche

Temps de préparation : 10 minutes
(+ Repos au réfrigérateur pendant une nuit)

Par portion : 1 970 kJ/470 kcal
14 g P · 11 g L · 73 g G

1 Mélangez l'avoine et le blé au yaourt et laissez gonfler le mélange pendant la nuit au réfrigérateur. Le lendemain, épluchez la mangue, ôtez le noyau et coupez-la en petits dés.
2 Faites revenir la noix de coco dans une poêle puis laissez refroidir. Mélangez la mangue, le jus de citron vert, le miel d'acacia et le yaourt aux céréales.
3 Répartissez le mélange dans 2 petits bols. Ajoutez 1 cs de crème fraîche sur chacun et saupoudrez de noix de coco.

Déjeuner : tortillas aux mange-tout

◆ 200 g de pommes de terre fermes ◆ 2 cs d'huile d'olive ◆ 120 mg de mange-tout ◆ 50 g d'oignons blancs ◆ 100 g de crevettes ◆ 2 œufs de bonne taille ◆ sel, poivre ◆ 1 cs de persil haché

Temps de préparation : 45 minutes

Par portion : 1 550 kJ/370 kcal
21 g P · 20 g L · 21 g G

1 Lavez, épluchez puis émincez les pommes de terre. Faites chauffer 1 cs d'huile d'olive dans une poêle antiadhésive. Ajoutez les pommes de terre et faites-les cuire à feu moyen.
2 Lavez et brossez les mange-tout puis coupez-les en deux. Lavez et émincez les oignons. Lavez les crevettes dans une passoire avant de bien les égoutter. Battez l'œuf avec le poivre et le sel et ajoutez le persil.
3 Versez le restant d'huile sur les pommes de terre dans la poêle et poursuivez la cuisson. Ajoutez les mange-tout et les oignons. Laissez cuire 5 minutes à feu moyen. Versez les crevettes, puis l'œuf sur le contenu de la poêle. Couvrez et laissez mijoter 10 minutes.
4 Renversez les tortillas sur une assiette puis faites les dorer sur chaque face dans la poêle. Découpez-les en 8 et servez chaud.

Soir : minestrone aux croûtons de pain

◆ 100 g de haricots blancs ◆ 100 g de petits oignons blancs ◆ 2 gousses d'ail ◆ 2 cs d'huile d'olive ◆ 1,25 l de bouillon de légume ◆ sel, poivre noir ◆ 125 g de carottes ◆ 125 g de petites courgettes ◆ 1 brin de poireau ◆ 250 g de chou frisé ◆ 75 g de haricots verts ◆ 75 g de petits pois surgelés ◆ 1 branche de céleri ◆

➤ Conseil

Boisson énergétique : milk-shake à au citron

Versez dans le mixeur 5 cc de miel liquide, 3 cs de jus de citron et le zeste râpé d'un demi-citron non traité. Ajoutez progressivement 400 ml de lait écrémé. Mixer le tout. Versez la boisson dans 2 verres et garnissez d'une tranche de citron.

Par portion : 550 kJ/130 kcal

2 g P · 0,5 g L · 29 g G

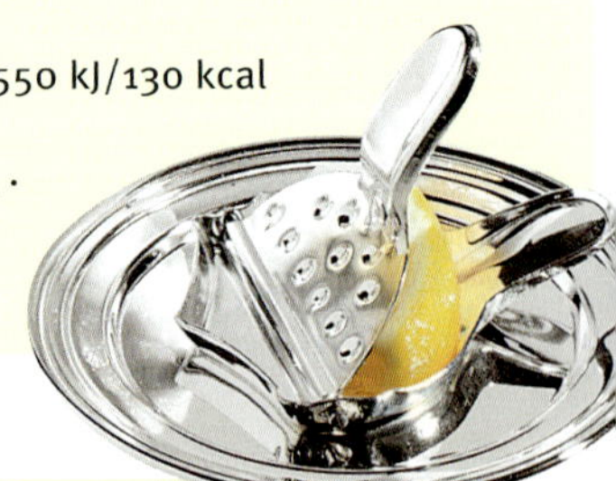

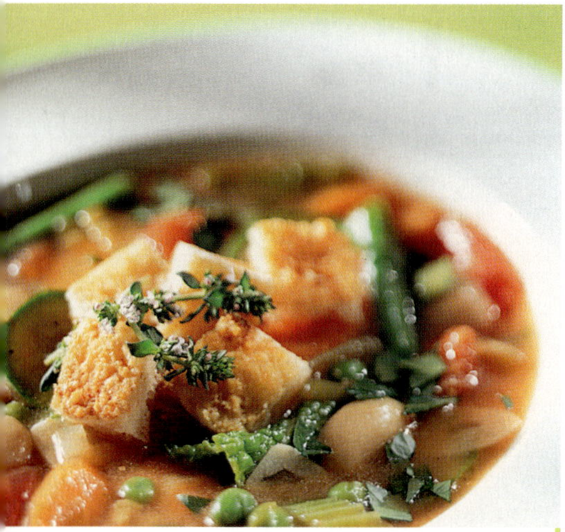

Le minestrone parfumé est riche en glucides utiles, protéines végétales et graisses.

250 g de tomates ◆ 2 branches de thym ◆ 1/2 bouquet de persil ◆ 1 feuille de laurier ◆ 1 toast ◆ 1 cs de parmesan fraîchement râpé ◆ quelques feuilles de basilic

Temps de préparation : 1 heure et 45 minutes
(+ 12 heures de macération)

Par portion : 2 050 kJ/490 kcal
27 g P · 28 g L · 26 g G

1 Laissez tremper les haricots toute une nuit. Le lendemain, épluchez l'oignon et hachez-le menu puis épluchez et émincez l'ail. Dans une casserole, faites revenir l'oignon avec 1 cs d'huile. Ajoutez les haricots égouttés, puis le bouillon, le sel et le poivre. Laissez cuire une heure en couvrant.
2 Lavez les légumes, brossez-les ou épluchez-les. Émincez carottes, courgettes et laurier. Coupez le chou, en larges lamelles, et les haricots verts. Décongelez les petits pois et émincez le céleri.
3 Épluchez puis émincez le restant d'oignons et d'ail. Pelez les tomates, coupez-les en quartiers et videz-les. Lavez thym et persil puis effeuillez-les.
4 Ajoutez progressivement les légumes coupés en petits morceaux aux haricots. Poursuivez la cuisson. Ajoutez les herbes et le laurier. Laissez cuire encore 10 minutes à feu moyen avec tous les ingrédients. Salez et poivrez.
5 Pour les croûtons, saupoudrez les toasts de parmesan et ajoutez le restant d'huile d'olive. Enfournez 2-3 minutes après avoir préchauffé le four, puis coupez en petits dés.
6 Assaisonnez la soupe de sel et poivre et saupoudrez de basilic et de croûtons.

Dessert : mousse de pêche au fromage blanc

◆ 250 g de pêches ◆ 1 cs de jus de citron ◆ 2 cs de miel ◆ 125 g de fromage blanc entier ◆ 3 feuilles de gélatine ◆ 75 ml de lait chaud ◆ sucre en poudre ◆ 1 cs de pistaches hachées

Temps de préparation : 35 minutes
(+ 3 heures pour la solidification de la gélatine)

Par portion : 1 050 kJ/250 kcal
9 g P · 8 g L · 35 g G

1 Échaudez les pêches puis pelez-les, coupez-les en deux et dénoyautez-les. Coupez la chair en petits morceaux et réduisez-la en purée en ajoutant du jus de citron et du miel. Mélangez-les au lait caillé.
2 Plongez la gélatine dans l'eau froide. Exprimez-la et diluez-la dans du lait chaud en remuant. Ajoutez progressivement ce mélange à la purée de pêches. Versez le tout dans un plat que vous placerez au réfrigérateur 3-4 heures jusqu'à ce que le mélange commence à se gélifier. Découpez la mousse à l'aide d'une cuillère passée sous l'eau chaude et disposez-la sur 2 assiettes. Saupoudrez de sucre et de pistaches.

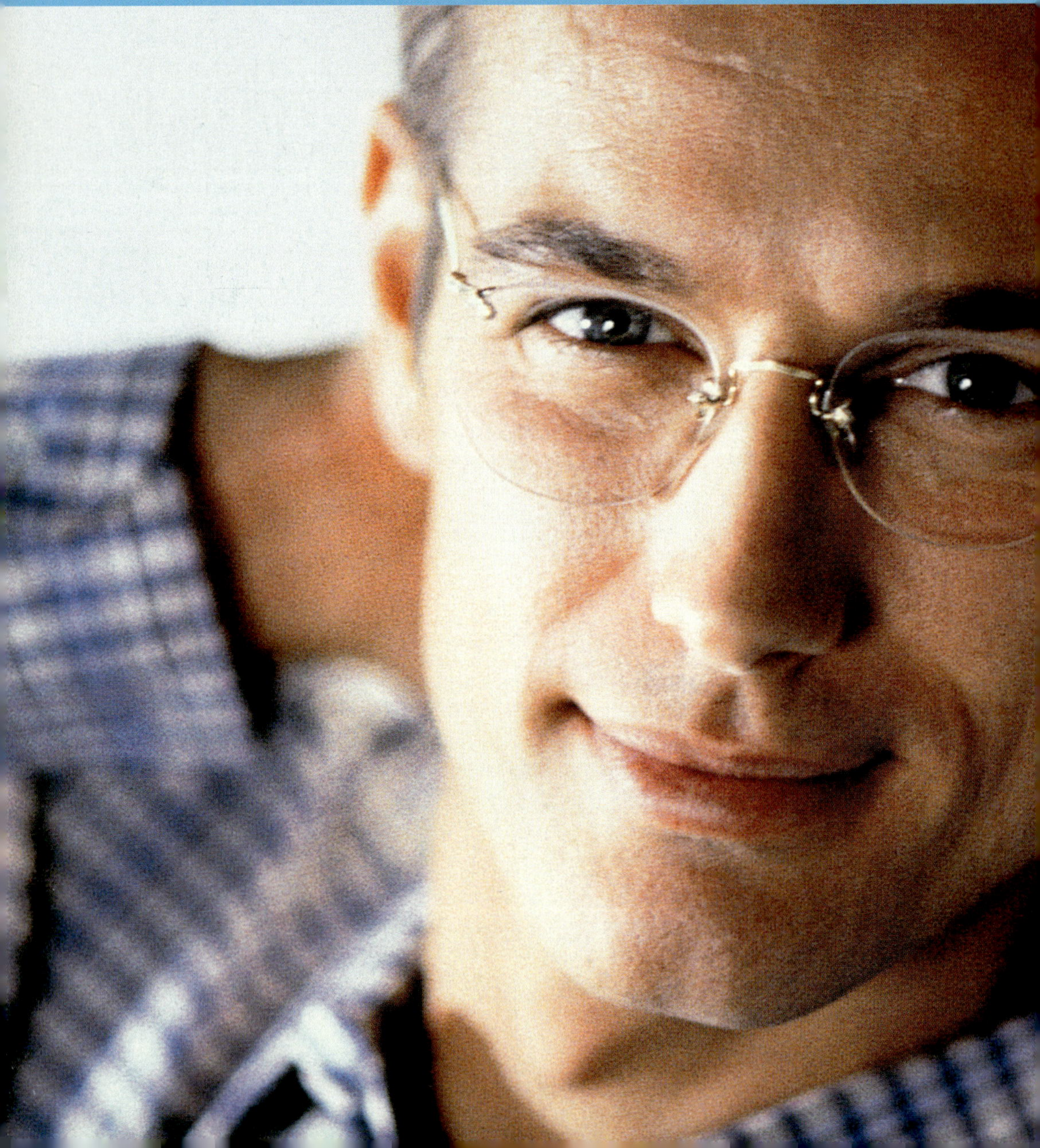

PENSEZ-VOUS *JEUNE*

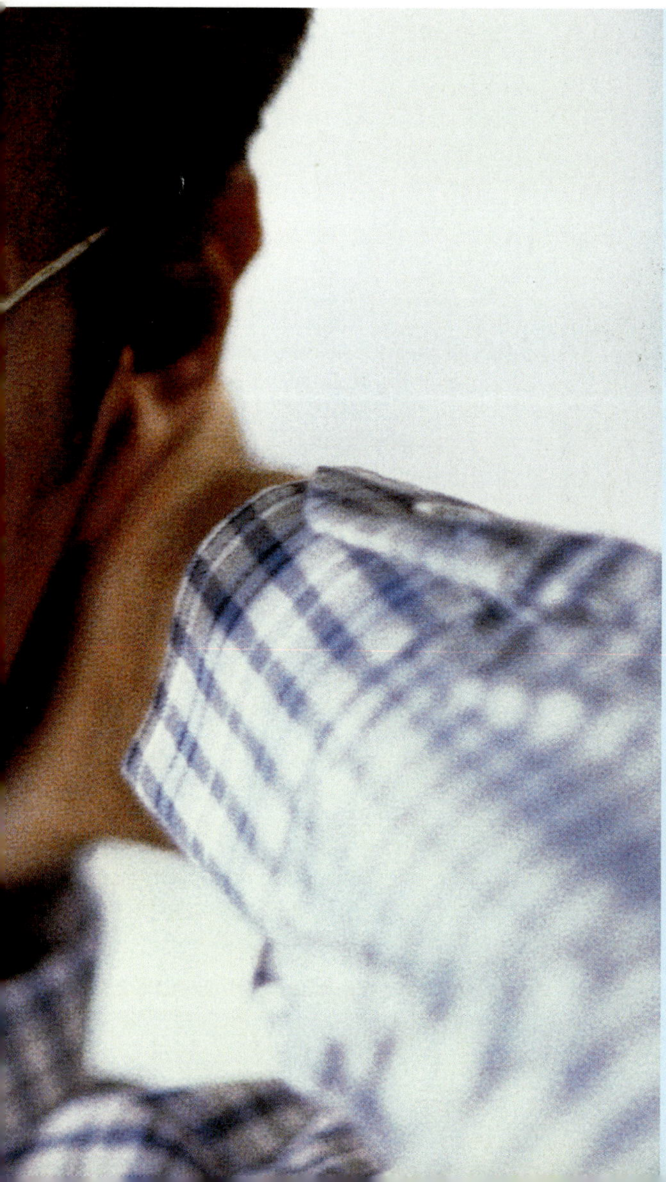

VOUS CONNAISSEZ maintenant les rudiments de la course à pied et les règles d'or d'une alimentation vous permettant de garder la forme et la jeunesse. Il ne vous reste plus qu'à intégrer quelques techniques simples pour apprendre à surmonter le stress et donner des ailes à vos envies les plus chères. Les pages suivantes vous expliqueront comment de fourmi vous pourrez vous métamorphoser en aigle... Il est temps pour vous d'apprendre à voler! Une chose est sûre: la force de la pensée peut vous emmener où vous voulez!

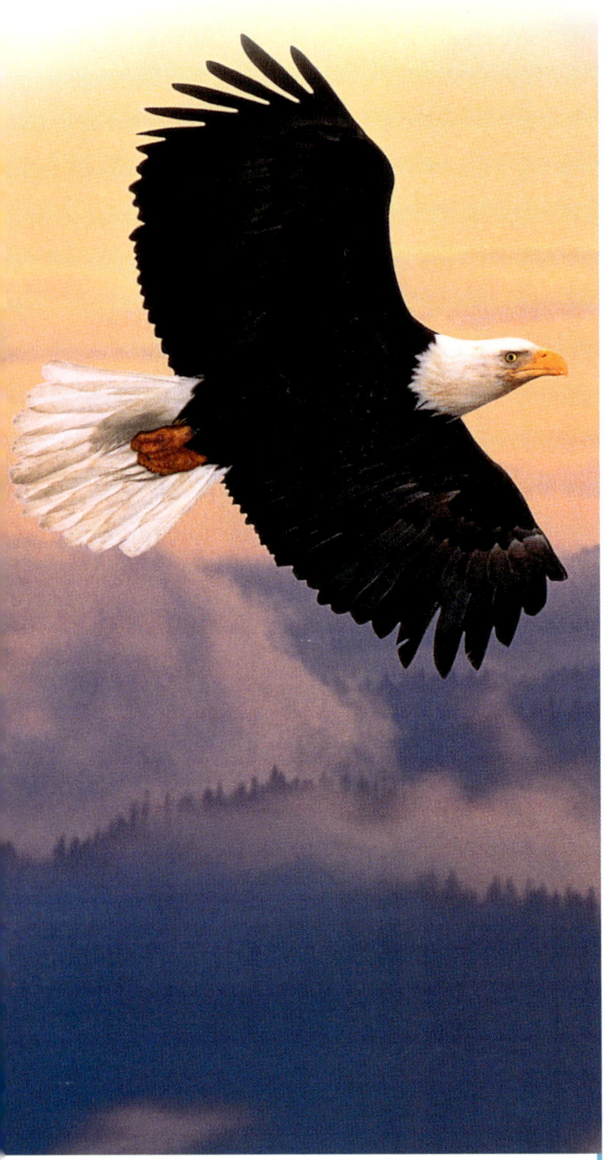

Apprenez à voler comme l'aigle et à influencer votre vie par la pensée positive et légère.

Allez dans le sens du vent

Les fourmis zélées ne cessent de s'agiter du matin au soir. Elles tirent péniblement des charges pesant plusieurs fois leur poids et bâtissent d'admirables fourmilières. Elles ont vraiment de quoi être fières d'elles ! Pourtant, il ne faudrait surtout pas qu'elles restent inactives, car si par malheur elles levaient la tête, elles pourraient apercevoir un animal des millions de fois plus gros qu'elles et aussi rapide que l'éclair : l'aigle. Étonnées et envieuses, elles se demanderaient ce qu'il fabrique là-haut et comment il parvient à voler, ignorant – et heureusement pour elles – que la réponse est : sans RIEN faire ! Pendant que les fourmis s'épuisent à la tâche, l'aigle n'a RIEN d'autre à faire que d'ouvrir ses ailes ! Il va simplement dans le sens du vent, sans en comprendre ni en connaître le fonctionnement. Il lui suffit de se lancer pour voler.
Nous sommes tout à fait comparables aux fourmis. Nos succès nous coûtent d'infinis efforts, une grande discipline et beaucoup d'heures de travail. Pourtant, la force du vent existe. À nous aussi, elle peut donner des ailes et nous rendre brillants et légers. Seulement, nous ne sommes pas nombreux à savoir l'utiliser.

Les troubles de notre subconscient

Penser ? Nous ne savons faire que ça, jour et nuit. Toute notre vie est une succession de pensées produites par le cerveau et mises bout à bout, que nos mots, nos actes et nos sentiments traduisent constamment. La principale difficulté est de parvenir à maîtriser ce flot. Essayons de nous convaincre juste une fois de fermer les yeux et de ne plus penser.

Eh bien? Non, nous n'y parvenons pas! Impossible! Nos pensées ont prise sur nous, et non l'inverse. C'est ainsi que fonctionnent la plupart des Occidentaux. Nous pensons, et justement parce que nous pensons, nous nous créons toutes sortes de problèmes avec notre patron, notre moitié et notre ligne.
Les Chinois absorbent plus de calories que les Américains et pourtant ils sont minces. Les Américains connaissent tout sur l'alimentation et réfléchissent énormément. Mais rien n'y fait : ils restent obèses. Les Chinois ne s'intéressent absolument pas à la question du cholestérol ni des graisses. Ils n'y pensent même pas! Ceci prouve bien que les informations n'apportent pas toujours de solutions et constituent, au contraire, une limitation intellectuelle.

Un têtard dans un étang gigantesque
Imaginez un étang immense avec dedans un unique et minuscule têtard. L'étang représente la mer trouble des sentiments, expériences et connaissances qui alimentent notre subconscient. Le têtard quant à lui, symbolise notre intellect, clairement sous l'emprise de notre subconscient. Pourtant, il nous est possible d'inverser ce processus. Il nous suffit pour cela de trouver un accès à l'ouïe du têtard pour que notre intellect puisse reprendre le dessus. Il sera alors apte à décrypter le subconscient et en tirer profit. Ceci, en ayant recours à quelques techniques mentales.

Les techniques mentales ouvrent la petite porte vers le subconscient

Elles permettent d'avoir accès aux souvenirs enfouis et aident à fournir un effort continu sans difficulté pendant 18 heures au lieu de trimer dans la douleur et l'épuisement 10 heures d'affilée. Les techniques mentales activent les hormones, les défenses immunitaires et les gènes.

Le subconscient, notre mémoire de l'essentiel, dirige le conscient et ne s'assoupit jamais. Imaginez la catastrophe, lorsque le subconscient est alimenté de pensées négatives des dizaines d'années durant! Le cerveau les transforme automatiquement en sentiments négatifs.

Mon conseil

Le pouvoir des sentiments

DES SENTIMENTS tels que la peur, la rage, la tristesse, l'envie, la colère et le désespoir, sont générés par le cerveau. Ils affaiblissent nos capacités, accélèrent notre vieillissement et nous rendent malades. En revanche, les belles pensées génèrent des sentiments positifs comme la joie, la paix, le bonheur et la satisfaction. Ceux-ci préservent notre jeunesse, nos défenses et stimulent la cicatrisation. Ce phénomène s'explique par l'interaction de nos pensées, de nos hormones et de notre système immunitaire. Lorsque nous nous énervons, nous produisons de l'adrénaline pendant une demi-heure. L'hormone du stress tend les muscles et stimule énergie et activité. Mais en trop grande quantité, elle crispe le corps, rend nerveux et agité et freine l'émission de sérotonine dans le cerveau. Conséquences : nous sommes mal dans notre peau, affaiblis et souffrons de troubles du sommeil. Nous nous énervons pour un rien, produisons alors davantage d'adrénaline et risquons même un ulcère de l'estomac. Il nous est possible, cependant, d'échapper à ce scénario catastrophe grâce à une astuce bien simple : respirez profondément puis expirez puissamment votre colère. Vous enverrez alors l'adrénaline au diable!

TEST

Avez-vous une vie stressée ?

L'absence totale de stress signifierait l'élimination de toute forme de défi. Sans stress, pas d'énergie créative, pas de progression, et donc, pas d'épanouissement. Mais trop de stress empoisonne la vie.
Ce test vous permettra d'évaluer votre degré d'exposition au stress. Les situations décrites se rapportent aux douze derniers mois.

➤ **1. Consacrez-vous du temps à une activité sportive ?**
Oui ❒ Non ❒

➤ **2. Avez-vous vécu une séparation, un divorce ?**
Oui ❒ Non ❒

➤ **3. Avez-vous récemment été victime d'un accident, d'une maladie grave ou bien subi une opération ?**
Oui ❒ Non ❒

➤ **4. Souffrez-vous de troubles du sommeil ?**
Oui ❒ Non ❒

➤ **5. Avez-vous souvent le sentiment d'être débordé ?**
Oui ❒ Non ❒

➤ **6. Avez-vous des soucis d'argent ?**
Oui ❒ Non ❒

➤ **7. Passez-vous plus de temps devant votre poste de télévision qu'en compagnie de vos amis ?**
Oui ❒ Non ❒

➤ **8. Êtes-vous en conflit avec vos voisins ou vos collègues ?**
Oui ❒ Non ❒

➤ **9. Êtes-vous souvent déçu par des collègues ou amis ?**
Oui ❒ Non ❒

➤ **10. Vous consolez-vous souvent en mangeant des sucreries ?**
Oui ❒ Non ❒

➤ **11. Êtes-vous souvent sujet à des crises de jalousies ?**
Oui ❒ Non ❒

➤ **12. Êtes-vous souvent envieux ?**
Oui ❒ Non ❒

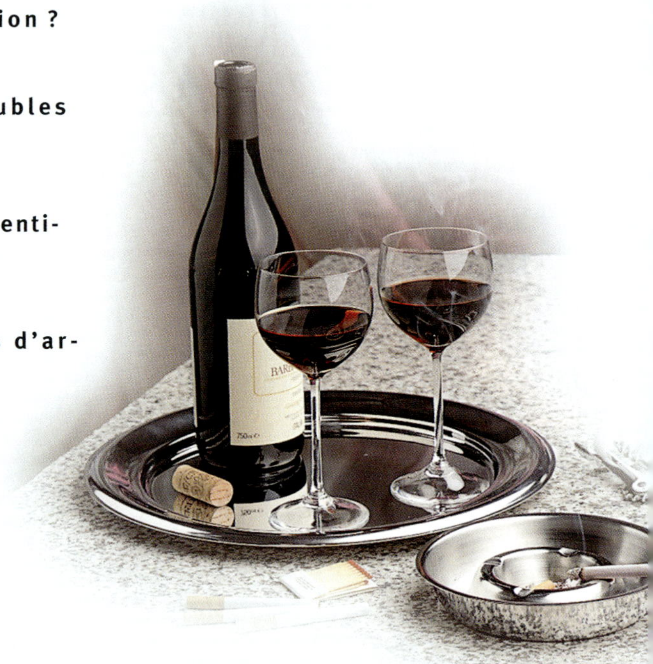

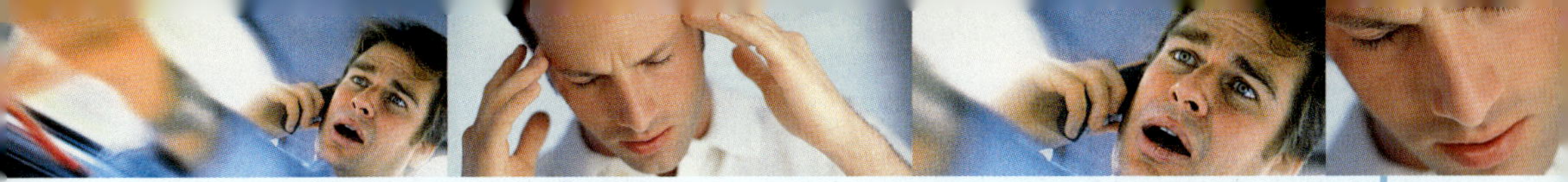

Le stress est le moteur de l'énergie créative, certes, mais à trop fortes doses, il rend malade!

➤ **13. Travaillez-vous plus de 8 heures par jour et en souffrez-vous ?**
Oui ❒ Non ❒

➤ **14. Vous disputez-vous souvent avec les autres ?**
Oui ❒ Non ❒

➤ **15. Élevez-vous souvent la voix contre vos collègues ou les membres de votre famille ?**
Oui ❒ Non ❒

➤ **16. Fumez-vous plus de 5 cigarettes par jour ?**
Oui ❒ Non ❒

➤ **17. Travaillez-vous ou habitez-vous dans un environnement bruyant ?**
Oui ❒ Non ❒

➤ **18. Buvez-vous plus d'un verre d'alcool par jour ?**
Oui ❒ Non ❒

➤ **19. Égarez-vous souvent des objets ?**
Oui ❒ Non ❒

➤ **20. Êtes-vous heureux en amour ?**
Oui ❒ Non ❒

➤ **21. Parcourez-vous plus de 10 000 km par an en voiture ?**
Oui ❒ Non ❒

Résultats du test

Comptabilisez toutes les réponses auxquelles vous avez répondu oui.

0-2 points : vous menez une vie libérée de tout stress.

4-7 points : Un peu d'énervement ne doit pas nuire à votre santé, mais prenez tout de même soin de vous. Un petit virus peut avoir facilement raison de vous. Accordez-vous du repos et un supplément de vitamine C. Arrêtez de fumer et soignez votre alimentation.

8-15 points : Vous êtes trop souvent victime du stress. Essayez de lutter contre toutes les causes de stress. Vous êtes davantage exposé aux maladies et accidents, mais il n'est toutefois pas trop tard.

Plus de 16 points : Votre dose de stress est maximale. Vous exposez sérieusement votre santé. Vous devez en discuter avec votre médecin, car il peut vous aider à maîtriser les causes du stress.

À tous les individus stressés : le réflexe Formule 1 expliqué au fil des pages suivantes peut vous être d'une aide précieuse pour vivre de manière plus détendue.

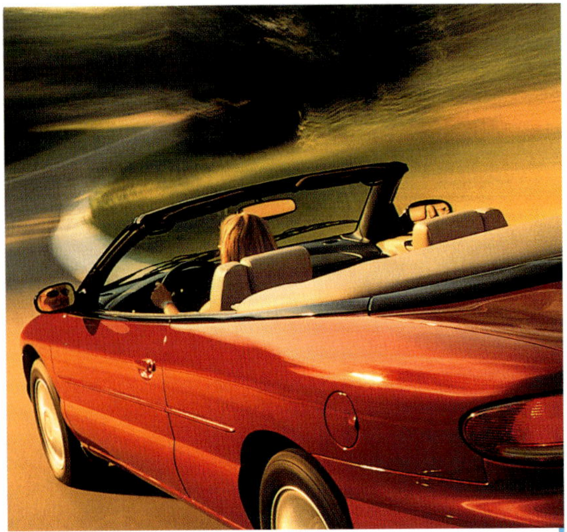

Lancez-vous dans l'apprentissage de techniques vous permettant de réagir convenablement dans des situations de stress et de vous détendre.

Le réflexe Formule 1 pour l'esprit

Vous roulez sur l'autoroute quand, soudain, un poids lourd surgit sur votre droite et vous dépasse. C'est le choc, suivi d'une forte poussée d'adrénaline. Vous inspirez profondément. De 80, votre pouls passe à 180 et stagne ensuite à 120 pendant 40 minutes. Chaque battement cardiaque transporte 70 ml de sang. Avec un pouls à 120, votre moteur vital envoie 100 litres de sang supplémentaires à travers le corps. Cela fatigue et accélère le vieillissement.

Inspirer trop souvent rend malade

Lorsqu'un tigre surgissait au coin d'un bois, l'homme préhistorique inspirait profondément et prenait ses jambes à son cou. Il était contraint d'inspirer un bon coup pour pouvoir s'enfuir rapidement. Ce réflexe aussi vieux que l'humanité, nous l'activons encore aujourd'hui. Dès que nous sommes effrayés ou que nous sommes sous pression, nous inspirons profondément. Pourtant, nous n'avons plus besoin de prendre nos jambes à notre cou. Résultat : nos inspirations quotidiennes sont plus nombreuses que nos expirations. L'organisme augmente alors son taux de pH pour pouvoir éliminer le surplus d'oxygène.
Mais lorsque le taux de pH augmente, c'est celui du calcium qui chute. Les vaisseaux se resserrent et les migraines apparaissent. Les carences en calcium agissent sur la résistance nerveuse. Les nerfs sont trop sollicités et nous sommes agités et plus susceptibles. Notre manière de respirer agit sur nos nerfs et augmente notre stress. Résultats : nous dormons mal, sommes perturbés, souffrons de migraines, de spasmes gastriques et de crampes musculaires.

L'expiration augmente le taux de calcium

Les coureurs de Formule 1 vieilliraient plus rapidement que la vitesse de leur véhicule s'ils ne pratiquaient pas constamment le réflexe d'expiration. Expirer ne nuit pas à la santé et nous pouvons même le faire 60 secondes d'affilée. En moins d'une minute, notre taux de calcium augmente considérablement.

Mon conseil

Expirez tout simplement !

80% DES FRANÇAIS sont victimes de stress et se soignent à coups de médicaments au lieu d'expirer profondément. Ce geste simple permet en effet de produire une grande quantité de calcium destinée à ménager notre résistance nerveuse.

L'exercice I de 5 minutes : Apprenez à expirer consciemment

Vous devez d'abord vous préparer mentalement à la pratique d'une nouvelle technique de respiration. En règle générale, nous respirons 16 fois par minute. L'exercice ci-dessous consiste à ne respirer que 4 fois par minute.

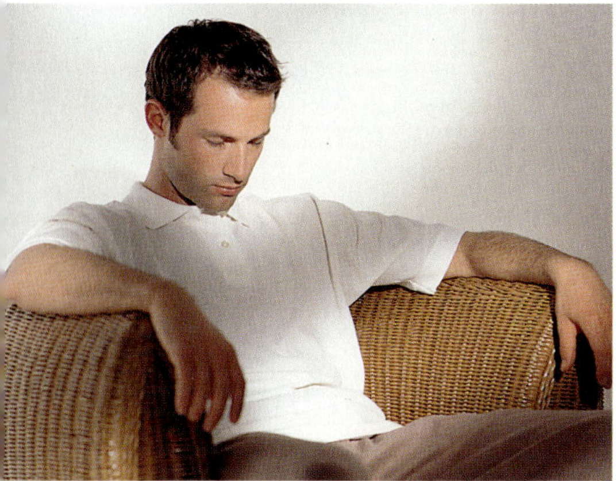

Le premier exercice consiste à vous apprendre à respirer de manière détendue. Mettez-vous en position assise, soyez calme et détendu.

Déroulement de l'exercice

♦ Asseyez-vous sur un siège. Calmez-vous et détendez-vous. Posez les mains sur les genoux ou les accoudoirs et disposez une montre à proximité.

♦ Faites d'abord une longue inspiration suivie d'une profonde expiration sur une durée totale de 15 secondes. Puis recommencez : inspirez et expirez longuement. Inspirez et expirez longuement etc.

Que se passe-t-il ?

Votre taux de calcium augmente. En l'espace de 5 minutes, vous devenez un vrai bouddha : inébranlable, calme et détendu. Vous devriez pratiquer cet exercice systématiquement avant d'affronter une situation stressante, ou s'il vous faut absolument tirer votre épingle du jeu.

L'exercice II de 5 minutes : Prenez conscience de votre rythme respiratoire

Déroulement de l'exercice

♦ Allongez-vous confortablement sur le dos, les bras le long du corps et les jambes allongées. N'essayez surtout pas d'influencer mentalement votre respiration, mais rentrez plutôt en vous-même et prenez conscience de votre rythme respiratoire.

♦ Observez intérieurement la durée qui est identique pour l'inspiration et l'expiration. Concentrez-vous sur les mouvements de votre ventre. Lorsque vous respirez passivement, vous vous détendez complètement.

Que se passe-t-il ?

Sans le faire sciemment, vous réduisez le nombre de vos respirations, et de 11, vous passez à 7 par minute. Ce geste aide notamment les asthmatiques à éviter une crise.

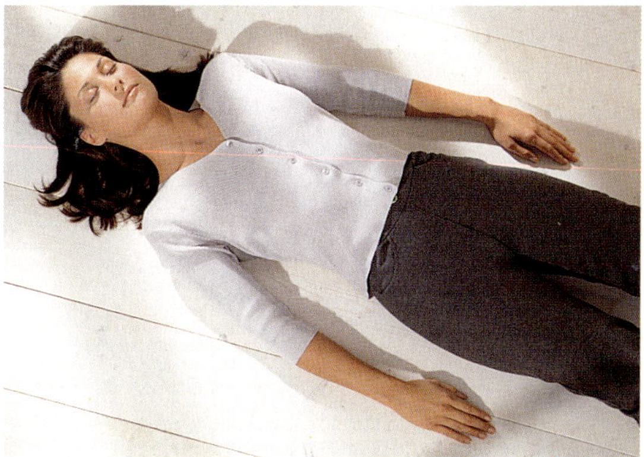

Apprenez à prendre conscience de votre respiration an pratiquant l'exercice II de 5 minutes.

Le réflexe expiratoire modifie l'existence

Il vous suffit maintenant de développer un réflexe expiratoire qui se déclenchera automatiquement dans les situations de stress. Pour développer un réflexe, il suffit de pratiquer le mouvement tous les jours pendant 4 semaines successives toujours au même moment. Réfléchissez d'abord à la situation de stress la plus récurrente. Le téléphone, par exemple, est un générateur d'adrénaline bien connu. Au moment où il sonne, nous inspirons profondément avec pour seule pensée « qu'est-ce qu'ils me veulent encore ! ». Si le téléphone est pour vous également générateur de stress, inscrivez « Expirer » sur un mémo que vous collerez sur l'appareil téléphonique. La prochaine fois qu'il sonnera, votre mémo vous rappellera d'expirer longuement (vous pouvez le faire 60 secondes), en même temps que vous décrocherez et commencerez à répondre. Vous ferez alors grimper votre taux de calcium et vous vous sentirez calme et détendu.
Si vous pratiquez cette expiration pendant un mois, elle se fera ensuite automatiquement lorsque le téléphone sonnera.
À préciser : vous pourrez être sûr d'avoir intégré ce réflexe lorsque vous vous mettrez à expirer en entendant le téléphone sonner tout en regardant la télévision.

Préparez autant de mémos que vous le souhaitez

Procédez à l'identification de toutes les causes de votre stress, qu'il s'agisse du lever le matin, de la cuisinière, du voisin, de la secrétaire, du patron ou de la circulation etc. Collez vos mémos partout où c'est nécessaire pour vous avertir. Vous verrez, à terme, vous ne serez plus victime d'aucun stress.

➤ **TEST**

Êtes-vous mûr pour prendre des vacances ?

LE RAPPORT entre votre pouls et votre respiration indique votre degré de stress. En règle générale, nous respirons 12 à 16 fois par minute.
Une personne particulièrement stressée peut avoir un pouls à 120. Si elle respire 12 fois par minute, le rapport est de 10 pour un, soit 10 pulsations pour une respiration. Chez quelqu'un de flegmatique et calme avec une pulsation de 32 et 16 respirations par minute, le rapport sera de deux pour un. Ces indications sont évidemment extrêmes. Important : une fois le stress passé, notre organisme retrouve son propre rythme.

◆ **Le test :** Faites 30 flexions puis détendez-vous 30 secondes. Prenez votre pouls et comptez vos respirations. Après cette petite pause, le rapport devrait être de 4 pour 1, soit 4 pulsations pour une respiration. Par exemple : un pouls à 60 et 15 respirations par minute.

◆ **Le résultat :** Si le rapport pouls/respiration est supérieur, cela signifie que vous êtes murs pour prendre des vacances rapidement !

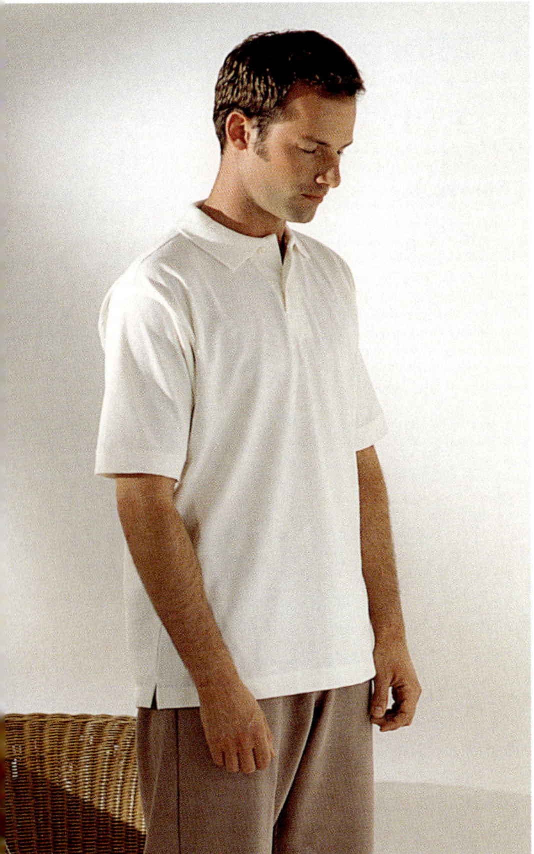

Accordez un peu de détente à vos muscles. Relâchez les épaules.

Le réflexe Formule 1 pour le corps

L'acide lactique est l'une des plus grandes causes de fatigue. Nous la produisons assis au bureau ou dans la voiture, en contractant constamment nos muscles et particulièrement ceux des épaules et de la nuque. Nous les faisons ainsi travailler toute la journée, sans en avoir conscience, alors que nous sommes simplement en position assise et qu'ils sont contractés à 50 % faisant pression à 100 % sur les vaisseaux sanguins, et les muscles finissent par ne plus être alimentés en oxygène. L'acide lactique (lactate) augmente continuellement dans le sang, durcissant et acidifiant la musculature et nous nous sentons fatigués. Il s'agit là encore d'un réflexe très ancien : lorsque l'homme de l'âge de pierre était confronté au danger, il rentrait la tête, et c'est ce que nous faisons encore aujourd'hui en contractant les épaules tout au long de la journée. Le kiné doit ensuite refaire le travail à l'envers. Il serait pourtant préférable d'accorder quotidiennement quelques moments de détente à nos muscles pour être en forme.

Exercice de relaxation : Relâchement des épaules

Vous êtes assis là, terriblement contracté et tendu. N'hésitez pas à recourir à cette astuce très simple pratiquée en physiothérapie : relâchez les épaules !

Déroulement de l'exercice

- Décontractez tout simplement les épaules et relâchez-les. Chaque muscle du corps se détend progressivement jusqu'au gros orteil.
- En relâchant volontairement les muscles de la nuque et des épaules, vous faites le plein de détente. Vous sentez votre corps devenir incroyablement léger et vous intégrez petit à petit un réflexe précieux pour la vie entière.

Le réflexe de détente

Vous savez maintenant acquérir un réflexe : il suffit de le reproduire tous les jours au même moment et dans la même situation pendant 4 semaines.

Il n'est évidemment pas possible de relâcher les épaules en présence du patron ou de la secrétaire. Cela ne fait pas bonne impression. Détendez-les plutôt lorsque vous êtes seul ou bien assis devant l'ordinateur.

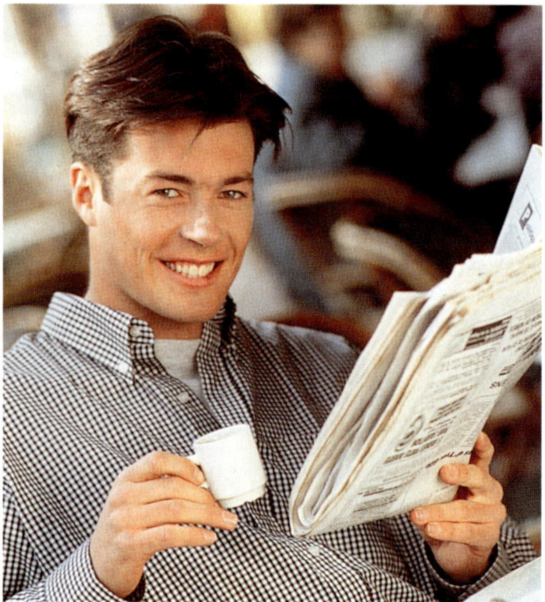

Quand vous souriez, vous paraissez plus sympathique et réussissez mieux. Vous vous sentez plus heureux.

Faites-le systématiquement lorsque vous bougez la souris, lorsque vous attendez que le feu passe au vert au volant de la voiture, ou bien au moment où le téléphone sonne et que vous expirez profondément.
Écrivez « EXPIRER ET RELACHER LES EPAULES » sur le mémo que vous collez sur le téléphone. En 4 semaines, vous aurez acquis un double réflexe.

Utilisez les deux réflexes : Piégez votre adrénaline

Le stress et la tension provoquent des poussées d'adrénaline. Cette hormone du stress entaille les artères et provoque à terme l'infarctus ou l'attaque cérébrale.
Or, les deux réflexes que nous avons évoqués constituent une véritable arme permettant de maintenir l'adrénaline dans les capsules surrénales.

Le stress vous passe au-dessus de la tête
Lorsque votre patron hurle, réagissez en expirant et en relâchant les épaules. Faites de même avant d'ouvrir un courrier du trésor public ou bien au moment de passer devant l'examinateur pour un oral. Rien de mieux pour éliminer l'acide lactique. Une personne vous interpelle pour discuter de choses qui vous énervent : expirez et relâchez les épaules, et puis souriez.

➤ INFO

Ce qui nous stresse le plus

61 % DES FRANÇAIS sont professionnellement débordés de manière chronique, 50 % d'entre nous courent de rendez-vous en rendez-vous, 30 % sont tiraillés en famille et au travail, 20 % souffrent des conflits avec leur patron, 16 % se plaignent du stress de la circulation, 13 % vivent des difficultés de couple et enfin 7 % sont stressés par frustration sexuelle.

Retrouvez le sourire

« N'ouvre pas de boutique, si tu ne peux pas sourire » claironne un vieux proverbe chinois. Les Chinois ont toujours un sourire accueillant. Un miroir derrière le comptoir le leur rappelle à chaque fois qu'un client arrive. Il existe également en Chine des écoles où l'on apprend à sourire.
Un sourire désamorce les conflits, empêche les agressions, éveille la confiance, attire la sympathie et révèle une aptitude à communiquer.

Mon conseil

Le sourire attire la sympathie d'autrui !

LES CHERCHEURS conseillent d'être rayonnant face au miroir le matin pour vivre la journée plus joyeusement. Exercez-vous calmement et vous pourrez apprendre à faire de vrais sourires. Souriez dès que vous le pouvez, même quand personne ne vous regarde. Si vous souriez au téléphone, votre voix se fera automatiquement plus accueillante et vous attirerez la sympathie.

Le sourire remporte tout sur son passage. Il est universel et compris dans le monde entier. Le sentiment de satisfaction est lui aussi issu de nos gènes.

La motivation originelle de notre sourire est des plus étonnantes. Son vrai déclencheur n'est autre que la peur. Nous sourions pour apaiser les autres. À l'origine, montrer les dents signifiait que l'on était prêt à mordre. L'expérience nous a appris que montrer seulement un peu les dents est suffisant.

Le vrai et le faux sourire

Nous reconnaissons une bouche souriante à 50 mètres. Même si le sourire est séduisant (un sur deux est payé de retour), il peut également mettre dans l'embarras. On constate que les Américains arborent un sourire « Pepsodent » permanent, exaspérant aux yeux des Européens, qui le considèrent comme artificiel et désagréable. Ceux-ci sourient moins, et de manière plus ciblée. À trop en faire, on est vite considéré comme obséquieux et manquant de détermination.

À quoi reconnaissons-nous un sourire authentique ?

Un sourire obséquieux est perçu comme embarrassant. La plupart des individus savent intuitivement si un sourire est vrai à la manière qu'il a de dégager joie, bonheur et satisfaction. Il dépasse rapidement les lèvres et se communique aux yeux qui se mettent à pétiller. On aperçoit même les pattes d'oie. Cela tient au fait que le conscient est plus lent que le subconscient. Il faut plus de temps au cerveau pour demander aux muscles de joues de se mettre en mouvement.

Le sourire rend heureux

Pensez à quelque chose de joyeux et laissez cette pensée s'exprimer par votre bouche et vos yeux. Vous verrez qu'un simple sourire s'empare du corps tout entier. Les muscles des joues envoient leurs messages directement au cerveau et déclenchent un sentiment de bien-être. On se sent mieux quand on sourit, à condition que ce soit une attitude authentique. Un sourire « commercial » peut éventuellement décevoir les autres, mais jamais soi-même…

Regardez-vous en souriant tous les matins dans le miroir, et vous verrez : ça marche !

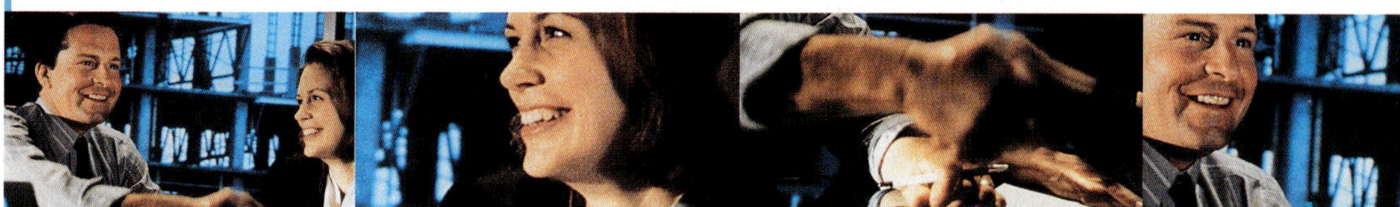

La méthode de méditation la plus simple

Élaborez une seule et unique pensée et laissez les réflexions se dissiper : peu d'individus en sont capables. Vous compterez bientôt parmi ceux-là.

Apprenez à lâcher du lest

Votre esprit est constamment en train de monologuer. Vous discutez avec vous-même à la vitesse de 600 mots par minutes et c'est surtout le soir, au moment de vous coucher, que le flot déferle sur vous. Au lieu de vous enfoncer confortablement au creux de l'oreiller avec la perspective de vous détendre et de faire de doux rêves, vous n'arrêtez pas de penser. Tous les soucis et frustrations de la journée écoulée vous tombent dessus et vous ne cessez de réfléchir au travail inachevé, au voisin énervé, aux bouchons sur le périphérique et au stress. Vous n'évacuez pas les problèmes, bien au contraire. Vos pensées obsédantes les rendent encore plus pénibles. Les insatisfactions accumulées se transforment en montagnes de reproches que vous vous adressez.

Mais vous n'êtes pas le seul à fonctionner ainsi : 97 % des individus ne parviennent pas à décrocher, et chaque culture identifie ce phénomène à sa façon : bien maigre consolation, me direz-vous…

Comment parvenir à s'en sortir ?

Il existe un moyen de mettre fin à ce monologue intérieur en se concentrant sur une seule et unique pensée. Mais comment la choisir me direz-vous? La vision d'une prairie verdoyante et fleurie ou d'un ciel parfaitement bleu ne vous suffit pas. Une pensée subsiste un maximum de 12 secondes puis elle est chassée par une autre. La tête du vilain collègue de travail prend alors la place du ciel bleu, et la montagne de papier du bureau celle de la prairie verdoyante. Le comptage ancestral des « moutons » avant de s'endormir repose sur le même principe. Les jolis moutons blancs refoulent les pensées négatives.

Compter les moutons est une méthode qui ne s'est pas vraiment avérée efficace. Il serait, en réalité, préférable de vous concentrer sur une pensée qui vous déride. Concentrez-vous sur un épisode de bonheur personnel qui pourrait vous aider à dissiper les pensées négatives, et apprenez la technique du réflexe du sommeil profond pour vous libérer de vos réflexions.

Le réflexe de l'esprit : le sommeil profond

Vous connaissez la technique de détente du corps : expirer en relâchant les épaules. Occupez-vous maintenant de votre esprit qui se relaxe malheureusement beaucoup trop rarement, et seulement trois ou quatre fois une demi-heure pendant les phases de sommeil profond, lorsque vous dormez 8 heures. Au réveil, votre esprit est alors complètement reposé.

➤ **CONSEIL**

Adoptez la bonne posture

LA POSITION DU CORPS est importante pour effectuer les exercices de relaxation. Vous ne pouvez pas toujours vous allonger, mais vous pouvez aussi vous détendre en position assise. Adoptez la posture du cocher :

- **Avancez** le bassin sur les deux premiers tiers du siège.
- **Écartez** légèrement les jambes. La plante des pieds doit reposer sur le sol.
- **Appuyez** les avant-bras sur les cuisses en laissant pendre vos mains relâchées.
- **Il est important** de garder le dos bien droit. Penchez-vous légèrement en avant pour donner de l'air à vos poumons.
- **La tête** est légèrement baissée, les yeux sont fermés pour vous permettre une meilleure concentration.
- **Déconnectez-vous** maintenant de toutes les préoccupations quotidiennes. Envoyez le conjoint et les enfants au cinéma. Débranchez le téléphone et tamisez la lumière.

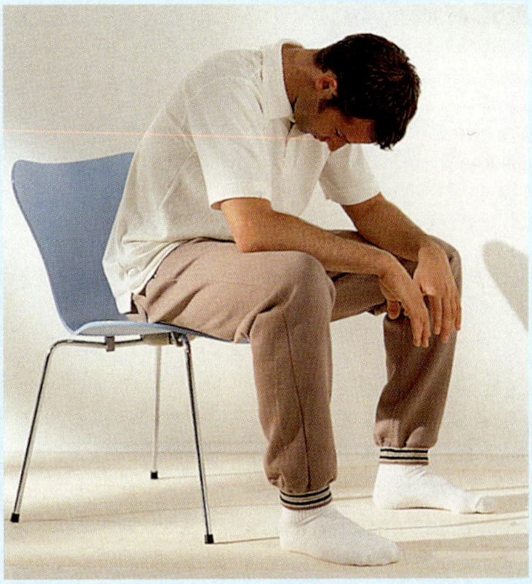

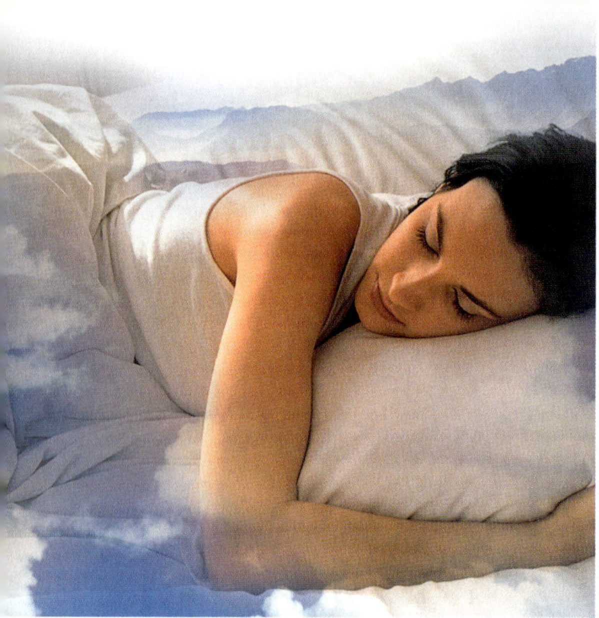

Notre esprit se détend pendant la phase de sommeil profond. Apprenez également à vous offrir de courtes phases de sommeil profond pendant la journée.

Il est possible de retrouver la phase de sommeil profond en pleine journée, en ayant recours à une technique mentale apte à vous détendre complètement en quelques minutes. L'ancien Chancelier allemand Helmut Schmidt maîtrisait cette technique. Dans la voiture, avant de partir à son rendez-vous suivant, elle lui permettait de sombrer peu de temps dans un sommeil profond et de se réveiller sans problème. Il se régénérait ainsi autant que s'il avait dormi 4 heures!
Cela est également à votre portée. Consacrez quelques minutes à la détente de votre esprit. Laissez-vous tomber en léthargie, pour redémarrer ensuite comme si vous veniez de vous lever le matin. La technique du « penser à côté » vous permet de développer le réflexe de sommeil profond. Cette méthode peut aider considérablement ceux qui sont très sollicités la journée et qui ne trouvent pas suffisamment le repos pendant la nuit.

Discutez avec votre cerveau

N'ayez qu'une seule pensée en tête et adressez-vous au centre de votre cerveau qui vous emmène vers le sommeil profond. Ce centre existe vraiment et réagit à la répétition.
Adoptez la position du cocher, fermez les yeux et répétez-vous intérieurement le mot « non-sens ». « non-sens, non-sens, non-sens… »
L'avez-vous fait? Oui, mais vous avez sans doute aussitôt pensé à toutes sortes de choses au bout de quelques secondes: un clown ou bien à une absurdité que vous avez récemment vécue.
Cet exercice ne peut fonctionner ainsi, car tous les mots connus que vous proposez à votre esprit le font s'activer. Il évalue, cherche un sens, fait des relations de cause à effet et interprète les expériences. Il est en état de sollicitation et cela ne doit pas être. Il doit être complètement détendu.

Essayez la technique en inventant un mot

Il faut absolument que vous ayez recours à un mot vide de sens, qui ne signifie rien pour votre esprit, un mot qu'il ne connaît pas, un mot inventé. Chaque phrase, chaque mot rempli de sens, éveille vos pensées au bout de trois secondes.
Essayez d'inventer un mot rond, court et léger. Évincez d'un mot que vous appréciez les syllabes les plus rudes. Prenez par exemple le mot « triathlon » auquel vous ôtez le t et le r, ce qui donne « iahlon ». Puis remplacez le hl par la douce consonne « m ». Vous avez ainsi inventé un joli mot que votre cerveau ne connaît pas: « iamon ». Répétez-vous ce mot constamment jusqu'à ce que vos yeux le voient et que vos oreilles l'entendent.
Cette méthode de relaxation vous permet d'entrer en phase de réflexe de sommeil profond, pendant lequel le flot cérébral s'active au ralenti, au point que vous ne sentez même plus votre corps.

L'absence de perception du corps

Atteindre le résultat voulu peut prendre un peu de temps. Plus vous pratiquerez cet exercice, plus vous parviendrez vite à rentrer en phase de sommeil profond, et plus intense il sera. Comment savoir si l'on y est parvenu? C'est simple : vous aurez l'impression de voler. Cette sensation vous l'avez connue dans l'enfance sans l'avoir vraiment identifiée. Maintenant, vous pouvez en prendre pleinement conscience. Votre corps est complètement détendu et ne vous renvoie aucun signal. Plus un muscle ne bouge. Vous ne ressentez aucune douleur et ne vivez que dans votre tête. Votre corps est absent et vous volez vraiment. Lorsque vous serez parvenu à ce stade, vous n'aurez qu'une seule idée en tête : recommencer. Exactement comme pour le jogging.
La course à pied et la relaxation intégrale feront de vous une nouvelle personne pleinement heureuse et épanouie.

Mon conseil

La relaxation rapide
Le réflexe du sommeil profond

◆ **Adoptez** la posture du cocher et fermez les yeux.
◆ **Relâchez** complètement le corps et laissez-vous aller au rythme de votre respiration. Rentrez en vous-même et suivez l'évolution de votre respiration à travers tout votre corps, dans les bras, les mains, les doigts, le ventre et les jambes. Vous vous sentez progressivement détendu et calme.
◆ Maintenant vous **pensez** « iamon, iamon, iamon... » jusqu'à ce que le mot se répande dans votre corps, que vos oreilles l'entendent, que vos yeux le voient et que vous le sentiez clairement.
◆ **Au début,** vous vous sentez stupide. Les bruits vous déconcentrent, les pensées surgissent. Ce n'est pas grave, poursuivez et continuez à penser « iamon, iamon, iamon... ». C'est ainsi que vous y arriverez. Vous dormirez alors profondément et vous vous éveillerez en pleine forme.

➤ INFO

Les avantages d'un tel réflexe

VINGT MINUTES de pratique du réflexe de sommeil profond remplacent 2 heures de sommeil.
◆ **À quel moment, maîtrise-t-on la technique ?**
12 à 14 minutes sont nécessaires au début avant d'acquérir le réflexe. Si vous faites l'exercice tous les jours, vous maîtriserez la technique en 6 semaines. L'accès au sommeil profond se fera alors en quelques secondes. Vous aurez ainsi à votre disposition une recette formidable pour vous relaxer au maximum pendant la journée, si nécessaire. Une fois acquis, vous pourrez avoir recours à ce nouveau réflexe quand vous le souhaiterez.

◆ **À quel moment pratiquer l'exercice ?**
Tous les jours. Le mieux est de le faire le soir avant de se coucher, au lieu de ruminer. Ce sera votre somnifère naturel sans risque d'effets secondaires. Et ne craignez surtout pas de vous sentir ensuite pleinement réveillé. Lorsque cet exercice est pratiqué le soir, le cerveau poursuit automatiquement la phase de sommeil profond, ce qu'il ne fait évidemment pas pendant la journée.

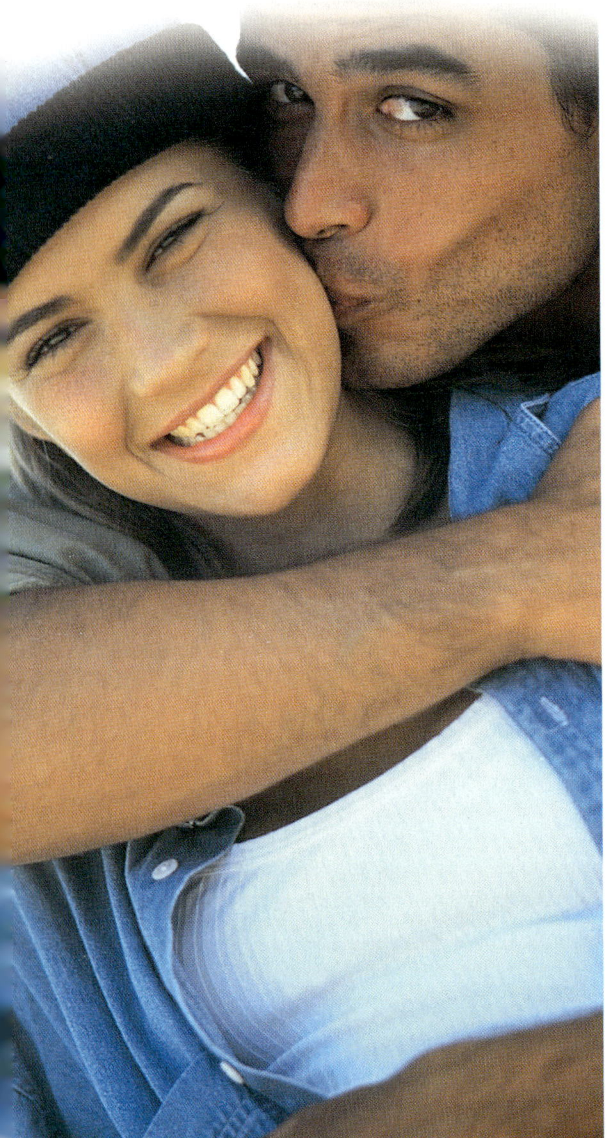

Éliminez le « non » de votre vocabulaire. Remplissez votre subconscient de joie pour lutter contre les soucis quotidiens.

Le chemin vers le subconscient

Fermez les yeux pendant 10 secondes et obligez-vous à ne pas penser à un ours. Eh bien? Votre subconscient fait barrage, et l'ours surgit dans vos pensées alors que vous souhaitiez l'en chasser. C'est de cette manière que votre subconscient se concentre sur toutes les contrariétés du quotidien, justement quand vous souhaiteriez pouvoir les évacuer. Des ours apparaissent au moment de vous endormir, lorsque vous vous concentrez sur votre interlocuteur ou bien que vous donnez une conférence.
C'est également le mode de fonctionnement de la publicité. Elle place ses messagers dans notre subconscient en leur donnant la forme d'images marquantes, d'adages frappants ou de sentiments agréables.

De notre tout premier état d'insouciance

Nous venons au monde, puis nous sourions. Nous avons tous été des penseurs positifs, ouverts au monde et pleinement satisfaits. Tout était encore possible : nous étions prince ou princesse, Indien, pompier, astronaute ou clown. Nous étions transportés de joie. Et lorsque nous avons éprouvé de la souffrance pour la première fois, notre maman était là pour nous consoler : 15 secondes plus tard, la sensation de malheur avait disparu. Comment cette belle insouciance a-t-elle pu disparaître avec l'enfance?

Toutes nos pensées sont archivées au fil de l'existence
Impossible de refouler nos expériences et nos pensées au point de les anéantir.

Nous enregistrons tout. En grandissant, les pensées purement positives se bousculent avec moins d'ardeur dans notre « subconscient ». Elles sont remplacées par la colère, l'angoisse et le flot des pensées négatives.
Puis arrive le moment où le cristal translucide de notre enfance est évincé par le marécage de la maturité. Nos pensées deviennent troubles et les pessimistes attirent le malheur.
Avez-vous envie de chasser le pessimisme en vous et de penser enfin positivement ? Il vous faut pour cela mettre un terme au flot de pensées négatives. Prenez un sceau, une pelle et un chiffon et faites le ménage à fond. Vous redeviendrez heureux et pétri de joie de vivre.

Chaque « non » est une petite pierre qui bâtit le malheur

Le « non » est la pensée la plus négative qui soit, mais également la plus fréquente. Une équipe de chercheurs a filmé pendant 4 heures une mère de famille et son enfant âgé de 2 ans. En quatre heures, la maman avait prononcé 6 fois le mot « oui » et 47 fois le mot « non ». Une journée d'interdits…

Supprimez le « non » de votre vocabulaire

Répondez plutôt par « oui » ou bien en posant une question. Par exemple, un ami vous demande : « Veux-tu que nous sortions ensemble ce soir ? ». Au lieu de lui dire « non », répondez : « Ce soir, j'ai déjà quelque chose de prévu. C'est bien dommage ! Mais aurais-tu du temps la semaine prochaine ? »
Si votre chef vous donne une tâche que vous n'avez pas le temps d'effectuer, répondez-lui : « Pas de problème, si je peux le faire pour demain. » À moins que vous ne lui demandiez : « Vous le faut-il vraiment aujourd'hui ? Ne serait-il pas préférable que vous en chargiez XY, si vous en avez un besoin urgent, car j'ai un problème d'emploi du temps ? » En réalité, vous n'avez aucunement besoin de dire « non », et tout le monde sera content, vous compris.

Comment faire le ménage

Notre subconscient pessimiste ressemble à un marécage boueux, rempli de vieilleries et de déchets, sur lequel s'épanouit un superbe nénuphar symbolisant la conscience.
En psychothérapie, on pêche une chaussure toute pourrie dans l'étang, puis on l'essaye et on l'observe pour prendre conscience qu'elle est vraiment dans un sale état et qu'elle fait mal au pied. On la renvoie alors d'où elle vient. Ce rejet explique pourquoi une psychothérapie permet effectivement de réfléchir, mais pas de procurer une sensation de bonheur.
Il existe une autre méthode qui consiste à diriger un cours d'eau cristallin vers votre marécage intérieur pour l'assainir complètement. Il vous est alors possible d'y planter des nénuphars. Remplissez votre étang de pensées heureuses. Pas question, évidemment, d'effacer ce que vous avez, des années durant, enregistré sur votre disque dur. Vous ne pouvez remonter le temps. Mais les moments heureux et les pensées positives que vous commencez à collectionner et envoyer à votre subconscient seront comme un cours d'eau d'une grande limpidité qui viendra assainir votre marécage. Les textes auto-suggestifs ne manquent pas : « Une énergie vitale incommensurable émane de vous et vous enveloppe. Vous êtes protégé par votre source de vie qui vous rend plus fort. L'obscurité s'éloigne de vous. Vous êtes serein et fort. L'amour circule dans votre corps ».

Voilà, en prime, un cours d'eau limpide

Voici un vers on ne peut plus simple qui vous aidera à nettoyer efficacement votre subconscient : « Je suis gai comme un pinson, avec le bonheur pour compagnon ».
Soyez assuré que cette petite phrase apparemment naïve et enfantine vous donnera bientôt le sourire. Vous souriez même de l'intérieur.
Voilà que vous arborez maintenant un sourire amusé. Cela signifie que vous avez gagné. Ce vers apparemment trivial n'est pas dénué de sens profond. Vous venez de vivre un moment positif et l'avez planté dans votre subconscient. Une première goutte d'eau cristalline se déverse dans votre marécage intérieur. Vous verrez, ce vers banal prouve toujours son efficacité, et vous parviendrez même à en rire.

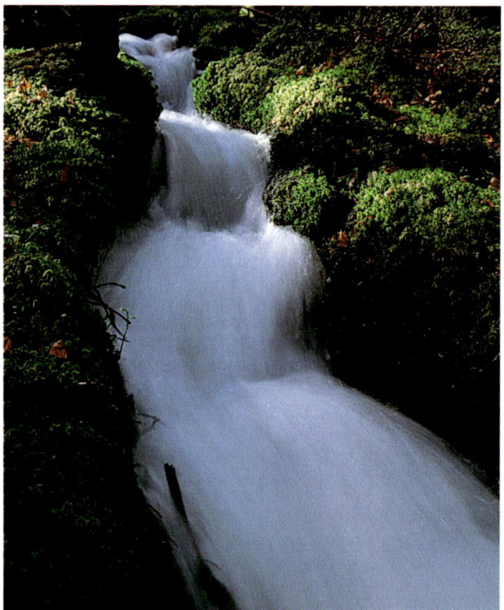

Les pensées joyeuses et positives sont de véritables cours d'eau limpide dans le marécage de notre subconscient.

Une arme quotidienne contre les soucis

Vous possédez maintenant une nouvelle arme pour lutter contre les soucis quotidiens. Utilisez cette petite arme verbale, « Je suis gai comme un pinson » lorsque vous vous sentez submergé par des sentiments de colère et d'envie et par des impressions négatives. Au lieu de rétorquer plus fort encore avec des pensées douloureuses et noires, mettez-vous à chanter intérieurement : « Je suis gai... » et vous parviendrez ainsi à vaincre les moments difficiles.
Utilisez cette toute petite arme lorsque vous ne vous sentez pas d'humeur à rire ou bien quand vous discutez avec un interlocuteur professionnel coriace. Vous verrez, vous sourirez malgré vous, et il n'existe rien de plus contagieux qu'un sourire. Les portes s'ouvrent.

Les rêves deviennent réalité

Vous avez maintenant atteint le point où vos rêves peuvent devenir réalité. Envoyez un vœu à votre subconscient et vous le verrez se concrétiser.

Qu'est-ce que la visualisation ?

Notre cerveau transforme chaque pensée, information et image en réaction physique. Nous tremblons de peur à la vue d'un serpent et un film d'angoisse nous donne les mains moites. Une blague maladroite nous fait rougir et une lettre agressive nous fait bouillir de colère :
La tension monte et les battements cardiaques s'accélèrent. La rencontre d'un être cher vous fait perdre vos moyens ou bien vous donne mal au ventre. Les hormones se mettent à danser.

Mon conseil

La petite phrase fait surgir une image personnelle

NOTRE SUBCONSCIENT ne reconnaît pas des termes tels que « bonheur » ou « satisfaction ». Il fonctionne avec des images et les sensations qui surgissent lors de l'observation intérieure de ces images. En vous allongeant détendu sur votre lit ce soir, pensez : « Je suis gai comme un pinson, avec le bonheur pour compagnon ». Cette petite phrase donnera naissance à une image de suggestion du bonheur que votre subconscient enregistrera. Demain, lorsque vous vous répéterez cette petite phrase intérieurement, cette même image de bonheur se déversera sur vous.

Le simple fait que le corps réagisse aux pensées et aux images, donne un sens à la technique de la visualisation qui consiste à créer des images internes. On essaye donc de créer des images positives pour déclencher des réactions physiques. La visualisation permet de maîtriser sa peur, de renforcer son subconscient, d'entraîner sa volonté et de remplir de joie son subconscient.

Il existe plusieurs manières de nommer la visualisation

Certains parlent de rêve éveillé quand les pensées transforment la grisaille du quotidien en univers de beauté et de plaisir, en univers de souhaits. On sent les douces mains de l'être aimé, et l'on est transporté de bonheur, tout prêt à rêver au prochain plaisir. D'autres parlent d'imagination. Un architecte aperçoit un chantier et voit en esprit un bungalow. Il entend un chien aboyer et imagine aussitôt le lierre grimpant sur la façade de la maison et l'herbe sous ses pieds. Cette imagination fait partie de sa créativité. Elle lui permet de faire des projets. Albert Einstein a d'ailleurs dit que cette capacité imaginative était plus essentielle que le savoir. Visualisation, rêve éveillé et imagination signifient la même chose : on investit l'énergie des images intérieures d'une confiance en soi et d'un sentiment de satisfaction. Or, nous sommes tous capables de créer en nous-mêmes de belles images.

Comment réagit le cerveau ?

L'hémisphère gauche de notre cerveau préside à la logique, à la compréhension analytique, à l'arithmétique et à l'apprentissage d'une langue. Il accumule des faits, des chiffres, des détails.

L'hémisphère droit, en revanche, règne sur notre créativité. Il produit des images, des sentiments, des solutions aux problèmes, des poèmes et des idées nouvelles. En théorie, les deux hémisphères sont censés travailler conjointement afin d'appréhender pleinement les relations de cause à effet et trouver des solutions plus adaptées, mais la réalité est bien différente, et plus encore chez les hommes, car le câble de passage de l'information liant les deux hémisphères est plus étroit que celui des femmes. Celles-ci ont un cordon nerveux, poutre reliant création et logique, plus important.

La technique de la visualisation aide à associer les hémisphères à d'autres parties de notre cerveau pour activer les collaborations. Au début, cela peut paraître difficile de penser en images. Les deux exercices indiqués sur la page suivante vous permettront de vous familiariser progressivement avec cette technique.

Exercice I : Imaginez un objet

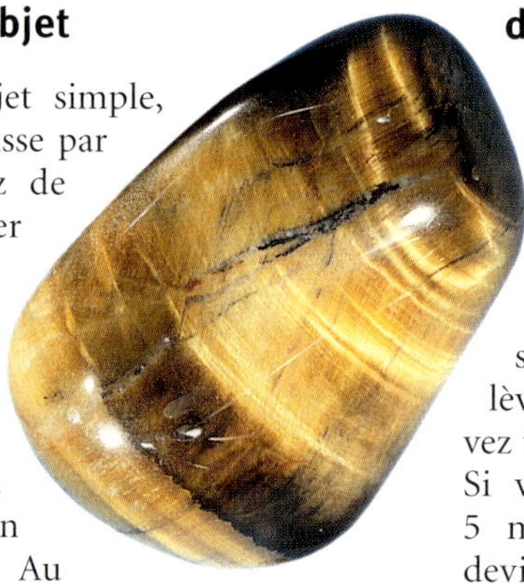

Imaginez un objet simple, une jolie pierre lisse par exemple. Essayez de vous représenter mentalement sa forme et sa couleur, et de percevoir sa matière comme si vous la faisiez passer d'une main dans l'autre. Au début, vous aurez peut-être des difficultés à vous imaginer un objet qui n'est pas réel. N'abandonnez pas. La représentation se fera plus claire. Entraînez votre regard intérieur pendant 5 minutes. Lorsque vous serez parvenu à intérioriser complètement l'image, vous pourrez vous lancer dans le second exercice.

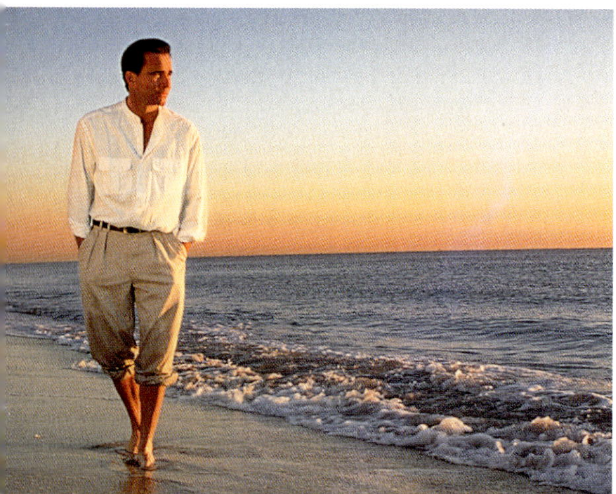

Entraînez-vous à la représentation intérieure des choses. Vous pourrez ainsi vous promener tous les jours sur la plage, où que vous soyez.

Exercice II : Investissez dans une image de sensations

Allez rechercher maintenant dans vos souvenirs une représentation complexe : ce peut être une journée à la mer, par exemple. Laissez vos souvenirs remonter jusque dans les moindres détails. Vous sentez le soleil sur votre peau, le sable masser vos pieds, le sel sur vos lèvres, vous entendez les mouettes et percevez toutes les odeurs.
Si vous poursuivez cet exercice pendant 5 minutes, cette promenade en pensée deviendra réalité.

Ce que permet la visualisation

N'abandonnez pas trop vite, si vous n'y parvenez pas immédiatement. La pratique vous aidera à vaincre vos résistances. Si vous faites ces exercices régulièrement, une demi-heure par jour au début, vous aurez très vite l'impression de voir des images en trois dimensions et de percevoir une influence bénéfique sur votre corps. À terme, il vous suffira de pratiquer au rythme d'une demi-heure par semaine.
La visualisation renforce vos défenses, apporte un équilibre hormonal et refoule les angoisses. C'est énorme. Cette technique peut même aller jusqu'à permettre de renforcer votre subconscient, d'alléger vos humeurs et de concrétiser vos souhaits, si vous la combinez au réflexe de sommeil profond.

Quels sont vos désirs ?

Vous voulez maigrir, obtenir une augmentation, réussir ce que vous entreprenez, être accompagné par la chance et devenir riche ? Il vous suffit d'en faire part à votre subconscient. Celui-ci fera en sorte que vous parveniez à atteindre l'objectif fixé.

Le réflexe de sommeil profond vous ouvre la porte de votre subconscient. Le corps est détendu au maximum et l'esprit est particulièrement concentré. Et vous avez ensuite l'opportunité d'envoyer des messagers à votre subconscient, lui permettant de transformer les rêves en réalité.

Les résistances de votre subconscient

Votre subconscient ne se laisse évidemment pas abuser par tout ce que vous lui proposez. Si vous avez très envie de vous sentir de nouveau jeune et dispos et que vous pensez « Je suis jeune », vos cervicales douloureuses vous remettront rappelleront vite à la réalité... Si vous rêvez de devenir riche un jour en vous répétant « Je suis riche », votre subconscient ne se laissera pas berner et vous rappellera rapidement que vous avez 3 000 euros de découvert à la banque. Si vous voulez maigrir en vous affirmant « Je suis mince », il vous remémorera aussitôt le poids qu'affichait la balance le matin. Votre subconscient sait détecter vos mensonges et ne se satisfait pas d'expressions vides de sens pour lui. Il a besoin d'images et de sensations.

Mon conseil

Apprenez à visualiser

- **Choisissez** d'abord un endroit dans lequel vous vous sentez particulièrement à l'aise.
- **Éloignez-vous** complètement de tout bruit (téléphone etc.) et de toute lumière agressive.
- **Adoptez** la position du cocher comme décrite à la page 175.
- **Fermez** les yeux et relaxez-vous en ayant recours à la technique de respiration.
- **Orientez** votre regard intérieur en oblique vers le haut afin de vous faciliter la pensée en image.

Attention aux pièges du malheur programmé

Chacun de nous passe deux fois par jour (lors de l'éveil et de l'endormissement) par cet état de conscience modifiée que l'on appelle aussi état alpha. Cet état est une porte grande ouverte vers les couches subconscientes. Notre subconscient voit nos images pensées et nous dit : « C'est cela que tu aimerais bien avoir? C'est possible à tout moment. Je suis là pour toi ». Et que faisons-nous à l'instant de nous endormir? nous sommes préoccupés par nos souhaits inassouvis et les événements pénibles de la journée; nous nous projetons dans de futures contrariétés : « Je n'arriverai jamais à abattre la montagne de travail qui m'attend ». « Tout le monde me trouve moche avec ma nouvelle coiffure ». Ou bien : « Tout le monde autour de moi est malade, ce sera bientôt mon tour ». Vous ne faites qu'enfoncer votre subconscient dans ses propres convictions : vous lui envoyez des images et des sensations négatives. Les problèmes surgiront et le travail se fera plus abondant. C'est sûr. Les autres riront de votre coiffure et vous tomberez malade, simplement par la simple absence de protection de votre subconscient.

Sachez convaincre votre subconscient d'œuvrer dans votre sens

Vous devez être bien conscient des sentiments et des souvenirs que vous souhaitez envoyer au fond de l'étang de votre subconscient. Adressez-lui des images produites par votre pensée, peintes mentalement et enrichies de sensations positives.

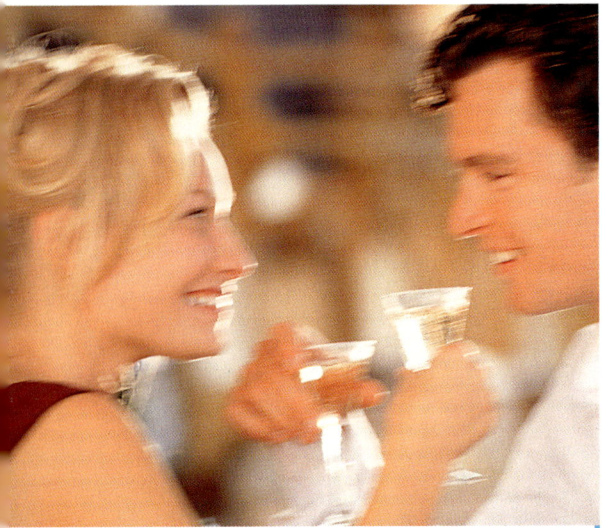

Représentez-vous vos désirs, afin de permettre à votre subconscient de comprendre et d'accepter ce que vous voulez.

Exemple : Un skieur se représente le déroulement exact de son saut avant de se lancer. Il imagine les secondes suivantes essentielles, et réalise ensuite exactement ce qu'il a imaginé. Avant la descente, le skieur reste pendant 3 minutes avant le départ, appuyé sur ses bâtons, skis parallèles, les yeux fermés. Il voit son parcours en pensée avec les courbes et les obstacles et se voit atteindre son but. Il vit sa course une première fois dans sa tête pour mieux maîtriser l'action qui va suivre.

Grâce à la visualisation, vous pouvez donner une forme à votre avenir

Vous pouvez influencer votre avenir en conceptualisant les expériences que vous souhaiteriez vivre. Cette démarche permet à votre subconscient de comprendre et d'intégrer vos souhaits, afin de mieux vous aider à les concrétiser. À 16 ans, François Mitterrand disait déjà : « Je veux être Président ! » Il était capable de s'imaginer à la place du président, assis devant un bureau, pénétré du sentiment de pouvoir. Il en a progressivement convaincu son subconscient jusqu'à ce qu'il concrétise enfin ce rêve. Prenez également l'exemple de votre jeune voisin de 15 ans qui ne parle que de la Porsche rouge qu'il rêve de conduire à 18 ans. Il ne fait que visualiser en percevant l'odeur du cuir, le vent dans ses cheveux et la fierté d'avoir une jolie fille à ses côtés. Eh bien, je peux vous assurer qu'il conduira sa Porsche dès qu'il aura son permis. Pourquoi ? Parce que son subconscient a parfaitement bien compris son souhait.

➤ CONSEIL

La force de la foi et du désir

DANS LA VIE, ce que vous souhaitez se produit rarement, mais plutôt ce en quoi vous croyez profondément. N'attendez pas des années avant de devenir un être pleinement conscient de lui-même. Offrez à votre subconscient la vision d'un être épanoui. Envoyez-lui des portraits positifs de vous-même, pétris de vie, de santé, de joie et marqués par la réussite. Vous verrez, cela modifiera votre vie. Ces visions opéreront quelques changements sur votre corps et votre système immunitaire. Une représentation positive de l'existence renforce considérablement les défenses. Votre entourage s'adaptera alors à vos transformations. Vous verrez votre bureau, vos amis et vos collègues sous un jour nouveau.

Du rêve à la réalité

Asseyez-vous et couchez vos souhaits sur le papier. Ne soyez pas trop modeste : exprimez-les pleinement. Puis, les uns après les autres, vous pourrez ensuite les visualiser. Imaginez que vous êtes dans une nouvelle voiture ou une nouvelle robe, taille 38 si vous souhaitez perdre du poids. Projetez-vous dans une négociation de salaire avec votre patron, ou bien lors de la signature d'un contrat d'auteur, si c'est ce dont vous rêvez. Imaginez que vous franchissez le premier la ligne d'arrivée si vous souhaitez gagner un marathon. Projetez-vous complètement dans ce rêve, percevez-le et peignez-le pour en faire une image, que vous transformerez ensuite en sensations. C'est ainsi que vous persuaderez votre subconscient de vous laisser le champ libre, afin de transformer vos rêves en réalité.

Allez dans le sens du vent

Ce que vous êtes capable de vous représenter en état alpha de conscience modifiée, peut devenir réalité. Regardez-vous en train de signer un contrat important, ou bien monter dans une nouvelle voiture. Regardez-vous en train de gagner la course. Regardez-vous mince dans une tenue de rêve.

Représentez-vous des situations importantes et percevez intensément le bien que cela vous fait. Vous êtes dans le rôle du gagnant. Projetez-vous loin dans l'avenir. Représentez-vous à 90 ans en pleine forme, actif mentalement et physiquement en train de nouer vos lacets vous-même.

Chacune des images que vous envoyez à votre subconscient par le biais de la petite porte de l'état dit alpha, vous donnera la force au quotidien de vous transformer en aigle.

➤ TEST

Êtes-vous optimiste

♦ **Le verre de vin est...**
A) à moitié plein ?
B) à moitié vide ?

♦ **Le soir vous vous endormez avec...**
A) des pensées heureuses ?
B) les soucis du lendemain ?

♦ **Vous avez prévu...**
A) un rendez-vous qui vous sollicite ?
B) un rendez-vous que vous redoutez ?

♦ **Vous lisez...**
A) des romans, des poèmes et des BD ?
B) essentiellement des revues ?

♦ **Vous êtes souvent...**
A) avec des amis ?
B) assis devant la télévision ?

♦ **Votre vie professionnelle...**
A) vous comble ?
B) vous dépasse ?

♦ **Un chat noir croise votre chemin : vous vous dites...**
A) « Quelle chance, il a surgi sur la droite ».
B) « Mince, encore une tuile en perspective ».

♦ **Vous dormez...**
A) comme un loir ?
B) relativement mal ?

♦ **Ces derniers temps vous vous sentez...**
A) motivé, avec de nouveaux projets plein la tête.
B) menacé et anxieux ?

♦ **Face aux contrariétés, vous réagissez souvent**
A) calmement ?
B) violemment ?

Évaluation

Comptabilisez les réponses B que vous avez cochées. Si vous en comptez plus d'une, vous devriez essayer, à l'aide des conseils présentés dans ce chapitre, de modifier votre représentation de la vie. Si vous n'avez coché que des A, vous êtes un éternel optimiste !

Dans la même collection

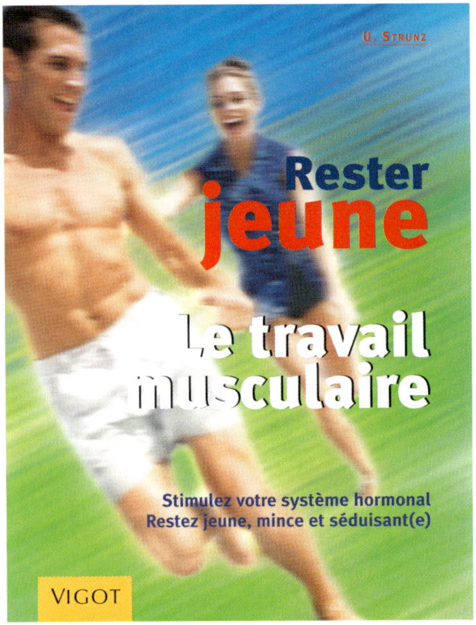

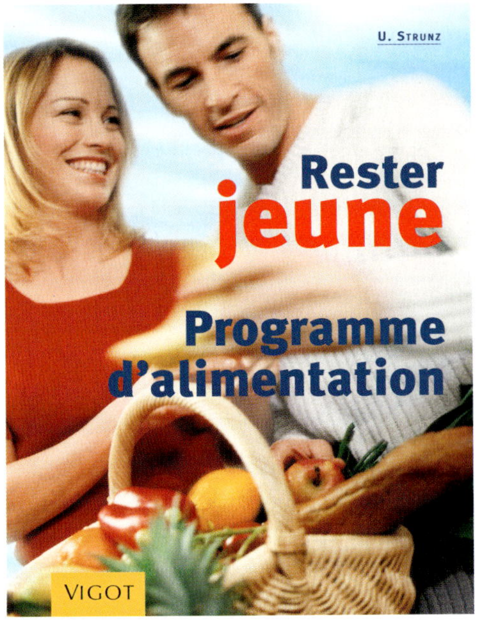

Index

Acétylcholine 44sq.
Acide ascorbique (vitamine C) 111
Acide folique 27, 28 (tableau), 31, 119
Acide lactique 78, 85, 171
Acide linoléique 94
Acide linoléique Alpha 94
Acide purique 33 (tableau), 58
Acides aminés 25, 31, 44, 46, 102, 123, 126, 128
Acides gras 94sq., 134
ACTH (hormone adénocorticotrope) 61
Adrénaline 21, 45, 59, 89, 129, 145, 165, 170, 172
Aérobie 55
Aliments complets 88
Aliments riches en acide folique (tableau) 120
Aliments riches en sélénium (tableau) 114
Aliments riches en vitamine C 111 (tableau)
Aliments riches en vitamines E (tableau) 112
Allergies 124, 134
Anaérobie 51, 55, 61, 85
Arginine 128sq., 144
Artériosclérose 32

Banane 88
Bêta carotène 114sq., 133
Blanc de poulet aux artichauts 154
Boisson à la banane 88
Boisson isotonique 89
Boissons énergétiques 151, 152, 154, 156, 158, 160
Bouillie d'agrumes 155
Brochettes d'espadon aux légumes 152

Cadmium 33 (tableau)
Café 89
Calcification artérielle 31
Calcium 27 (tableau), 49, 58, 74, 134sq., 168sq.
Carences en protéines 118
Carences en vitamines 23, 118
Carnitine 46, 146
Carpaccio aux fraises avec du yaourt à la menthe 149
Cellules graisseuses 16sq.
Cerveau 41, 44sq.
Chaussures 74sq.
Cholécystoquinine 56
Cholestérol 15, 17, 23, 31, 33 (tableau), 58, 89, 94sq., 112, 118, 119
Choline 45
Chrome 17, 28 (tableau), 99sq., 135
Circulation sanguine 30
Cocktail au yaourt et à la banane 154
Cocktail de lait aux herbes 158
Cocktail hormonal 35sq., 39
Coenzyme Q10 115
Combustion des glucides 79
Combustion des graisses 61, 79, 93 (astuce), 110, 140sq.
Combustion vitale des graisses 140sq.
Concentré protéiné 104
Conseils pour les coureurs 88 sq.
Consommation de calories 51
Cortisol 33 (tableau), 37, 38, 59
Coup de pied 75
Crampe musculaire 85
Créatinine 33 (tableau)
Créativité 181
Crudités aux crevettes et à l'ail 156
Cuisine méditerranéenne 147sq., 153
Cuivre 28 (tableau)
Cystéine 46

Débutants en course à pied 81
DHEA 37sq.
Diabète 15, 17, 31, 58, 99
Dopamine 44, 46
Dorade à la purée de céleri 150

Eau 134, 141
Eau minérale 74
Endorphines 61, 122
Endurance 66, 135
Envies 108
Enzymes 13, 55, 56sq., 107, 133, 142
Enzyme des hydrates de carbone 50
Enzymes lipogéniques 50
Érythrocytes, 27
Espérance de vie 11
Examen sanguin 23, 25
Exercice de relaxation 171
Exercices de stretching 82, 85

Fer 28 (tableau), 135, 146
Fibres 143

Formule protéique 103
Fromage blanc aux pommes 148

Gamma GT 32, 33 (tableau)
Gélatine 85sq.
Gènes 12sq.
Germes de blé 134
Glucagon 144sq.
Glucides 56, 58, 88sq. 92, 98, 100, 123
Glutamine 46
Glycine 46
Graisses 18 sq., 31, 49sq., 56sq., 73, 78sq., 92sq. 99sq., 103, 109sq., 118, 122, 125sq., 129, 141sq.

Hémoglobine 16sq.
Histidine 29 (tableau), 102
Homocystéine 31, 33 (tableau), 119sq.
Hormone de croissance (STH) 34sq., 129, 144
Hormone de la créativité ACTH 55, 122
Hormones 15, 23, 34sq., 45sq., 55, 60, 102, 103, 121sq., 126, 129, 133, 144sq., 165, 182
Hormones thyroïdiennes 28 (tableau), 127
Huîtres 128

Indice de masse corporelle (IMC) 18sq., 66
Indice glycémique 98, 99
Insuline 58, 89, 98sq., 123, 144
Intelligence physique 57, 108
Interleukine 4, 124
Iode 17, 127, 145
Isoleucine 29 (tableau), 102

Jogging 85sq.
Jogging cérébral 42sq., 45
Jogging ultra-light 56, 59, 78sq., 141sq.

Kéfir aux poires 152

Lactate 78, 80, 171
Lait 89
Leucine 29 (tableau), 102
Leucocytes 31, 33 (tableau)
Levure 88
Levure de bière 133
Libido 60, 126, 128
Lipides 94
Lipoprotéines 31, 33 (tableau)
Lithium 28 (tableau)
Lysine 29 (tableau) 44, 102, 144

Magnésium 17, 25sq., 27 (tableau), 74, 88, 120, 122, 129, 135, 147
Manganèse 28 (tableau), 129
Marche à pied 85sq.
Masse musculaire 45sq.
Médaillon de veau à la sauce verte 158
Méditation 174sq.
Mélatonine 34, 36sq.
Méthionine 29 (tableau), 44, 102, 130, 146
Minéraux 106, 134sq., 136 (tableau)
Minestrone au parmesan 160
Mousse de pêche au lait caillé 161
Musli à la mangue 160
Musli aux baies 156

Neurotransmetteurs 44, 46, 61
Noisettes 89
Noradrénaline 44, 45sq., 89, 121, 145, 147
Nutriments essentiels 23sq., 116sq., (astuces), 144sq.

Œstrogènes 34, 39
Œufs 89
Œufs en neige aux trois purées 151
Oligo-éléments 106, 136 (tableau)
Oxygène 13, 15, 20, 25, 26, 49, 54sq., 58, 78, 85, 128sq., 135, 147, 168, 171

Pain complet aux carottes et fromage 158
Part de graisse dans le corps 19
Petit-lait à la citronnelle 160
Petit-lait à la papaye et noix de coco 151
Petit-lait aux myrtilles 156
Phénylalanine 29 (tableau), 44, 102, 120sq., 126
Phosphore 28 (tableau), 135
Plomb (tableau) 33
Point d'ancrage 143sq.
Point de côté 85
Poire en gelée 159
Pollution 13, 23, 109
Pomme 88
Posture du cocher 175

Potassium 27 (tableau), 88, 134
Pouls 49, 65, 79sq., 84, 142, 170
Pouls après l'effort 65
Pouls au repos 65
Pouls de combustion des graisses 55sq., 79
Pression artérielle 15, 17, 32, 50, 55
Processus du vieillissement 14
Pronation 76, 85
Protéine organique 39, 102
Protéines 14, 23sq., 27 (tableau), 38, 44, 58, 89, 91, 94, 101sq., 112, 119sq., 120, 122, 123, 126sq., 127sq., 129, 130, 133sq., 140sq.
Protéines alimentaires 102
Protéines pures 142sq.
Protéines sans graisse 104 (tableau)

Radicaux libres 13, 46, 59, 109, 110, 112, 114, 134
Réduction des calories 93
Réduction des graisses (astuces) 96sq.
Réflexe de course 73
Réflexe du sommeil profond 175sq., 182sq.
Réflexe expiratoire 170
Réflexe formule 1 168
Réflexe pour le corps 171
Régime 20, 56, 109, 140
Relaxation 169, 171sq., 177
Respiration 84
Risotto aux champignons et salade de trévise 157
Rythme respiratoire 169, 177

Salade d'asperges vertes et tomates-cerises 150
Salade de fruit à la nougatine 157
Salade de raisin et banane au petit-lait 150
Salade verte aux lentilles 158
Sélénium 17, 28 (tableau), 113sq., 127
Sensation physique 177
Sensations 165, 179, 180, 182
Sérotonine 44, 46, 61, 122sq., 165
Silicium 133
Silicium 28 (tableau), 133
Somatotropine 144
Sommeil profond 25, 175sq.
Sorbet au yaourt et à l'abricot 153
Souhaits 182sq.
Sourire 172sq.
Spaghettis bolognaise aux légumes 149
Steak tartare méditerranéen 148
Stress 13, 21, 31, 37sq., 45sq., 55, 59, 89, 129, 166sq., (Test), 165, 168, 170sq., 172
Stretching 73, 82sq.
Subconscient 165, 173, 178sq.
Sucre dans le sang 31sq., 33 (tableau), 55, 89, 98sq., 125
Surcharge pondérale 16sq., 49, 111
Système immunitaire 15, 24, 25, 32, 36, 47, 49, 59, 102, 104, 112, 124, 126, 131 (astuces), 141, 146, 165, 182, 184

Taboulé à la menthe 154
Taurine 29 (tableau), 46, 102, 146sq.
Taux protéique 15
Technique respiratoire 79
Techniques mentales 165
Télomérase 12, 13
Tensiomètre 80
Test de coordination 70
Test de force 68
Test de forme 64
Test de mobilité 69
Testostérone 15, 29, 34, 38, 60, 126sq., 128sq., 135
Thé vert 134
Théorie de l'usure 13
Théorie déterministe 12
Thérapie de substitution hormonale 45
Thréonine 29 (tableau), 102, 127sq., 145
Thyroïde 145
Thyroxine 145
Tissus conjonctifs 14, 134, 141
Tissus graisseux 15
Toasts à la framboise et ricotta 154
Tomates au tsatsiki 152
Tortillas aux mange-tout 160
Triglycérides 31, 33 (tableau)
Tryptophane 29 (tableau), 44, 102, 123
Tyrosine 44, 120sq., 126sq., 145

Unités de mesure 26

Vaisseaux sanguins 30
Valeur biologique 102sq

Valeurs sanguines (négatives) 33sq
Valeurs sanguines (positives) 27sq
Valine 29 (tableau), 102
Vêtements de sport 76
Viagra 15, 128sq.
Vieillissement cellulaire 12
Vinaigre de pomme 133
Visualisation 180sq.
Vitamine A 114, 133
Vitamine B 17, 27, 88, 120, 126, 132sq., 134, 135, 144, 146
Vitamine C 17, 110sq., 118sq., 122, 129, 135, 144sq.
Vitamine D 134
Vitamine E 28 (tableau), 85, 112sq., 119, 133sq.
Vitamines 11, 14, 105sq., 138 (tableau)

Yaourt aux noix et agrumes 152
Yaourts pro biotiques 131, 134

Zinc 27, 28 (tableau), 38, 126, 128, 132, 135

Crédits photographiques

Illustrations et Photos : all over: p. 180 (Dieter Schinner), Bavaria: rabat int. gauche, p. 5, 108, 132, 162 en bas (June), Barbara Bonisolli: p. 96 droite, Werner Blessing: p. 97 gauche, Faltermaier: p. 65, Focus: p. 10, 29 (Sidney Moulds), 35 (Alfred Pasieka), Folio ID: p. 26 (Nicola Majocchi), Fotostudio Teubner: p. 126, 154, 158, Andreas Hosch: p. 54, 64, 65 haut 2 et 4, 66–80, 82–86, 144, Birgit Hrouzek: p. 43, IFA-Bilderteam: titre (P. Sinclair), p. 1, 3 haut, Image Bank: p. 38 (David de Lossy), 124 et 172 (Britt Erlanson), 178 (Juan Silva), Jahreszeiten-Verlag: 146 (Christian Dahl), Jump: p. 2, 52 (Martina Sandkühler), Michael Leis: p. 43 haut, 167 2 et 4, 169, 171, 175, Look: p. 30 bas (Uli Wiesmeier), Mauritius: p. 16 (Lehn), 125 haut, 148 (Rossenbach), Mauritius-Phototake: p. 59, Picture Press: p. 12 (Bettina Müller), 62/63 (Monica Polasz), Tom Roch: rabat int. droit, p. 131, Thomas von Salomon: p. 42, Norbert Schäfer: p. 6, Reiner Schmitz: p. 2, 32, 88, 89 bas, haut 2 et 4, 90, 91, 94, 96 haut, 97 haut 1 à 4, 97 droit, 99, 100, 103, 105, 109, 110, 114, 116, 117 haut 1 à 4, bas, 122, 123, 125 bas, 129, 133, 145, 147, 149–153, 155, 156, 159, 160, 161, rabat int., Christophe Schneider: p. 18, Simone Schneider: p. 166, Siemens AG: p. 22, Stock Food/Eising: p. 96 bas gauche, 130, Dr. Ulrich Strunz: p. 25, Studio Schmitz: p. 182 haut (Kai Stiepel), The Stock Market: p. 8/9 (Paul Barton), 24 (Henry Blackman), 34, 65 1 et 3 et rabat int. haut droit 1 et 3 (H. Prinz), Tony Stone: p. 20 (Christopher Bisell), 15 (Elie Bernager), 30 haut, 65 bas (Brian Smith), 36, 47 (Karl Weatherly), 57 (Steart Cohen), 60 (Elke Selzle), 79 (Lori Adamsik Peek), 89 haut 1 et 3 (Chris Harvey), 92 (Donna Day), 98 (Ian O'Leary), 101 (Dale Durfee), 106 (Nick Gunderson), 112 (Dan Bosler), 115 (Bill Truslow), 120 (Victoria Pearson), 128 (Joe Polillio), 140 (David Stewart), 164 (Darell Gulin), 167 haut 1 et 3 (Stuart McClymont), 168 (Donald Johnston), 173 (Charles Thatcher), 174 (Chad Ehlers), 176 (James Darrell), 184 et 192 (Laurence Monneret), rabat int. haut 2 et 4 (Peter Cade), Ludger Vorfeld: 125 (Illustration haut), Alexander Walter: p. 48, 61, 117, WDV Wirtschaftsdienst: p. 50 (Mathias Stadler), Zefa: p. 107 (Larry Williams), 142

Traduction française de Sabine Boccador

Dépôt légal : septembre 2003 - ISBN 2-7114-1605-4
Imprimé en Belgique par la SNEL en août 2003 – 28337.

TEST *d'évaluation de votre jeunesse*

DANS QUELLE FORME ÊTES-VOUS ?

Répondez aux 19 questions suivantes, comptabilisez ensuite vos points et lisez le paragraphe qui correspond à votre résultat.

➤ 1. FAITES-VOUS DU SPORT ?

- ◆ Oui, plus de 2 heures par jour (1)
- ◆ Non (0)
- ◆ Oui, entre 2 et 4 heures par semaine (2)

➤ 2. PASSEZ-VOUS LE PLUS CLAIR DE VOTRE TEMPS LIBRE... ?

- ◆ À faire du sport (2)
- ◆ Assis devant la télévision ou l'ordinateur (0)
- ◆ Au restaurant avec des amis (1)

➤ 3. SORTEZ-VOUS UNE FOIS PAR JOUR AU MOINS PRENDRE L'AIR ?

- ◆ De temps en temps pendant le week-end (1)
- ◆ Je cours 30 minutes par jour ou je me promène (2)
- ◆ Je suis plutôt casanier (0)

➤ 4. OÙ VIVEZ-VOUS ?

- ◆ À la campagne (2)
- ◆ Dans une grande ville (0)
- ◆ Dans une petite ville (1)

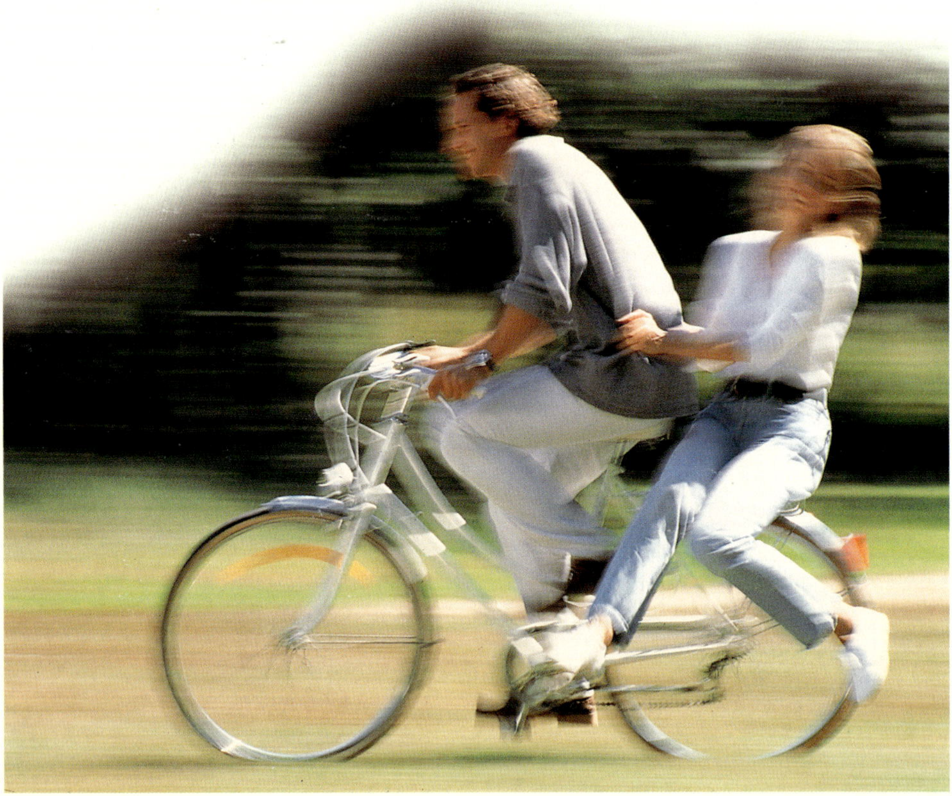